8°Te 93
226

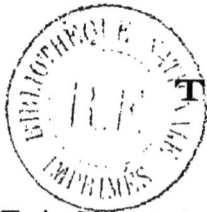

TRAITEMENT

DES

MALADIES DU FOIE

ET DES

MALADIES DU PANCRÉAS

OUVRAGES DU MÊME AUTEUR

Les Maladies de l'Estomac. — Thérapeutique clinique, 1 volume in-18, 1911, cart. toile.... **4 fr.**

Les Maladies Nerveuses. — Diagnostic - Traitement. Avec une Préface de M. le Professeur RAYMOND. 1 volume in-8° écu.............. **8 fr.**

Leçons de Clinique Médicale faites à l'Hôpital Général de Montpellier. 1 volume in-8°, avec VI planches hors texte.......... .... **7 fr.**

Précis de Percussion et d'Auscultation du Poumon et du Cœur (Signes physiques). (En collaboration avec le Docteur PAGÈS). 2me édition revue et corrigée. 1 volume in-18, cart. toile............................. **3.50**

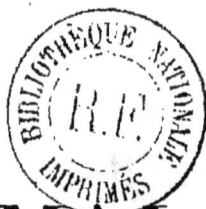

TRAITEMENT

DES

MALADIES DU FOIE

ET DES

MALADIES DU PANCRÉAS

PAR

J. VIRES

Professeur de Thérapeutique et de Matière Médicale
à la Faculté de Médecine de Montpellier
Médecin de l'Hôpital Général

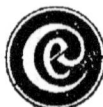

MONTPELLIER
COULET ET FILS, ÉDITEURS
5 Grand'Rue, 5

—

PARIS
MASSON ET Cie, ÉDITEURS
Boulevard St-Germain, 120

—

1913

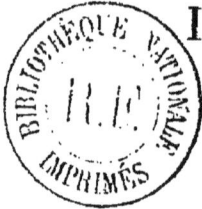

INTRODUCTION

~~~~~~~~

J'exposerai, dans ce volume, le Traitement des Maladies du Foie et du Pancréas.

Dans ce livre, comme dans celui que j'ai consacré au Traitement des Maladies de l'Estomac, j'ai pris pour guide la *méthode analytique*, qui marqua toujours de son cachet, si personnel et si pratique, les travaux de l'Ecole de Montpellier.

Je me suis efforcé de rester sur le terrain clinique : c'est dire que je suis parti de l'observation pure et simple du malade, faite aussi complètement que possible, pour dégager les multiples sources d'indications thérapeutiques et pour revenir, à l'autre extrémité du cycle analytique, au malade, auquel il faut apporter, sinon guérison, au moins soulagement.

J'établirai donc *les éléments*, empruntés au malade et à la maladie, qui sont susceptibles de faire indication : éléments symptomatiques, éléments étiologiques, éléments pathogéniques, éléments anatomiques, éléments tirés de l'état des forces, de l'âge, du sexe, de l'évolution de la maladie.

Je dresserai, dans la mesure où il est possible en une œuvre synthétique, les *indications d'agir*, suivant leur rôle de prédominance et d'importance, et cette hiérarchisation réalisée, je montrerai, s'il y a lieu, les *contre-indications*.

Les indications étant dégagées et hiérarchisées, il faut les remplir à l'aide des *médications* dont j'énumérerai les *agents*, empruntés à la physique, à la chimie, à l'histoire naturelle, à l'hygiène alimentaire....

Je m'inspire, ici, comme partout, des orientations qui me paraissent, à l'heure présente, répondre le plus exactement aux acquisitions de la science contemporaine.

J'ai développé toute ma pensée sur ce sujet d'importance majeure, dans ma *Leçon d'ouverture* du 18 novembre 1911, quand j'ai pris possession de la Chaire de Thérapeutique et de Matière médicale (1).

⁎⁎

I. — En clinique médicale, et dans la pratique courante, les généralités sont peut-être, plus encore que les particularités, d'application constante, en vue de l'établissement des Indications Thérapeutiques.

(1) J. VIRES. *Les Orientations actuelles de la Thérapeutique et l'Analyse clinique Montpelliéraine*. Leçon d'ouverture du cours de thérapeutique et de matière médicale. *Province médicale*, n° 9, 2 mars 1912. *Montpellier médical*, n° 12, 24 mars 1912; n° 13, 31 mars 1912; n° 14, 7 avril 1912; n° 15, 14 avril 1912.

Aussi, est-ce par des généralités que j'ai commencé cette étude.

C'est, en effet, la *Physiologie de la cellule hépatique* qui sera exposée en premier lieu.

Cette Physiologie a bénéficié, en ces dernières années, de réels progrès expérimentaux et anatomo-cliniques. Elle est, en tout cas, indispensable pour l'entière compréhension de la Pathologie.

La Pathologie et la Thérapeutique générales de la cellule hépatique se résolvent en l'étude clinique et thérapeutique de l'*Anhépathie*, de la *Parhépathie* et de l'*Hyperhépathie*.

A ces trois modalités anatomo-cliniques, j'ai consacré d'assez longs développements.

II. — Cette première partie de Physiopathologie générale constitue l'Introduction à la *Pathologie spéciale des syndromes hépato-biliaires*.

Quelque générale et synthétique qu'elle soit, elle n'est pas sans rapport direct avec le sujet, et sans elle, on ne saurait pénétrer celui-ci en profondeur.

Le problème général étant posé, connu, résolu, il convient de s'intéresser aux problèmes particuliers, de les bien connaître, de les mettre chacun en sa place, avec ses détails propres.

Les généralités nous fournissent le cadre qui permet de classer les syndromes hépato-biliaires, d'établir leurs relations, de les mettre en telle lumière que l'on puisse les apprécier à leur juste valeur.

Ces syndromes sont les suivants :

Les *syndromes circulatoires* ;

Les *syndromes d'hépatites*, ou *cirrhoses hépato-bi-liaires* ;

Les *syndromes lithiasiques hépato-biliaires* ;

Les *syndromes ictériques hépato-biliaires*.

Les *syndromes circulatoires*, strictement hépatiques, sont d'ordre *artériel, actif,* ou d'ordre *veineux, passif.* Ils comporteront donc l'étude de la *congestion active* et celle de la *congestion passive* du foie, cette dernière étant encore dénommée *foie cardiaque.*

A côté d'eux, j'ai fait une place à un syndrome circulatoire moins nettement limité au foie. On sait que la veine porte est chargée d'amener au foie des produits qu'il doit fixer, modifier, élaborer, neutraliser...

Or, cette veine porte peut présenter un *syndrome d'hypertension* qu'il faut connaître, comme il convient de décrire, à côté de lui, des inflammations, thrombosantes, adhésives, suppurées, qui peuvent siéger sur son tronc ou sur ses branches.

Ce seront les syndromes *d'hypertension portale* et de *pyléphlébites;.*

Les *hépatites* seront ensuite étudiées.

Il y a des hépatites, comme il y a des néphrites, des myocardites. Le terme de cirrhoses n'est qu'un qualificatif. Il n'est pas synonyme d'hépatites, mais il caractérise certaines d'entre elles, *les hépatites cirrhoti-*

ques. C'est par un abus de langage injustifié que l'on emploie le terme de cirrhoses du foie, à la place de celui, plus exact, d'hépatites.

Ces hépatites, dégagées de toute l'obscurité anatomique qui les fait confondre, je les envisagerai sous un aspect particulier, et jusqu'à un certain point, nouveau.

A la minutieuse analyse symptomatique, qui dissocie tellement qu'elle noie dans une poussière ténue et uniforme des symptômes innombrables, il est temps de substituer une synthèse solide, forte, mettant en valeur ce qui est capital, laissant à l'arrière-place et dans l'ombre ce qui est contingent et relatif.

L'armature de cette synthèse ne peut être l'*anatomie pathologique seule* : elle a donné ce qu'elle pouvait. Son ère est close. Il faut la dépasser et l'étendre de toute l'importance de l'*étiologie* et de la *pathogénie*.

A la lumière de ces idées nouvelles, je décris trois types fondamentaux d'*hépatites*, auxquels se peuvent ramener les observations cliniques.

Chacun de ces types a des affinités symptomatiques, étiologiques, anatomiques, pathogéniques. Chacun d'eux a donc bien son autonomie. Mais on n'oubliera jamais que, chez le malade, il n'y a pas, entre eux, d'infranchissables barrières, qu'ils sont réels, mais non pas isolés.

Un premier groupe d'hépatites comprendra celles qui sont observées quand l'infection, rapide, massive, hypervirulente, détruit la cellule hépatique, qui ne peut se défendre, ou qui se défend très mal, vaincue définitivement, ou à peu près détruite, sans disparaître cependant devant la cause morbifique.

Ce sont les *infections aiguës du foie, le foie infectieux, les abcès du foie.*

Le second groupe d'hépatites sera retrouvé chez les malades dont l'infection et la toxi-infection, généralement lentes et peu virulentes, abordent la cellule hépatique par la voie veineuse portale. La cellule hépatique se défend par une sclérose abondante et vivace. Elle peut être vaincue, mais elle ne l'est pas toujours, et toujours, elle se défend longtemps.

Ce sont les *hépatites veineuses, sanguines,* appelées *cirrhoses veineuses, sanguines,* par les classiques, dont le type est *la cirrhose de Laënnec.*

Le troisième groupe comprendra les cas dans lesquels l'infection et la toxi-infection, toujours lentes et peu virulentes, abordent la cellule hépatique par la voie biliaire. La cellule se défend encore par un tissu conjonctif exubérant. Ici encore, elle peut être vaincue, mais elle peut vaincre et, si elle succombe, elle peut le faire après une résistance longue.

Ce sont les *hépatites biliaires,* appelées *cirrhoses biliaires* par les classiques, et dont le type est *la maladie de Hanot.*

Les *syndromes lithiasiques hépato-biliaires* comprendront le syndrome de la colique hépatique, avec sa forme vésiculaire et sa forme canaliculaire ; le syndrome de lithiase hépatobiliaire latente, le syndrome de la lithiase, compliquée d'obstruction, d'infection...

Les syndromes *ictériques hépato-biliaires* compléteront ce second livre.

Les travaux récents ont modifié la conception pathogénique des ictères. C'est à la lumière des découvertes toutes contemporaines de Chauffard, de Widal, de Gilbert et de leurs élèves, que ce chapitre s'édifie sous nos yeux.

On sait aujourd'hui la valeur exacte de l'*urine hémaphéique*, qui est simplement une urine rare, qui renferme de l'urobiline, parce que le malade qui l'émet est un cholémique.

On sait que *l'urobiline* n'est pas le pigment anormal du foie malade, que l'urobilinurie n'est donc plus un stigmate d'insuffisance hépatique.

J'ai cherché à mettre au point les acquisitions expérimentales nouvelles, en tant qu'elles sont susceptibles de retentir sur la clinique et sur la thérapeutique.

C'est dans cet esprit, et guidé par les données biologiques, qui se complètent et se précisent sous nos yeux, que j'ai exposé ce chapitre en étudiant successivement : les *ictères infectieux bénins* et les *ictères toxi-infectieux graves* ; *les ictères par obstruction* ; les *ictères hémolytiques* ; la *cholémie simple familiale*.

J'ai mis, en un chapitre particulier, les réactions hépatiques liées aux infections spécifiques. *Cette spécificité* même des agents étiologiques leur donne une allure assez spéciale qui légitime cette distinction.

Ce seront les hépatopathies échinococciques, paludéennes, bacillaires de Koch, syphilitiques, cancéreuses.

✶✶

Les rapports étroits d'anatomo-physiologie entre le foie et le pancréas m'ont autorisé à placer dans le même ouvrage le traitement des maladies du foie et celui des maladies du pancréas.

Il y a une *Pathologie générale* et une *Pathologie spéciale des maladies du Pancréas.*

I. — Les raisons qui m'ont incité à faire une étude physiologique, étude considérée comme une préface indispensable à l'étude pathologique de la cellule hépatique, se retrouvent les mêmes, et plus pressantes encore, pour ce qui est de la cellule pancréatique.

J'expose donc la *Physiologie du Pancréas* avec quelques détails, conquêtes toutes contemporaines.

Les fonctions troublées permettent, au point de vue de la Physiopathologie générale, de retrouver un *syndrome d'insuffisance de sécrétion interne* et un *syndrome d'insuffisance de sécrétion externe.*

Je les décris tels qu'ils se présentent en clinique.

La thérapeutique générale se déduit des indications tirées des troubles physiopathologiques, par hyper et par hypofonctionnement cellulaire.

II. — La *Pathologie spéciale* des syndromes pancréatiques est d'ordre médico-chirurgical, et à **vrai** dire, actuellement du moins, d'ordre plus chirurgical que médical. Mais l'analyse clinique reste le fil conducteur indispensable pour l'établissement du diagnostic et des indications thérapeutiques.

Or, le tableau clinique est le même, exactement le même, dans les *syndromes toxi-infectieux*. Je n'ai donc pas cru devoir morceler cette étude et je l'ai présentée complète, qu'il s'agisse d'infections banales ou spécifiques.

Je fais considérable la part qui revient aux *syndromes douloureux, syndromes solaires, névralgie cœliaque*.

La richesse du pancréas en nerfs et ses connexions intimes avec le plexus solaire permettent de comprendre toute l'importance diagnostique des *douleurs pancréatiques*, signal symptôme de la réaction pancréatique, « du drame pancréatique » (DIEULAFOY).

Je décris le *cancer du pancréas* à part, en raison de son importance clinique.

La cellule pancréatique, étant connue au double point de vue anatomo-physiologique, avec ses lésions de dégénérescence, d'inflammation, d'hémorragie, néoplasiques, kystiques, je termine par l'étude des *voies pancréatiques*.

Les réactions de ces voies pancréatiques se traduisent par des inflammations, des suppurations, des scléroses, des lithiases.

C'est l'étude des *solénites* et de la *lithiase pancréatique*.

Tel est le plan que j'ai suivi et telles sont, très sommairement exposées, les orientations qui m'ont dirigé.

J. VIRES.

TRAITEMENT

DES

MALADIES DU FOIE

ET DES VOIES BILIAIRES

J'exposerai, en trois livres, ce traitement.

Le premier comprendra la physiopathologie et la thérapeutique générales de la cellule hépatique.

Le second livre sera consacré à la pathologie spéciale des syndromes hépato-biliaires, syndromes circulatoires, cirrhoses hépato-biliaires, syndromes lithiasiques, syndromes ictériques.

Le troisième livre, enfin, traitera de quelques hépatopathies, liées à la localisation sur le foie d'une infection spécifique de l'organisme : paludisme, syphilis, tuberculose, cancer.

LIVRE PREMIER

PHYSIOPATHOLOGIE ET THÉRAPEUTIQUE GÉNÉRALES DE LA CELLULE HÉPATIQUE

I. — Physiologie

La cellule hépatique reproduit en miniature l'organe total. Or, cette cellule est un centre d'élaboration pour les matériaux qui lui sont amenés par la veine porte. Elle est munie de deux voies d'évacuation, l'une d'évacuation externe, biliaire ; l'autre d'évacuation interne, sanguine.

Centre d'élaboration, la cellule hépatique présente à étudier les fonctions uréogénique, glycogénique, lipasique, antitoxique et bactéricide, thermique, ferrique.

Par ses voies de départ, elle présente à étudier la sécrétion externe, biliaire, la sécrétion interne, avec son action sur les hématies, la fibrine et la coagulation du sang.

A. La cellule hépatique centre d'élaboration

Par la veine porte, arrivent les produits de la digestion : albuminoïdes, hydrates de carbone, graisses.

La cellule hépatique et les albuminoïdes

Les albuminoïdes arrivent au foie, en partie sous
forme de peptones, et en partie sous forme d'albumines
rendues parfaites par l'activité de la muqueuse digestive. Les peptones sont en petite quantité, et l'activité
propre du foie les transforme en albumines parfaites.

Des albumines ainsi formées, ou reçues, la plus
grande partie passe dans le sang circulant, après une
transformation intracellulaire, dont le mécanisme nous
échappe, mais qui les fait partie intégrante et non toxique du sang.

L'autre partie est utilisée par le foie, qui les transforme en graisses, ou en hydrates de carbone.

Les albumines introduites dans la circulation générale sont comburées ; le foie reprend les déchets qui
résultent de cette combustion et les transforme en urée,
produit ultime de la désassimilation.

On sait, aujourd'hui, que les albumines subissent, au
cours de leurs métamorphoses régressives, des trans
formations variables, suivant les éléments cellulaires
au sein desquels elles se détruisent.

Il en résulte une série de produits azotés, analogues à ceux qu'on obtient en traitant les albumines par les acides ou les alcalis.

Ces produits sont de complexité décroissante. Les chaînons extrêmes de cette série, les plus voisins de l'urée, sont représentés par les acides amidés, l'ammoniaque et les carbamates. C'est à leurs dépens que le foie forme l'urée.

Or, acides amidés, ammoniaque et carbamates, ont une toxicité beaucoup plus forte que celle de l'urée.

L'urée est peu toxique. Bouchard a montré qu'elle l'est 40 fois moins que les sels ammoniacaux. L'urée est utile, parce qu'elle est diurétique.

Donc, le foie forme de l'urée, produit non toxique et diurétique, aux dépens des sels ammoniacaux et des composés de désassimilation des albuminoïdes (tyrosine, leucine, glycocolle, acide urique).

Et comme, en pathologie, l'on voit croître l'élimination de l'ammoniaque aux dépens de celle de l'urée, toutes les fois qu'il y a dans l'organisme développement d'acides organiques anormaux (acide acétique, lactique, β oxybutyrique), ou même d'acides normaux, mais qui ne peuvent se résoudre assez rapidement en CO^2 et en H^2O, on est conduit à concevoir le rapport normal de l'urée à l'ammoniaque comme étant la résultante de deux processus de défense contre deux espèces d'intoxication, toujours imminentes et sans cesse évitées : *l'ammoniémie et l'acidémie.*

D'une part, l'uréogénèse permet donc à l'organisme de se débarrasser, sous forme d'urée, substance peu toxique, dialysable, extrêmement soluble, de l'ammoniaque, dérivé pénultième et normal de la métamorphose régressive des matières organiques azotées, et de parer ainsi à *l'ammoniémie*.

D'autre part, l'ammoniaque elle-même servirait, en quantité variable, suivant les besoins des circonstances, à protéger l'organisme contre les surcharges d'acides.

C'est dans le foie que se fait principalement la synthèse de l'urée aux dépens de l'ammoniaque et de ses sels et de l'acide carbonique.

Cette synthèse, dont la physiologie pathologique est encore inconnue, se fait grâce à un ferment soluble sécrété par la cellule hépatique, ou peut-être grâce à plusieurs autres ferments.

Encore qu'il soit spécialement adapté à l'élaboration de l'urée, le foie des Mammifères a conservé, en partie, sa fonction d'organe producteur d'acide urique.

Chez les Oiseaux et les Reptiles, en effet, le foie fabrique, au lieu d'urée, de l'acide urique. C'est sous la forme d'acide urique qu'il débarrasse l'économie des produits ultimes de la désassimilation des albuminoïdes, c'est-à-dire des acides amidés, de l'ammoniaque.

Chez les Mammifères, la fabrication par le foie de l'acide urique n'est qu'un rappel de la fonction phylogénique. La fonction uréogénétique domine la fonction urigénétique et lui est antagoniste.

Par suite, on peut concevoir que la fonction uréogénique s'affaiblissant, la formation de l'acide urique pourra se manifester dans toute son intensité, et même, se substiuer au processus producteur de l'urée, dans la défense de l'organisme contre l'ammoniémie.

C'est un retour vers une forme ancestrale de l'activité hépatique qui dénoterait une déchéance du foie.

La cellule hépatique et les hydrates de carbone

Les hydrates de carbone arrivent en plus ou moins grande quantité par la veine porte.

Elément indispensable à l'évolution, à la nutrition des cellules, à la contraction musculaire, la glycose est répandue dans tous les tissus. Cette diffusion doit être régularisée. Le foie exerce sur les sucres alimentaires une action considérable.

Lorsqu'il arrive, par les vaisseaux porte, beaucoup de sucre au foie, l'excédent s'y arrête. Inversement, lorsque les tissus, les cellules, les muscles, dépensent beaucoup de sucre, le foie le déverse dans le torrent circulatoire.

Par sa régulation même, la cellule hépatique modifie la teneur du sang en sucre : de là, les extrêmes différences notées entre les dosages du sucre dans le sang porte et dans le sang sushépatique. Ces quantités oscillent suivant l'apport et suivant la dépense.

Cl. BERNARD a donc bien vu le rôle uniformisateur

du foie dans la répartition du sucre dans l'économie. KAUFFMANN et CHAUVEAU ont précisé ce fait.

Le foie, donc, doit maintenir constante la teneur en sucre du sang circulant.

Les hydrates de carbone arrivent par la voie porte au foie.

Le foie, par son pôle hépatique, les verse plus ou moins abondamment dans le sang, suivant les besoins de la consommation organique. Entre le pôle d'arrivée et le pôle de sortie, on doit donc retrouver le sucre.

Or, il n'en est rien.

Il n'y a dans le foie que d'infimes quantités de sucre. Ce n'est donc pas, sous cette forme de glycose, que le sucre s'y accumule.

- Qu'on projette le foie d'un animal dans l'eau bouillante, dans l'alcool, dans la glace : il ne se produit pas de sucre.

Mais qu'on y recherche le sucre après la mort, on l'y retrouve, et d'autant plus abondant qu'on s'éloigne davantage du moment de la mort.

Il y a, donc, dans le foie une transformation du glycose venu de la veine porte. Entre le glycose portal et le glycose hépatique, identique, il y a un chaînon intermédiaire.

Cette forme de dépôt de sucre, c'est le *glycogène*, isolé par Cl. Bernard, qui le compare à l'amidon, qui est la réserve végétale du sucre.

Le glycogène existe surtout dans les cellules cen-
trales du foie, et pour chaque cellule, c'est dans la partie qui regarde le centre du lobule que cette matière
s'accumule. Il y existe à l'état diffus. Le vrai protoplasma ne le contient pas.

Matière de pure réserve, inutilisable en tant que
glycogène, simple approvisionnement hydrocarboné, de
disponibilité immédiate, isomère de l'amidon des végétaux, avec l'unique différence que l'amidon est utilisé
à des époques déterminées, alors que le glycogène est
employé d'une façon continue, c'est une poudre amorphe, blanche, facilement soluble dans l'eau, qu'elle rend
opaque, parce qu'elle ne dialyse pas.

Qu'on fasse bouillir cette poudre en solution acidulée
par l'acide sulfurique étendu, à l'exemple de Voit, on
transformera le glycogène en sucre.

Même obtention de sucre, si l'on fait agir sur le
glycogène, de la salive, de la diastase, de l'amidon, de
la maltine, des dextrines.

Cl. Bernard pensait qu'il se faisait une véritable fermentation.

Dastre a montré qu'il n'y avait pas de ferment sac-
charifiant dans le sang. Il admet que la transformation
du glycogène en sucre est le fait de l'activité vitale
des cellules hépatiques.

Arthus a nié la valeur de ces recherches.

Cependant, l'activité vivante joue un rôle, puisque
cette mutation exige un dégagement d'énergie de nature
chimique.

Le glycogène varie, dans le foie, suivant le jeûne. l'alimentation, les maladies, les réactions nerveuses.

L'inanition, chez l'animal, le fait diminuer, et bientôt disparaître.

Inversement, après ingestion d'aliments, la richesse glycogénique du foie monte.

D'expériences, nombreuses et précises, il résulte que le foie forme du glycogène aux dépens des hydrates de carbone et de la plupart des corps qui en dérivent : fécule, dextrine, lévulose, galactose, saccharose, rabinose, dulcite, mannite, saccharine.

Des travaux de Carl Vogt, il suit que, des hydrates de carbone, les uns sont directement transformés en glycogène par la cellule hépatique : dextrine, lévulose ; d'autres doivent subir une action inversive dans l'intestin : saccharose, maltose, lactose.

Le rôle des graisses dans la formation du glycogène paraît secondaire.

Sachs cependant a vu l'amidon et le sucre se former aux dépens des matières grasses.

Les albuminoïdes donnent moins de glycogène que les féculents, mais en donnent en quantité appréciable.

Il semble qu'un régime mixte, composé de sucre et d'albuminoïdes, constitue une des meilleures conditions pour l'accumulation du glycogène dans le foie.

La glycérine, par voie stomacale, augmente le glycogène ; par la voie circulatoire, elle arrête la transformation du glycogène en sucre.

Les hydrates de carbone sont donc la principale source du glycogène, les substances protéiques en sont une source secondaire, les graisses n'entrent, pour ainsi dire pas, en ligne de compte.

Toutes les défenses organiques, dynamiques, calorifiques, nécessitent une grande dépense de glycogène : violents exercices musculaires ; fatigue physique ; tétanos musculaire par l'électrisation, la strychnisation, l'injection expérimentale ou accidentelle du tétanos ; combustions nécessitées par l'entretien de la constance thermique ; refroidissements ; hyperthermies ; pyrexies infectieuses.

L'asparagine, le glycocolle, le carbonate d'ammoniaque, les alcalins, produisent au contraire une augmentation des réserves de glycogène.

Expérimentalement, la piqûre du plancher du quatrième ventricule (Cl. BERNARD) incite le foie à transformer le glycogène en sucre, et à livrer celui-ci en grande quantité.

La section du pneumo-gastrique au cou ; la ligature de l'artère hépatique ; celle du cholédoque ; l'empoisonnement par le phosphore, le curare, l'arsenic, font diminuer et disparaître rapidement le glycogène.

Bouchard admet que, chez l'homme, le foie livre par jour au moins 1.850 grammes de sucre. Ce sucre va aux muscles. Il représente la principale source de la chaleur animale.

La cellule hépatique et les graisses

Les graisses apportées au foie, les autres étant émulsionnées au niveau de l'intestin et absorbées, ou étant mises en réserve dans le tissu cellulaire sous-cutané et l'épiploon, subissent un arrêt, une accumulation, une élimination, une transformation.

Le foie arrête les graisses.

DVOSDOFF trouve 5.04 pour 1.000 de matières grasses dans le sang de la veine porte, et 0.84 dans le sang de la veine sus-hépatique : en traversant le foie, un litre de sang perdrait donc 4 gr. 2 de matières grasses.

Pendant la période digestive, le foie de l'animal accumule des gouttelettes graisseuses : l'huile, le beurre, le lait, sont retenus en masse par le foie.

La graisse émulsionnée, arrêtée par le foie, est absorbée par les cellules endothéliales, puis par les cellules hépatiques.

Le foie arrête aussi les savons (oléates, palmitates, stéarates de soude).

Quant à la glycérine, produit du dédoublement des graisses dans l'intestin (en glycérine et en acides gras, acides oléique, stéarique, palmitique, ces derniers s'unissant aux alcalis de la bile et donnant les savons), elle n'est pas arrêtée par le foie. Elle sort toute entière, se recombine avec les savons, la membrane intestinale une fois franchie, pour donner des graisses neutres.

Le foie accumule les graisses.

Ce rôle est supplémentaire. C'est le tissu cellulaire sous-cutané qui remplit le rôle de grenier adipeux. Mais que l'organisme ait besoin de graisses pendant la grossesse et la lactation, immédiatement, on les retrouve en surcharge de réserves dans le foie.

Le foie fait trois parts des graisses ; il en élimine une partie par la veine sus-hépatique, une autre partie par la bile.

La troisième partie est transformée en sucre, directement, pour CHAUVEAU ; d'abord en glycogène, puis par modification ultérieure de celui-ci en sucre, pour BOUCHARD.

BOUCHARD et DESGREZ ont reconnu expérimentalement que le glycogène hépatique provient de la transformation par le foie des hydrates de carbone alimentaires, et de la destruction de l'albumine, tandis que le glycogène musculaire provient de l'oxydation incomplète de la graisse, et, accessoirement, du sucre sanguin.

Le foie peut aussi transformer les albuminoïdes et les hydrates de carbone en graisses.

La cellule hépatique dans sa fonction antitoxique et bactéricide

La fonction antitoxique s'exerce sur les aliments, sur les poisons nombreux, dont l'intestin est le laboratoire et le réceptacle, sur tous les poisons, microbiens et toxiques.

Injectés à la périphérie, les aliments sont toxiques ; injectés dans la veine porte, ils perdent la plus grande partie de leur toxicité.

Ingérés, répandus dans l'intestin, leur toxicité s'accroit.

Mais, sur les ptomaïnes de putréfaction, les putréfactions intestinales, même fonction d'arrêt.

On sait que la putréfaction des albuminoïdes dans l'intestin produit les acides butyrique, valérique, sulfhydrique... On sait qu'à l'état normal l'indol, le scatol, le crésol, très toxiques, sont oxydés dans l'organisme et transformés en indoxyl, scatoxyl, crésoxyl, qui s'unissent à l'acide sulfurique et donnent naissance aux acides sulfoconjugués, indoxylsulfates... peu toxiques...

C'est dans le foie que s'accomplit l'union avec l'acide sulfurique des combinaisons aromatiques.

Le foie élimine, par la sécrétion biliaire, une série de corps, sels de fer (sauf citrate et lactate de fer, Bouchard), de cuivre, de mercure (sauf le calomel), de manganèse, d'antimoine, d'étain, d'argent, de zinc, de cadmium, de bismuth ; salicylate de soude ; acide phénique, térébenthine.

Il fixe les iodures et les bromures alcalins...

Schiff, Heger, Roger, ont montré que les alcaloïdes, nicotine, quinine, morphine, curare, sont arrêtés, pour moitié environ, par la barrière hépatique, qui leur fait perdre la moitié de leur toxicité.

Par cela même, poisons minéraux et poisons végé-

taux, perdent une partie de leur toxicité, soit par simple
arrêt dans le foie et rétention plus ou moins longue,
soit qu'au cours de cette rétention, ils aient subi des
modifications moléculaires.

Il y a, par le foie, fixation microbienne.

Suivant l'espèce microbienne, suivant diverses circonstances, favorisantes ou empêchantes, la virulence
du microbe est exaltée ou diminuée.

Le coli-bacille, le streptocoque, sont exaltés.

La bactéridie charbonneuse est arrêtée par le foie,
qui est capable de neutraliser au moins 64 fois la dose
mortelle de charbon.

Il arrête et neutralise 6 à 8 fois la dose mortelle de
staphylocoque doré.

Le bacille de la morve et celui de Koch se greffent
sur les réseaux capillaires du foie.

On ne connaît pas la nature du travail qui stérilise
complètement, et quelquefois très vite, de grands abcès
du foie. On y retrouve parfois des microbes qui ne se
développent plus en culture, et parfois les microbes
eux-mêmes ont disparu.

Sur les toxines, même action d'arrêt et de neutralisation, sauf pour la toxine diphtérique et pneumo-bacil-
laire, que sur les microbes.

Cette fonction antitoxique est subordonnée à l'intégrité de la formation glycogénique. Elle s'atténue et
disparaît, quand diminue et disparaît le glycogène du
foie.

Corps étrangers, inertes, insolubles, granulations colorées, pigments, lobules graisseux..., corps étrangers, vivants, cellules cancéreuses, subissent le même sort que les microbes : arrêtés par les canalicules et les capillaires hépatiques, ils sont fixés, englobés, neutralisés, détruits, par la cellule hépatique, à laquelle les cellules endothéliales et les leucocytes viennent prêter un puissant concours.

La cellule hépatique et la fonction thermique

La glande hépatique, avait dit Cl. BERNARD, en 1876, constitue un véritable foyer calorifique.

Dans le foie, s'hydratent et se déshydratent, se modifient et se transforment, les hydrates de carbone, les albuminoïdes, les graisses...

Or, ces édifices organiques complexes ont été construits avec absorption de chaleur. Ils sont endothermiques. Leur décomposition sera donc exothermique.

A mesure que ces édifices moléculaires se désagrègent, qu'ils se détruisent et s'oxydent, l'énergie accumulée en eux redevient libre et disponible. Or, comme la dislocation est considérable dans le foie, la chaleur y sera parallèlement très marquée.

C'est au sortir du foie que le sang est le plus chaud. Le foie est bien le calorifère de l'organisme. Il est l'organe dont la température est la plus élevée et dont les réactions thermogénétiques sont les plus intenses.

A côté de ces calories, engendrées par la pluralité des mutations biochimiques intrahépatiques, il existe d'autres phénomènes qui rattachent le foie à la calorification.

Au point de vue énergétique thermique, le système des muscles, par la masse considérable qu'il représente — il équivaut, en poids, à la moitié de l'organisme — par l'activité de son fonctionnement, est un agent des plus vigoureux dans la production de la chaleur animale. Il entre pour les trois quarts dans l'activité thermique de l'économie.

Or, CHAUVEAU et KAUFFMANN ont mathématiquement démontré que c'est la glycose qui vient s'oxyder dans les muscles, et comme cette glycose, que le sang apporte au système musculaire, procède, vient, du glycogène hépatique, il en résulte que le foie est le fabricateur de la substance chimique, de laquelle dérive, dans le muscle, l'énergie, sous forme de contraction et de chaleur.

Indirectement donc, parce qu'il fournit de la glycose au muscle qu'il approvisionne — et que ce muscle est source de chaleur majeure, utilisant sous forme de mouvement et de chaleur l'énergie potentielle du sucre — le foie a de sérieuses propriétés thermogénétiques.

Ces phénomènes sont des phénomènes d'oxydation et d'oxydation lente.

Tout le monde admet, avec DASTRE, que le foie est un des organes où les combustions organiques sont les plus intenses et les plus continues. Mais d'où vient l'oxygène ?

La cellule hépatique et la fonction martiale

Pour DASTRE, le foie a une fonction martiale qui se rait une fonction d'oxydation, et le fer, dans cette combustion lente, jouerait le rôle de transporteur d'oxygène.

Le foie est coloré.

Les matières qui le colorent sont les pigments hépatiques. Ils sont indépendants des pigments biliaires.

Chez les tous les vertébrés, ces pigments se distinguent par leur solubilité. Les uns sont solubles dans l'eau, ferrine de DASTRE, ferratine de MARFORI et SCHMIEDEBERG. Les autres, dans le chloroforme et l'alcool (choléchromes).

Les premiers sont toujours ferrugineux et contiennent à peu près tout le fer du foie. Les seconds ne contiennent pas de fer.

Les pigments contiennent donc du fer.

Celui-ci est diversement combiné (nucléo-albumines, albuminates) et vient d'une double source : d'abord de la destruction des globules rouges, ensuite de l'alimentation.

La fonction martiale du foie apparaît donc double, puisqu'elle est destructrice et peut être réparatrice vis-à-vis du sang, et puisqu'elle est cumulative et antitoxique vis-à-vis du fer.

Nous avons vu que le foie accumulait le fer. Mais il n'accumule que le fer organique.

Comme tous les éléments qu'utilise la matière vivante, le fer est soumis à la grande loi de la mutation. Il entre et sort sans cesse.

Puisé à l'extérieur par l'alimentation sous forme de fer organique il est incorporé, pour un temps, à l'édifice vivant, sang, foie, rate...

Dans le foie, il se produit une destruction de globules (hématolyse). C'est là que l'hémoglobine achève son cycle et se détruit. L'un des produits de destruction, c'est le fer, qui se dépose sur place.

Ce dépôt comprend une forme intermédiaire au fer salin et au fer organique, la *ferrine* de DASTRE.

La ferrine est une réserve pour le sang lui-même : c'est là que le sang puise pour se reconstituer après de grandes pertes.

Le rôle du fer, c'est d'agir, en dehors de l'être vivant, à la manière d'un ferment ; c'est de favoriser les combustions organiques ; c'est de puiser l'oxygène dans l'inépuisable atmosphère pour l'offrir à la substance organique.

Le sel de fer remplit le même rôle de transporteur d'énergie dans les combustions organiques chez l'être vivant.

C'est dans le foie que s'accomplit ce jeu de bascule des oxydations et des désoxydations successives.

Le foie contient du fer, et le fer y existe sous des formes comparables aux sels ferreux et ferriques.

Le foie est baigné par le sang, qui charrie, à l'état de simple dissolution dans son plasma, et à l'état de combinaison lâche dans ses globules, l'oxygène comburant.

Toutes les conditions nécessaires à la production de la combustion lente s'y trouvent accumulées. On ne peut donc pas douter qu'elle s'y accomplisse.

La fonction martiale consiste dans un mécanisme d'oxydation lente, où le fer sert de véhicule à l'oxygène combiné (DASTRE, FLORESCO).

Telle est la physiologie de la cellule hépatique centre d'élaboration.

B. LA CELLULE HÉPATIQUE ET SA SÉCRÉTION EXTERNE

La fonction biliaire

La fonction biliaire appartient à la sécrétion externe de la cellule hépatique.

Cette sécrétion a un double but : elle débarrasse et porte hors de l'organisme des produits nocifs ; elle est utile aux mutations organiques et coopère aux phases de la digestion intestinale.

Elle ne traduit pas une simple filtration de principes préexistants dans le sang, mais une élaboration, un travail intime, qui se rapproche d'un processus d'oxydation.

La bile, qui est le produit de cette sécrétion, est

sécrétée d'une manière ininterrompue dans l'intervalle des digestions.

Elle chemine dans les voies biliaires, poussée par son accumulation même, et par l'énergique contractilité des canalicules et des canaux biliaires, jusqu'à l'établissement d'une certaine pression. Conduite dans le cholédoque, elle y rencontre le sphincter d'Oddi. Ce sphincter la fait pénétrer dans la vésicule biliaire par le canal cystique et la fait s'y accumuler.

Le système biliaire constitue un appareil automatique de chasse. Le sphincter d'Oddi est le régulateur de cet appareil.

S'il se relâche, la bile, sous l'effort de la vésicule contractée, s'épanche à travers le cholédoque dans l'intestin.

Ces alternatives de relâchement et de contraction sont actionnées par un réflexe dont le point de départ est la muqueuse intestinale, excitée chimiquement et mécaniquement, au moment des digestions intestinales.

Dans la vésicule, la bile s'épaissit par perte d'eau et acquisition d'une certaine quantité de mucine et de nucléo-albumine.

La sécrétion est continue, mais l'excrétion est intermittente.

La bile, évacuée dans l'intestin, a un rôle digestif. Elle émulsionne les graisses neutres.

Elle dissout en partie les savons et les acides gras : ainsi préparés, ils sont absorbés par la muqueuse intestinale.

Elle exalte l'activité saponificatrice de la muqueuse intestinale.

Elle favorise l'action de la lipase pancréatique.

Cette même action favorisante est nette pour la digestion trysique des viandes.

Elle active enfin l'élaboration de certains hydrates de carbone, en augmentant par son contact avec le suc intestinal l'action propre de l'invertine.

L'invertine, en effet, agit mal en milieu acide.

Or, souvent, le contenu intestinal perd son alcalinité, par la présence des acides butyrique, lactique, acétique, produits par l'action des bactéries sur les hydrates de carbone. La bile, qui a déjà neutralisé le chyme acide passant de l'estomac dans le duodénum, ce qui favorise l'action des zymases pancréatiques, continue cette neutralisation vis-à-vis des acides autochtones de l'intestin, et, par suite, favorise l'action de l'invertine.

Sur les parois intestinales, elle a une action péristaltique : elle favorise la circulation des matières fécales, leur donne une consistance qui rend plus facile leur exonération.

Elle empêche donc la constipation en stimulant les contractions intestinales.

Le pouvoir antiseptique de la bile sur les putréfactions intestinales est douteux, sinon inexistant.

TEISSIER a prouvé l'existence d'un pouvoir antitoxique de la bile ; il a prouvé que l'intégrité de la sécrétion biliaire est indispensable à l'intégrité de l'intestin.

Normalement aseptique, elle s'infecte avec une extraordinaire facilité.

La bile est très toxique, en tant que bile totale. Injectée dans le tissu cellulaire sous-cutané, elle détermine des nécroses étendues, qui sont peut-être le fait de sa pollution par les germes infectieux.

Ingérée, elle produit un effet purgatif, et quelques troubles stomacaux.

Injectée dans le torrent circulatoire, elle ralentit le cœur, la respiration, abaisse la température, dissout les globules rouges et les globules blancs, attaque les épithéliums rénaux, nécrose le foie.

Liquide clair, jaune doré, verdissant par oxydation, d'une densité de 1010 à 1020, la bile est composée de quatre éléments essentiels, variables d'espèce à espèce.

Pour un litre de bile, on a 980 grammes d'eau et 20 grammes de matières solides.

Les quatre éléments sont les *sels biliaires*, les *pigments biliaires*, la *cholestérine* et la *mucine*.

Les sels biliaires

Les acides, ou sels biliaires, *acides glycocholique* et *taurocholique*, sont des composés azotés, formés d'un noyau commun, l'acide cholalique, et d'un corps amidé, qui est tantôt le glycocolle, tantôt la taurine.

La bile de l'homme contient trois fois plus de glycocholate que de taurocholate de soude.

Le mécanisme de l'opération synthétique, grâce à laquelle la cellule hépatique fabrique les acides biliaires, est fort obscur. Ce qui est hors de doute, c'est leur origine hépatique.

Ces acides sont détruits par dédoublement dans l'intestin en acides amidés, taurine et glycocolle, et en acide cholalique.

L'acide cholalique est presque tout entier éliminé par les fèces.

Les acides amidés, taurine et glycocolle, sont fragmentairement éliminés et résorbés par l'intestin : ils reviennent alors au foie par la circulation entéro-hépatique.

Physiologiquement, ils sont très toxiques, mais dans la toxicité de la bile totale, 5 à 10 fois moins toxiques que les pigments.

Ils sont modérateurs des nerfs cardiaques, modérateurs du pouls, paralysants du cœur.

Ils sont hémolytiques.

Les pigments biliaires

Les pigments constituent l'élément capital de la bile. A l'état normal, on y trouve *la bilirubine* et *la biliverdine*, celle-ci résultant de l'oxydation de la première par l'oxygène de l'air.

La bilirubine, matrice de toutes les autres substances chromogènes, est un produit de régression des hématies. Elle est de l'hématine hydratée et sans fer. Elle est formée aux dépens de l'hémoglobine.

Déversée dans l'intestin, la bilirubine y est détruite.

Normalement, une partie très faible est réabsorbée au niveau de l'intestin, transportée au foie, et passant de là dans le torrent circulatoire, elle vient constituer la matière colorante du sérum sanguin.

La plus grande partie reste dans l'intestin : or, on ne l'y retrouve pas. Mais on y trouve de la *stercobiline* et du *stercobilinogène*. On admet alors que le travail de réduction des bactéries la transforme en *urobiline*. Une partie de cette urobiline passe dans les urines et l'autre est éliminée sous forme de *stercobiline*.

L'on en conclut donc que la muqueuse intestinale, à travers laquelle les pigments biliaires sont éliminés, les a hydratés et transformés en stercobiline et stercobilinogène.

J'ai dit qu'ils étaient toxiques : privée de ses pigments, la bile perd 66 % de sa nocivité.

La cholestérine

La cholestérine, corps à fonction alcoolique, se rattachant à l'acide cinnamique, constituant normal de la bile, existe, préformée, dans le sérum sanguin, dans le sang, et distillée, dans le cerveau, la rate, les ovaires.

Substance solide, blanche, grasse au toucher, surnageant sur l'eau, cristallisant hydratée en tablettes rhomboïdales, ou anhydre en fines aiguilles soyeuses, elle provient de la désassimilation de la substance nerveuse, de la réduction des albuminoïdes, de l'alimentation végétale.

Dans l'organisme, elle a une double action ; elle est un agent de constitution du protoplasma ; elle est un résidu de désassimilation qui, porté par la bile dans l'intestin, sans réabsorption sensible, est évacué avec les excréments.

Maintenue dissoute dans la bile par l'intermédiaire des sels biliaires, elle se précipite et forme des cholélithes (elle constitue 65 à 95 % des calculs biliaires), quand ces sels sont insuffisants ou décomposés.

La vésicule biliaire saine sécrète une petite quantité de cholestérine.

Malade, le plus souvent par toxiinfection ascendante — ou par viciation des produits qui la baignent — elle réagit en élaborant de grandes quantités de cholestérine.

La bile mousse par agitation : c'est que les conduits biliaires sécrètent de *la mucine*, substance visqueuse, précipitée par l'acide acétique, dédoublée par l'ébullition en un albuminoïde et un hydrate de carbone, réduisant le Fehling, mais ne fermentant pas.

C. LA CELLULE HÉPATIQUE ET SA SÉCRÉTION INTERNE

La fonction sanguine

La fonction sanguine, plus proprement, l'action de la cellule hépatique sur les éléments du sang normal, est entourée de quelque obscurité.

Cependant, il est acquis que, vis-à-vis des globules

rouges, la cellule hépatique a un double rôle, rôle de production, de fabrication, des globules rouges pendant la vie fœtale, et après la naissance, et rôle de destruction de ces mêmes globules, déjà pendant la vie fœtale, et ensuite chez l'adulte.

L'action sur la fibrine et la coagulation sont intimement unies : le fait que la fibrine n'a pas toujours le même aspect macroscopique et que les ferments qu'elle véhicule nous sont mal connus, explique les contradictions et les obscurités.

Ce qui est acquis, c'est que la cellule hépatique a des propriétés coagulatrices (MAIRET, VIRES, GILBERT, DASTRE, FOA), des propriétés toxiques (MAIRET et VIRES), des propriétés anticoagulatrices (MAIRET et VIRES, DASTRE), sans que le mécanisme intime de ces trois propriétés nous soit parfaitement connu.

II. — Pathologie

Les fonctions de la cellule hépatique peuvent être augmentées, diminuées, perverties.

Diminuées, elles donnent naissance à *l'anhépatie* ou *hypohépatie* de GILBERT et CARNOT, insuffisance hépatique de HANOT, dyshépatie de BOIX.

Augmentées, elles donnent naissance à *l'hyperhépatie* de GILBERT et CARNOT.

Perverties, elles donnent lieu à des troubles variables

que ces mêmes auteurs désignent par le terme de *parhé-patie*.

Si nous commençons à connaître l'hypohépatie, au double point de vue clinique et pathogénique, nous sommes beaucoup moins bien fixés sur l'hyperhépatie, et ne le sommes pas du tout sur les perversions des fonctions cellulaires, qui ne constituent encore, à l'heure actuelle, qu'un simple cadre d'attente.

Cette étude n'est donc qu'une ébauche. Elle ne saurait être autre chose, à l'heure présente.

Elle est dominée par deux faits qu'il ne faut jamais oublier en clinique : le premier, c'est que toutes les fonctions de la cellule hépatique s'entr'aident et se suppléent. Elles retentissent les unes sur les autres.

Dirigées par les grandes lois des réactions compensatrices et des synergies fonctionnelles, elles ne se présenteront jamais, chez un même malade, avec la rigueur analytique de la physiologie cellulaire ; jamais l'une d'elles ne sera atteinte exclusivement. L'atteinte troublera la voisine.

Et alors, l'exaltation de telle fonction pourra coexister avec la diminution de telle autre. De telle sorte, qu'en clinique, nous diagnostiquerons de l'insuffisance hépatique chez tel malade, qui présentera, cependant, par ailleurs, de l'hyperazoturie ou de l'hyperglycogénie.

Le deuxième fait, c'est que les élaborations de la cellule hépatique ne représentent qu'une partie du métabolisme nutritif général. Elles ne lui sont pas propres, exclusives, personnelles.

Le cycle des métamorphoses alimentaires s'accomplit dans l'économie vivante tout entière : les procédés de réaction sont généraux, et répartis dans toutes les cellules de l'économie et dans tous les organes, avec des perfectionnements dans des cellules et des types organiques hautement différenciés.

L'on comprend alors, qu'ici encore, l'analyse clinique ne peut se superposer à l'analyse physiologique : le malade, atteint dans la fonction biligénique présentera cependant un élément rénal ou intestinal, qui ne devra pas échapper au clinicien, élément d'exaltation compensatrice, par exemple.

Il n'y a donc à proprement parler, ni hyperhépatie pure, ni hypohépatie pure.

Sous cette réserve, abordons l'étude de l'*Insuffisance hépatique*.

III. — Etude clinique

Hypofonctionnement hépatique. — Hypohépatie

ELÉMENTS ÉTIOLOGIQUES

Perturbations nerveuses (émotions violentes, colique hépatique), *désordres mécaniques* (ptoses, port du corset), *intoxications*, *infections* : voilà, dit Hanot, en quatre têtes de chapitres, la nomenclature complète des agents étiologiques de l'anhépatie.

Nous n'insisterons pas sur les deux premiers groupes de causes qui se rencontrent assez fréquemment, mais ne déterminent qu'une insuffisance essentiellement passagère, et en tous cas, bénigne.

Beaucoup plus fréquentes, plus importantes, et plus graves sont les insuffisances dues aux infections et aux intoxications.

INFECTIONS. — Les *infections* sont aiguës ou chroniques.

Les infections *aiguës* peuvent être *exogènes*, constituées par des parasites véhiculés par les aliments : échinocoques, douve hépatique, ascaride lombricoïde.

Elles peuvent encore être *autochtones*, nées des myriades de bacilles, microbes, champignons, qui peuplent le tractus gastro-intestinal, de la bouche à l'anus (colibacille, streptocoque, staphylocoque, bacilles saprophytes, dont la virulence s'exalte sous des influences diverses) ; c'est ainsi qu'on verra l'insuffisance hépatique apparaître au cours des infections digestives, et cette insuffisance prendra tous les degrés, depuis l'hypohépatie légère, qui passe souvent inaperçue, au cours des embarras gastriques fébriles, jusqu'à la dégénérescence hépatique aiguë, notée dans certains cas de péritonites, d'entérites, d'infections sévères des voies biliaires, et dans ces formes d'appendicites toxiques, fatalement et rapidement mortelles, qu'ont bien décrites Les DIEULAFOY et MÉNÉTRIER.

L'infection peut, enfin, être une infection *générale*.

Les maladies infectieuses — fièvre typhoïde, érysi
pèle, fièvres éruptives, diphtérie, fièvre jaune, choléra,
septicémies, en particulier, les septicémies puerpérales
et les septicémies dues à des microbes anaérobies —
retentissent, d'une façon à peu près constante, sur le
foie, même si elles sont légères.

Pour la fièvre typhoïde, en particulier, cette atteinte
du foie prend parfois une importance considérable, et
certains lui ont attribué, tout au moins en partie, la
prédisposition aux hémorragies, que l'on note chez quelques malades ; les bons résultats obtenus par l'opothérapie hépatique, dans quelques-uns de ces cas, semblent confirmer cette opinion.

Si, le plus souvent, lorsque les maladies infectieuses
ne revêtent pas une gravité excessive, et que le malade
résiste bien, l'atteinte hépatique reste légère et guérit
complètement, on voit parfois des troubles intenses,
pouvant aller jusqu'à l'ictère grave, survenir au cours
de ces mêmes maladies dans leurs formes malignes,
hypertoxiques, ou chez des sujets prédisposés.

A côté de ces infections aiguës, les infections *chroniques* de l'organisme exercent à peu près toujours sur
les fonctions hépatiques une action perturbatrice considérable.

C'est ainsi que la *tuberculose*, quelle que soit
d'ailleurs sa localisation, et pourvu qu'elle suppure, se
complique, à peu près fatalement, d'une dégénérescence

progressive du foie, qui aboutit à ces énormes foies graisseux des tuberculeux, où la cellule a presque complètement disparu.

De même la *syphilis*, héréditaire ou acquise, détermine de l'insuffisance hépatique, la première par atteinte primitive et massive du foie, la deuxième par atteinte secondaire et lésions gommeuses.

Enfin, le *cancer* peut aussi déterminer de l'insuffisance hépatique, mais la chose est ici plus contestée BARD a prétendu, au contraire, que le cancer du foie exalte la vitalité de la cellule hépatique. C'est exact dans beaucoup de cas, mais cependant il n'est pas rare de voir le cancer massif du foie s'accompagner d'une grave insuffisance.

INTOXICATIONS. — Ce groupe étiologique comprendra deux paragraphes : celui des intoxications exogènes, aiguës et chroniques, et celui des autointoxications.

a) *Intoxications aiguës.* — Le type classique est celui de l'intoxication phosphorée qui détermine une mort rapide par dégénérescence aiguë de la cellule hépatique, sur laquelle elle agit électivement.

Toutes les intoxications aiguës (intoxications alimentaires par les conserves et les viandes avariées, les champignons, intoxication par l'arsenic, l'antimoine, la cantharide, l'iodoforme, etc.), peuvent produire des lésions analogues, plus ou moins graves, suivant l'intensité de l'intoxication.

b) *Intoxications chroniques*. — Ce sont les intoxications par l'alcool, le plomb, le cuivre, l'argent, qui agissent sur le foie pour produire de l'insuffisance, soit par l'intermédiaire de la sclérose, qui est leur lésion la plus fréquente, soit, dans des cas plus rares, par lésion directe de la cellule elle-même.

c) *Auto-intoxications*. — On les rencontre dans des cas nombreux : d'abord dans les *dyspepsies*, où l'intoxication est due aux poisons nés des fermentations gastro-intestinales, aux acides qui se forment pendant la digestion (acides lactique, acétique, butyrique), aux alcaloïdes des fermentations putrides.

Les *arthritiques* sont des auto-intoxiqués, et cela explique la fréquence considérable de l'hypohépatie chez les obèses, les goutteux, et, d'une manière générale, chez tous ceux qui présentent des manifestations arthritiques.

Les *diabétiques* réalisent souvent des lésions du foie, mais la question est ici complexe et mal connue encore.

A ces causes d'auto-intoxication, il faut en joindre une autre, très fréquente.

C'est la *grossesse*.

PINARD a insisté d'une façon toute spéciale sur ce qu'il a appelé l'*hépato-toxémie gravidique* et a montré l'existence presque constante d'un léger degré d'insuffisance hépatique au cours de la grossesse

Telles sont les causes *déterminantes* de l'insuffisance hépatique.

Leur action est favorisée par celle de quelques causes *prédisposantes*, dont les deux plus importantes sont *l'atteinte antérieure du foie, et l'hérédité.*

C'est une vérité banale de la pratique journalière que les maladies infectieuses, même peu graves, ne pardonnent que rarement à un alcoolique, à un paludéen, à un malade porteur d'une cirrhose quelconque.

De même, certains individus, descendant de sujets atteints, soit d'une maladie du foie, soit d'une maladie de la nutrition, manifestent une tendance particulière à faire, à propos des moindres causes, des accidents hépatiques graves.

Ils présentent ce que GLÉNARD a appelé l' « hépatisme », ce que d'autres désignent par l'expression de « débilité congénitale du foie ».

Les discussions sur la nature exacte de cette prédisposition n'ont pas abouti à une clarté définitive.

Certains auteurs ont ajouté à ces causes prédisposantes une action du climat, en se basant sur la fréquence considérable des insuffisances hépatiques dans les pays chauds.

Mais, d'autre part, on fait remarquer, avec raison, qu'il est tout au moins aussi logique d'admettre un rapport entre la fréquence de l'anhépatie et celle des diverses maladies des pays chauds qui retentissent sur

le foie, telles que le paludisme, la dysenterie. L'anhépatie serait la conséquence d'une lésion du foie due à
ces affections.

Il est probable aussi que les excès alimentaires, et
surtout alcooliques, conséquences d'un climat excessif,
ne sont pas sans valeur, au point de vue de l'étiologie
de l'anhépatie dans les pays chauds, et on a voulu voir
la confirmation de cette hypothèse dans le fait que ce
syndrome est beaucoup plus fréquent chez les Européens que chez les indigènes.

ÉLÉMENTS ANATOMIQUES

L'agent pathogène atteint non seulement la cellule
hépatique et les canalicules biliaires, mais encore les
vaisseaux sanguins et le tissu conjonctif du foie.

D'abord irritatif, le processus devient ensuite dégénératif ; c'est une question de durée, d'action et de dose
du poison.

Si le processus irritatif prédomine, il y a hypertrophie hépatique, le foie se défend contre les causes
altérantes, et cela nous explique la guérison possible
de certains cas d'hypohépatie, par le mécanisme de
l'hypertrophie compensatrice.

Si c'est le processus dégénératif qui domine, il y a
atrophie du foie.

Inflammations, dislocation de la travée dans la cellule, dégénérescences scléreuses, cirrhoses, lésions spé-

cifiques (syphilitiques, tuberculeuses, cancéreuses), toutes ces lésions peuvent apparaître et déterminer l'atrophie de l'organe.

Ces cas sont beaucoup plus graves que les précédents, l'atrophie est difficilement enrayée, et lorsqu'elle
atteint ses dernières limites, le pronostic est fatal.

Enfin, au lieu de se produire progressivement, l'a-
trophie peut être aiguë, comme dans l'intoxication
phosphorée, dans l'ictère grave.

On trouve, dans ces cas, les lésions de l'atrophie
jaune aiguë : le foie est atrophié, mou, presque dif-
fluent, et laisse écouler à la coupe un liquide jaune,
visqueux.

Histologiquement, on trouve tous les degrés de dégénérescence cellulaire, depuis la simple tuméfaction
trouble, jusqu'à la destruction complète de la cellule.

Dans quelques cas rares, il semble qu'il y ait eu
« sidération » brutale de l'organe.

Le malade meurt, avant même que la lésion cellulaire
ait eu le temps de se constituer, et le foie paraît presque normal, bien que le malade ait réalisé le syndrome
de l'insuffisance aiguë (ABRAMI et WIDAL, RAMOND et
GÉRAUDEL).

ÉLÉMENTS PATHOGÉNIQUES

La pathogénie de tous les troubles de l'hypohépatie
se résume en un mot : c'est une *intoxication*.

Les substances nocives, que le foie devrait normale-

ment détruire, neutraliser ou expulser, passent dans le
sang et intoxiquent l'organisme tout entier, donnant lieu
à une série de manifestations que nous aurons à étudier,
mais qui ne sont pas particulières à l'hypohépatie,
puisqu'on les retrouve dans toutes les intoxications.

Eléments symptomatiques

Chacune des fonctions, étudiées au chapitre de la
physiologie, peut être perturbée pour son propre
compte et donner naissance à une symptomatologie qui
lui est particulière.

Le tableau de l'hypohépatie sera alors le résultat de
l'association de toutes ces symptomatologies qui se modifient en s'associant, ce qui explique la complexité du
syndrome.

Nous étudierons, tout d'abord, les troubles dus à
l'insuffisance de chacune des fonctions, prise isolément ;
nous montrerons ensuite comment ils s'associent et
quels sont les troubles généraux qui résultent de l'hypofonctionnement glandulaire total, conséquences de ces
insuffisances cellulaires partielles.

Suivant le même plan que dans l'étude physiologique,
nous étudierons tout d'abord l'insuffisance des fonctions
d'élaboration.

1. Uréogenèse. — On pourrait dire que l'insuffisance
de la fonction uréogénétique se traduit par un seul

signe, car nous verrons que tous les autres symptômes habituellement décrits résultent logiquement du symptôme capital : l'*hypoazoturie*.

Signalée pour la première fois par FRERICHS, puis par MURCHISON, bien étudiée ensuite par BROUARDEL, KELSCH, LÉCORCHÉ, etc., l'hypoazoturie est un signe constant de l'insuffisance hépatique, même légère. La quantité d'urée éliminée en 24 heures peut tomber, des 24 à 30 grammes normaux, à 10, 5, 3 grammes, à 0 gr. 50, et même à 0 dans certains cas d'ictère grave. Elle nous donne donc une indication précieuse sur la valeur du fonctionnement cellulaire, mais il faut que le dosage soit fait dans des conditions de précision absolue, avec une technique rigoureuse.

Il faut, en outre, tenir compte de l'alimentation du malade et du régime auquel il est soumis, la quantité d'urée éliminée étant forcément proportionnelle à la quantité ingérée.

C'est pourquoi DEHON conseille de soumettre les malades à un régime fixe et de doser pendant plusieurs jours de suite la quantité d'urée, afin de faire une moyenne pour obtenir la quantité éliminée en 24 heures (DEHON : *Contribution à l'étude du chimisme hépatique dans les maladies du foie*. Thèse de Lille, 1906).

Il va sans dire, d'ailleurs, qu'on ne peut accorder quelque valeur à ce symptôme que si les reins sont normaux, car si ces organes sont lésés, il peut y avoir hypoazoturie, par le seul fait que le rein ne laisse pas passer l'urée formée dans le foie, et qui alors s'accumule dans le sang. Mais, en ces cas, les accidents urémiques ne tardent pas à éclater.

La *diminution du coefficient azoturique*, qui est peut-être le signe le plus précis de l'insuffisance de l'uréogenèse, est une conséquence de la diminution de l'élimination de l'urée.

Le coefficient azoturique étant le rapport $\dfrac{Az.\,U}{Az.\,T}$, entre l'azote contenu dans l'urée éliminée et l'azote total, diminuera proportionnellement à la diminution de Az.U.

Nous avons donc là un excellent moyen d'apprécier l'hypoazoturie, moyen beaucoup plus précis que le dosage de l'urée, mais exigeant malheureusement des manipulations beaucoup plus compliquées et plus longues.

Il est absolument constant de noter, dans les cas d'insuffisance hépatique, une diminution du coefficient azoturique.

Voici quelques chiffres empruntés à GILBERT et CARNOT :

Rapport normal :
> 85 à 96 % (TÖPFER).
> 82 à 88 % (SCHULTZE et GMULICH).

Rapport dans l'ictère grave :
> 42.4 % (MUNZER).
> 71 % (VON NOORDEN).

Rapport dans l'intoxication phosphorée :
> 67.4 % (BADT).
> 44 % (FRANKEL).

Un autre grand signe d'insuffisance de la fonction uréogénique est l'*augmentation de l'ammoniaque urinaire*.

Les acides amidés, l'ammoniaque et les carbamates, forment le dernier chaînon intermédiaire entre les albuminoïdes et l'urée, qui est l'aboutissant du cycle. (Voir le chapitre précédent.)

S'il y a hypoazoturie, c'est qu'une partie plus ou moins considérable de ces avant-produits n'a pas été transformée en urée ; nous devons donc les retrouver dans l'urine en quantité plus grande que normalement, toutes les fois qu'il y a insuffisance de l'uréogenèse.

C'est ce qui arrive, en effet.

On trouve assez constamment de la leucine, de la tyrosine, dans les urines des malades atteints d'hypohépatie.

On y trouve surtout de l'*ammoniaque*, en quantité anormale.

A l'état sain, le taux de l'ammoniaque urinaire atteint 0 gr. 70 en 24 heures (NEUBAUER), et ces 0 gr. 70 représentent 2 à 5 % de l'azote total. Dans les cas d'hypohépatie, la quantité d'ammoniaque éliminée peut être beaucoup plus considérable et représente 10, 20, 30 et même 70 % de l'azote total. (VON NOORDEN, MUNTZER.)

C'est en se basant sur ces faits que GILBERT et CARNOT ont proposé l'épreuve de l'*ammoniurie expérimentale*, qui permet de déterminer d'une façon précise la valeur de la fonction uréogénétique.

« Si l'on fait ingérer 4 à 6 grammes d'acétate d'ammoniaque à des malades atteints d'hypohépatie, une grande partie de cet ammoniaque passe dans l'urine, alors que, chez les individus sains, il se transforme en urée : on doit d'ailleurs avoir soin de doser, les jours précédents, la quantité d'ammoniaque contenue dans l'urine, quantité qui, chez les hépatiques peut être assez considérable. » (GILBERT et CARNOT.)

On peut faire la même épreuve avec les acides amidés (GLASSNER), mais, pratiquement, c'est l'épreuve de l'ammoniurie expérimentale qui donne les meilleures indications.

DEHON, dans l'ouvrage déjà cité, propose de rechercher le rapport du carbone total à l'azote total, ce rapport devant être faible dans les cas normaux. Mais ceci appelle de nouvelles recherches, qui établiront la valeur exacte de ce rapport, à l'état physiologique, et s'il peut entrer dans la pratique comme les épreuves précédentes.

A côté de ces grands signes de l'insuffisance de la fonction uréogénétique, on peut noter parfois un *excès d'acide urique* dans les urines.

Nous avons, dans le chapitre précédent, à propos de la physiologie normale, indiqué quelle doit être l'interprétation de ce fait.

Il ne s'agit pas d'une suppléance, ni d'une urée restée en route, l'insuffisante élimination de l'urée étant remplacée par un excès dans l'élimination de l'acide urique.

L'acide urique provient, d'après les récentes données. des nucléo-protéides de l'organisme, qui sont fournies surtout par les déchets de la vie cellulaire même, des viscères (foie, rate), et enfin, par les nucléo-protéides de l'alimentation.

Signalons enfin, pour être complet, deux signes qui n'ont pas par eux-mêmes une grande valeur, car leur interprétation prête à de nombreuses controverses : l'élimination par les urines de créatine et d'acide sarco-lactique d'une part, et la peptonurie d'autre part.

2. Glycogénèse.— Le principal rôle du foie, vis-à-vis des sucres, consiste dans la fixation, sous forme de glycogène, de la totalité du sucre ingéré.

Si la fonction glycogénique devient insuffisante, le foie se trouvera incapable de fixer le sucre ; il le laissera passer et on le retrouvera dans les urines.

Le grand signe de l'insuffisance de la fonction glyco-génique est donc la *glycosurie*, qui peut se présenter sous trois aspects : la glycosurie alimentaire spontanée, la glycosurie alimentaire provoquée (épreuve de COL-RAT), le diabète par anhépatie.

a) *Glycosurie alimentaire spontanée.* — Si, quelques heures après un repas normal et complet, on recherche le sucre dans les urines, on en trouve des quantités variables, mais parfois assez considérables, chez les malades présentant un certain degré d'insuffisance hé-patique, soit permanente (glycosurie chez les cirrhotiques (Colrat, Lépine), soit passagère (glycosurie consécutive aux ictères infectieux bénins, aux repas copieux (Cassaët), aux coliques hépatiques, à la pneumonie, à la fièvre typhoïde) (Gilbert et Castaigne).

Cette glycosurie disparaît dans l'intervalle des digestions.

b) *Glycosurie alimentaire provoquée : Epreuve de Colrat.* — Cette épreuve, précieuse dans bien des cas, consiste à faire ingérer au malade, le matin à jeun, une solution de 100 à 150 grammes de glycose dans 300 grammes d'eau, et à recueillir les urines d'heure en heure, afin d'y rechercher la présence du sucre.

Dans les cas normaux, il n'y a jamais de sucre dans les urines.

Si la fonction glycogénique est insuffisante, l'élimination du sucre se poursuit pendant quelques heures.

Cette épreuve est très simple, mais elle comporte plusieurs causes d'erreur, que les travaux d'Achard et Castaigne ont mises en évidence.

Il faut tout d'abord être certain qu'il n'y aucun trouble de l'absorption gastro-intestinale, capable de retarder l'apparition du phénomène.

Dans les cas normaux, cette absorption est presque instantanée, et il n'y a pas à tenir compte de sa durée ; il en résulte aussi que le sucre n'ayant pas le temps de fermenter dans l'intestin, il ne se produit aucun déchet qui pourrait troubler le résultat.

Il faut donc s'assurer de la perméabilité intestinale, en faisant ingérer au malade du bleu de méthylène.

En second lieu, il convient de s'assurer de l'intégrité des combustions tissulaires, car s'il y a de l'insuffisance glycolitique des tissus, il peut y avoir de la glycosurie alimentaire, sans que le foie soit en cause ; on emploiera pour cela l'injection sous-cutanée de glycose (ACHARD et WEIL).

Certains auteurs ont aussi voulu tenir compte de la perméabilité rénale, mais celle-ci ne peut intervenir que dans les cas de grosse lésion rénale, et l'épreuve du bleu de méthylène ne nous renseigne pas sur la perméabilité aux sucres ; pratiquement, sauf dans les cas de grosses lésions, on peut ne pas tenir compte du facteur rénal.

Enfin, la cause d'erreur la plus importante provient du choix du sucre : le saccharose, employé souvent, doit être interverti dans l'intestin, et alors on ne sait plus exactement quelle est la quantité de glycose absorbée.

Il est préférable de donner la solution de glycose telle que nous l'avons formulée, mais, même alors, on peut avoir des erreurs, si la glycose est impure. Aussi, quelques auteurs, LÉPINE en particulier, ont-ils employé le lévulose ; ils auraient eu de bons résultats, mais la méthode ne s'est pas généralisée.

Ce résumé de la discussion provoquée par cette épreuve de Colrat montre qu'elle est loin d'avoir une valeur indiscutable et constante. Mais telle quelle, elle fournit des indications que l'on ne peut négliger, et elle reste notre seul élément d'appréciation de l'état de la glyco-pexie.

c) *Diabètes par anhépatie.* — Décrits par Gilbert, ces diabètes se traduisent par une glycosurie « relativement peu élevée, s'exagérant très nettement dans les heures qui suivent les repas » (Gilbert).

Cette glycosurie s'accompagne d'autres signes d'insuffisance hépatique.

3, Fonction lipasique. — L'insuffisance de cette fonction ne nous arrêtera pas longtemps, car ses signes sont fort peu connus.

On lui rattache les dégénérescences graisseuses, fréquemment constatées chez les tuberculeux, en particulier, et qui seraient dues à l'accumulation par le foie de graisses qu'il ne peut plus éliminer.

On a voulu ainsi attribuer à l'insuffisance de cette fonction certains cas de lipurie, mais ce n'est là qu'un symptôme rare et nullement spécifique, puisqu'on le rencontre dans d'autres affections.

4. Fonction antitoxique. — Nous avons vu qu'elle s'exerce vis-à-vis : *a*) des aliments ; *b*) des poisons intestinaux ; *c*) des poisons toxiques ; *d*) des microbes ; *e*) des corps étrangers.

Lorsqu'elle est insuffisante, elle ne neutralise plus les poisons intestinaux et alimentaires, et il y a *indicanurie* ; elle ne détruit plus les poisons toxiques, et *l'épreuve de l'hydrogène sulfuré* est positive ; elle n'annihile plus les poisons microbiens et il y a *hypertoxicité urinaire* ; enfin, elle ne fixe plus les substances étrangères et on a *l'élimination cyclique du bleu* (glaucurie intermittente de CHAUFFARD).

a) *Indicanurie*. — La valeur de l'indicanurie, en tant que signe d'insuffisance hépatique, est loin d'être établie, malgré des discussions nombreuses.

Due, pour JAFFÉ, NOTHNAGEL, etc., à des fermentations et à des putréfactions intestinales, sous l'action de microbes intestinaux, pour GILBERT et WEIL à un hypofonctionnement du foie, pour MAILLARD, LABBÉ et VITRY « au métabolisme normal ou pathologique des albumines dans l'organisme », l'indicanurie ne se rencontre pas dans l'hypohépatie, avec la constance que lui attribuaient GILBERT et WEIL, pour qui elle constituait un important signe de début (Epreuve de l'indicanurie expérimentale).

b) *Epreuve de H_2S*. — Elle consiste à introduire par voie rectale une dissolution *d'hydrogène sulfuré*, dans l'eau. S'il y a insuffisance du foie, H_2S se retrouve dans l'air expiré. Cette épreuve n'a chez l'homme qu'une médiocre valeur.

c) *Hypertoxicité urinaire*. — A été bien constatee

et étudiée par BOUCHARD, SURMONT, etc. Elle existe constamment dans tous les cas d'insuffisance hépatique, en particulier dans les cirrhoses atrophiques, et traduit l'incapacité du foie à retenir et à détruire les poisons qu'il doit normalement neutraliser.

d) *Elimination cyclique du bleu.* — Les intermittences dans l'élimination du bleu ont été rattachées à l'anhépatie par CHAUFFARD.

Bien que ce signe ne soit pas d'une valeur incontestable, puisqu'il serait en partie physiologique (GILBERT), il donne des indications suffisantes dans la pratique.

e) *Urobilinurie.* — Lorsque le foie est insuffisant, il est à peu près constant de trouver de l'urobiline dans les urines.

Quelle que soit la théorie que l'on adopte au sujet de l'origine de cette urobiline, sa présence dans les urines peut être considérée comme un signe de l'insuffisance du foie : en effet, cela va de soi, si l'on admet l'origine hépatique de l'urobiline, et si on la considère comme le voulaient HAYEM et TISSIER, comme étant le « pigment du foie malade ».

Mais que cette urobiline soit d'origine biliaire (KIENER et ENGEL), d'origine intestinale (JAFFÉ, RIVA, HARLEY, etc.), ou d'origine hématique (LANGHAUS, QUINCKE, HOPPE-SEYLER), il n'en reste pas moins vrai que, si le foie est sain, il l'arrête et la détruit au passage, et si le foie est malade, il la laisse passer et on la retrouve dans les urines.

Il y a cependant une réserve à faire, au sujet de l'*origine rénale* possible de l'urobiline (GILBERT et HERSCHER).

Pour ces auteurs, l'urobiline résulterait d'une transformation incomplète de la bilirubine au niveau de l'épithélium rénal : si, dans les cas de fonctionnement défectueux du foie, il passe dans le sang une quantité exagérée de bilirubine, le rein ne peut suffire à la transformer complètement, et elle le traverse à l'état d'urobiline et non à l'état de chromogène, comme dans les cas normaux.

De même, si le filtre rénal fonctionne mal, il pourra ne pas réaliser la transformation de la bilirubine et laissera passer l'urobiline.

Cette constatation enlève à l'urobilinurie beaucoup de la valeur qu'on avait cru pouvoir lui attribuer, en tant que signe d'insuffisance hépatique.

Elle n'a pas une valeur absolue, et il faut toujours tenir compte, dans les cas d'urobilinurie, de la possibilité d'un facteur rénal.

5. Fonction thermique. — A l'insuffisance de cette fonction est due l'*hypothermie*, que l'on constate dans les cas d'hypohépatie grave (dégénérescences aiguës, cancer massif, ictère grave).

6. Fonction martiale. — L'insuffisance de cette

fonction est fort mal connue. On peut lui attribuer « ces états d'anémie intense observés au cours de certaines affections du foie et qui tiennent sans doute à l'arrêt de la fonction pigmentaire ferrugineuse par laquelle le fer est fourni aux globules rouges du sang » (DEBOVE, ACHARD et CASTAIGNE).

7. Fonction biliaire. — Il ne nous reste plus à envisager que l'insuffisance des deux voies de départ de la cellule hépatique : la fonction biliaire et la fonction sanguine.

L'insuffisance de la fonction biliaire se traduit par l'*hypocholie*, qui, dans certains cas, peut aller jusqu'à *l'acholie* complète.

Les selles sont décolorées, mais il n'y a ni ictère, ni pigments biliaires dans l'urine ou dans le sang.

On note aussi quelques troubles digestifs : alternatives de constipation et de diarrhée, ballonnement, dyspepsie intestinale.

L'étude de ces troubles est encore à l'état d'ébauche.

8. Fonction sanguine. — Les grands symptômes de l'insuffisance de cette fonction sont les *hémorragies* et les *lésions vasculaires*.

a) *Hémorragies.* — La fréquence des hémorragies au cours des syndromes hépatiques était très connue des Anciens (HIPPOCRATE).

Qu'il s'agisse d'insuffisance hépatique primitive, ou

d'insuffisance secondaire à une intoxication ou une infection, les hémorragies apparaissent d'autant plus abondantes, plus prolongées et plus répétées, que la lésion hépatique est plus profonde.

On sait que dans les formes dites hémorragiques de certaines maladies infectieuses (variole, scarlatine, diphtérie, etc.), il existe des lésions graves du foie.

Les hémorragies dues à l'hypohépatie peuvent se faire par toutes les voies : épistaxis, stomatorragies, hématémèses, melæna, parfois hématuries.

Elles peuvent se produire dans les divers viscères : poumon, rein, rate, dans les séreuses, dans la peau.

Leur abondance devient parfois un sérieux danger et elles entrent pour une part considérable dans le pronostic de l'hypohépatie.

Ces hémorragies sont dues surtout à un trouble de la fonction coagulatrice du foie, et aussi peut-être à des lésions vasculaires aiguës.

b) *Lésions vasculaires chroniques.* — Bien étudiées par CLAUDE, GILBERT, HERSCHER, elles atteignent les capillaires et les artérioles, formant, dans le premier cas, les *taches rubis* de BOUCHARD, dans le second cas, les *nœvi artériels.*

On les note sur la peau, où ils sont apparents, mais il n'est pas impossible qu'ils existent aussi sur les muqueuses, où ils pourraient parfois déterminer des hémorragies.

c) Des *œdèmes* dans les régions prœtibiales, ont été étudiés par HANOT, qui les considérait comme un signe de début de l'hypohépatie. Mais rien n'est moins prouvé pour le moment.

ÉTUDE D'ENSEMBLE

Tous les troubles que nous venons d'étudier s'associent de façons très complexes pour réaliser le *syndrome clinique de l'hypohépatie.*

Celui-ci peut fort bien être constitué, sans que le tableau symptomatique que nous venons d'esquisser soit au complet.

Et même, comme nous l'avons déjà signalé, on peut constater, à côté de l'insuffisance d'une fonction, une exaltation de sa voisine, et noter, par exemple, simultanément de l'hypoazoturie et de l'hyperglycogénie.

Ces tableaux cliniques, auxquels certains donnent le nom d'*insuffisances associées ou partielles,* se rencontrent fréquemment, beaucoup plus fréquemment que l'insuffisance complète de toutes les fonctions à la fois.

C'est en se basant en partie sur ces considérations que certains ont voulu reconnaître des degrés à l'anhépatie et distinguer par exemple une « petite insuffisance » et une « grande insuffisance », — celle-ci réalisant le tableau aigu de l'ictère grave, — par analogie avec les petits accidents et les grands accidents du brightisme.

Cette classification est assez artificielle, et n'a d'ailleurs aucune valeur au point de vue thérapeutique, car le traitement de l'insuffisance hépatique est toujours le même, quel que soit son degré de gravité.

Ceci dit, nous envisagerons dans ce paragraphe quelques troubles constants dans l'anhépatie à tous ses degrés, et qui relèvent, non point de la lésion de telle ou telle fonction déterminée, mais de l'atteinte d'ensemble de l'organe, et de l'intoxication générale qui en est la conséquence.

Ce sont, tout d'abord, des *phénomènes nerveux* : lassitude générale, asthénie parfois très marquée ; ces malades n'ont aucune énergie et aucun ressort ; leur caractère devient triste, inquiet, irritable ; ils présentent une céphalalgie tenace, des insomnies rebelles, bref, ils réalisent un tableau souvent analogue à celui de la neurasthénie.

Dans des cas plus graves, les malades sont assoupis, et on note cette narcolepsie que LHERMITTE appelle « narcolepsie glandulaire » et sur laquelle il base sa théorie sécrétoire du sommeil.

Il n'est pas rare de voir survenir du *délire ;* certains malades font même de la manie plus ou moins aiguë, due seulement à l'insuffisance de leur foie.

Dans les formes graves, les troubles nerveux aboutissent au coma et à la mort.

On observe aussi des *troubles cutanés* dus à la toxiinfection : prurits, hémorragies cutanées, pigmentations anormales.

On note, en même temps, des troubles de l'*appareil respiratoire* : sensation d'oppression et d'angoisse, dyspnée qui présente le caractère des dyspnées toxiques et qui est une dyspnée *sine materia*.

Enfin, du côté de l'*appareil circulatoire*, il existe assez souvent de la tachycardie. Parfois cependant le pouls est ralenti.

Telle est cette symptomatologie de l'insuffisance hépatique, si nette dans son ensemble, quoique tellement imprécise encore dans ses détails.

Envisageons maintenant le côté thérapeutique de la question.

Traitement de l'insuffisance hépatique

INDICATIONS TIRÉES DES ÉLÉMENTS ÉTIOLOGIQUES

Chacun des éléments étiologiques que nous avons étudiés fait indication au point de vue thérapeutique. Nous les reprendrons dans le même ordre.

Il est inutile d'insister sur les indications tirées des *perturbations nerveuses* ou des *désordres mécaniques* : elles sont justiciables de précautions hygiéniques banales : traitement soigneux de la lithiase hépatique, pendant les accès et dans l'intervalle des accès ; port de sangles ou de corsets, destinés à maintenir les organes ptosés, etc.

Les thérapeutiques *antiinfectieuse et antitoxique* sont d'une toute autre importance.

Mais ici, comme dans beaucoup d'autres cas, il est plus aisé de prévenir que de guérir, et nous devons viser, au cours de toute infection ou intoxication aiguë ou chronique, à empêcher l'atteinte du foie, ou tout au moins à la rendre aussi légère que possible. C'est dire le rôle absolument prépondérant de la thérapeutique prophylactique.

Les infections *exogènes* ne nous retiendront pas longtemps.

Si l'hygiène alimentaire a été insuffisante à empêcher la pénétration des parasites, il faut, dès que la présence de ceux-ci dans le tube digestif a été reconnue, s'efforcer de les expulser par les moyens propres à chacun d'eux. Il n'y a pas d'autre traitement de l'insuffisance hépatique consécutive à leur présence.

Les infections dues à la flore bactérienne, si riche et si variée de l'appareil digestif, imposent un traitement rigoureux.

Ce traitement s'adressera d'abord à la cause.

En présence d'un embarras gastrique fébrile, on prescrira les purgatifs salins (sulfates de soude ou de magnésie, à la dose de 30 à 35 grammes, eaux de Janos, de Rubinat, de Villacabra, etc.), les lavages intes-

tinaux quotidiens ou biquotidiens, ou même plus fréquents, dans les cas où on le jugera nécessaire.

On mettra le malade au régime du lait, coupé d'eau
de Vichy ; on ne permettra un peu de bouillon froid
que s'il n'y a aucune menace du côté du foie, et à la
moindre alerte de ce côté, on abandonnera le bouillon
pour revenir au régime lacté absolu.

On joindra à cela quelques désinfectants intestinaux,
tels que le salol, le benzonaphtol, le benzoate de soude,
les salicylates de bismuth et de magnésie, que l'on peut
associer de diverses manières en prescrivant, par exemple :

Salol	}	ââ 0 gr. 30
Benzonaphtol		
Benzoate de soude...............		0 gr. 20

Pour 1 cachet. — 6 à 8 par jour.

ou bien :

Benzonaphtol	}	ââ 0 gr. 20
Salicylate de bismuth.............		
Salicylate de magnésie............		

Pour 1 cachet. — 8 à 12 par jour.

On réalisera ainsi une bonne prophylaxie de l'atteinte
hépatique, et, dans le cas où celle-ci se produirait,
nous n'aurions pas à lui opposer une thérapeutique bien
différente.

En cas d'infection des voies biliaires, l'indication est
encore plus pressante, car la menace est plus proche.

Les antiseptiques intestinaux seront employés, les salicylates, et surtout le salicylate de soude, qui est le meilleur désinfectant des voies biliaires, car il s'élimine par le foie, rendront de grands services.

On prescrira :

Salicylate de soude................	0 gr. 40
Benzoate de soude................	0 gr. 20

Pour 1 cachet. — 4 à 6 par jour à prendre dans de l'eau de Vichy tiède.

On instituera un régime sévère uniquement composé de lait, coupé d'un peu d'eau de Vichy.

On veillera au fonctionnement de l'intestin (purgatifs salins, antiseptiques, lavages), à celui très important du rein ; pour peu qu'il y ait de ce côté un peu de fléchissement, on donnera quelques diurétiques (théobromine : 3 grammes par jour ; diurétine : 3 grammes par jour ; grands lavements froids).

Vis-à-vis des *infections générales*, la prophylaxie est difficile à réaliser.

C'est tout d'abord celle des maladies infectieuses : affaire d'hygiène, d'alimentation saine, de logements salubres, d'éloignement des foyers infectés.

Le traitement de l'affection elle-même, celui de l'infection générale, métaux colloïdaux (électrargol notamment), est la meilleure prophylaxie de l'hypohépatie.

Au cours des *infections chroniques*, la prophylaxie de l'insuffisance hépatique se résume dans le traitement de l'infection causale d'une part, et dans celui de la localisation hépatique d'autre part.

Nous envisagerons cette thérapeutique dans un chapitre spécial.

Bornons-nous ici à dire que ses résultats — sauf dans les cas de syphilis, où le traitement mercuriel donne des résultats appréciables, soit comme traitement curatif des syphilis acquises, soit comme traitement préventif des hérédosyphilis, — sont absolument précaires et douteux.

Pour prévenir et atténuer l'insuffisance de la glande, on instituera un régime peu toxique : régime lacté absolu, ou mitigé en cas d'intolérance, et on assurera le fonctionnement régulier des émonctoires (intestin, rein, peau), de façon à éviter le surmenage du foie.

La prophylaxie *des intoxications aiguës ou chroniques* se borne à de simples mesures de prudence vis-à-vis des substances toxiques, alimentaires, médicamenteuses ou professionnelles, que l'on doit autant que possible éviter d'introduire dans l'organisme.

Ces mesures sont à recommander particulièrement à tous ceux que leur profession appelle à manier journellement des produits toxiques : phosphore, arsenic, etc., et qui, par conséquent, doivent mettre leur foie dans les meilleures conditions possibles de résistance, en évitant les aliments riches en toxines, l'alcool et les excès de régime, en veillant au fonctionnement régulier de leur appareil digestif, en observant une hygiène rigoureuse.

La question *des auto-intoxications*, qui nous reste à envisager, est d'une importance prépondérante. En effet, ainsi que nous l'avons déjà dit, l'insuffisance hépatique elle-même est une cause d'auto-intoxication, et par conséquent, la prophylaxie et la thérapeutique de l'auto-intoxication sont, au premier chef, la prophylaxie et la thérapeutique de l'hypohépatie elle-même.

Disons même, tout de suite, que c'est dans ce paragraphe que nous trouverons notre grand moyen d'action sur l'hypohépatie, le plus sûr et le plus efficace : *le régime alimentaire.*

Chez les dyspeptiques, les arthritiques, les malades dont le foie est en état d'infériorité, il importe tout d'abord de prévenir l'insuffisance hépatique ou de l'empêcher de s'aggraver, si elle existe déjà.

Il faudra donc faire un traitement prophylactique et causal.

Chez les dyspeptiques, il faudra soigner les syndromes gastriques et intestinaux.

Chez les hyperchlorhydriques, on prescrira le repos, une bonne hygiène, une alimentation lactée, ou plutôt lacto-végétarienne, le régime lacté absolu étant en général mal supporté par ces malades ; on donnera des œufs, des légumes, peu de pain, pas de vin ; on supprimera les graisses et on proscrira tout alcool.

Les repas, peu copieux, seront un peu plus fréquents que d'ordinaire, et le malade veillera à mâcher complètement ses aliments.

On modérera la sécrétion gastrique en donnant un peu de belladone, ou un peu d'atropine.

On peut prescrire :

Atropine	0 gr. 01
Eau distillée	10 gr.

On donne d'abord X gouttes par jour, en trois fois (un demi-milligramme) ; puis, au bout de quelques jours, on donne XV gouttes, et un peu plus tard XX gouttes. Si la tolérance est bonne, on augmente progressivement de II gouttes par jour jusqu'à XX gouttes et on redescend ensuite graduellement à X gouttes.

On a ainsi des résultats supérieurs à ceux que donne la belladone, mais l'agent est un peu dangereux et nécessite une surveillance étroite.

Quand on ne peut l'exercer, il faut préférer la belladone et donner, par exemple, 0 gr. 02 d'extrait aqueux ou 0 gr. 05 de poudre de feuilles.

Mais on donnera surtout des *alcalins* : et le bicarbonate de soude, donné à la dose de 10 à 12 grammes par jour, pendant les digestions, neutralisera la sécrétion gastrique hyperacide.

Enfin, des purgatifs légers entretiendront l'activité intestinale ; on recommande de donner, tous les huit jours, 3 cachets renfermant chacun :

Poudre de feuilles de belladone....	0 gr. 10
Cascara	
Rhubarbe	} àà 0 gr. 60
Calomel	0 gr. 70

Chez les hypochlorhydriques, on donnera de l'acide chlorhydrique très dilué (2 grammes par jour), que l'on peut prescrire sous forme de limonade :

> Acide chlorhydrique pur........... 4 gr.
> Sirop de limon.................... 100 gr.
> Eau distillée..................... 900 gr.

Un verre après chaque repas.

ou bien associé à la pepsine :

> Acide chlorhydrique............... 2 gr.
> Pepsine .... 5 gr.
> Eau distillée..................... 300 gr.

Une cuillerée à bouche après chaque repas dans un demi-verre d'eau.

Si le syndrome dyspeptique est plutôt intestinal, la thérapeutique s'adressera aux divers symptômes : à la constipation par des purgatifs légers et fréquents, des lavements abondants, à la diarrhée — moins fréquente — par les opiacés, le sous-nitrate de bismuth, aux fermentations par les antiseptiques intestinaux, le régime lacto-végétarien pauvre en toxines, à la flatulence par les préparations absorbantes (charbon de Belloc, craie préparée, etc.), par des eaux sulfatées et carbonatées calciques (Vittel, Aulus, La Fou, etc.).

Chez les arthritiques, on s'efforcera, par un régime sévère et une bonne hygiène, de prévenir l'auto-intoxication, ou tout au moins de la rendre aussi faible que possible.

Supposons maintenant *l'auto-intoxication réalisée*, et voyons par quels moyens nous pourrons la combattre utilement, et d'empêcher de causer une déchéance grave du foie et les désordres qui en résultent dans l'organisme tout entier.

Il faudra avoir recours à la grande médication anti-toxique de BOUCHARD, qui comprend 4 têtes de chapitre : *a*) Introduire le moins possible de poisons dans l'organisme ; *b*) Empêcher leur absorption au niveau de l'intestin ; *c*) Les détruire s'ils sont absorbés ; *d*) Les rejeter au dehors.

a) *Introduire le moins possible de poisons.* — Ceci est affaire de régime.

Nous avons à plusieurs reprises parlé de régime non toxique.

Voyons maintenant ce qu'on entend par là.

Le régime le moins toxique est assurément *le régime lacté*, et on ne doit pas hésiter à le prescrire dans les cas sérieux ; on donnera alors 2 litres et demi à 3 ou 4 litres de lait par jour.

Ce régime « facilite la diurèse et l'élimination des déchets ; il n'irrite pas le rein, dont l'intégrité est si importante dans les maladies du foie, enfin il réduit au minimum la quantité des poisons intestinaux fabriqués » (LABADIE-LAGRAVE).

Mais ce régime est souvent mal toléré et ne peut être prolongé trop longtemps.

De plus, il est trop pauvre en sels (chlorure de sodium, surtout) et encore trop riche en graisses.

Il faut donc donner une alimentation peu toxique et de digestion facile.

Le régime lacto-végétarien rendra de grands services. On réduira les *graisses* au minimum, car elles exigent un sérieux travail du foie pour être digérées et on doit chercher à mettre autant que possible cet organe au repos.

Pour la même raison on réduira jusqu'à les supprimer complètement, *les aliments azotés,* les bouillons trop riches en potasse et en graisses, les *viandes* surtout, qui ont, en outre, l'inconvénient de donner naissance à de nombreuses toxines, nécessitant un effort antitoxique considérable de la cellule hépatique.

On ne permettra qu'exceptionnellement quelques viandes blanches, veau, agneau, volaille.

On *proscrira*, d'une façon absolue, les condiments les épices, les *alcools*, qui excitent trop activement le foie ; les sauces, le gibier, la charcuterie, les conserves, les fromages faits, les crustacés, qui donnent trop de déchets toxiques.

On *permettra* les fromages frais, non trop gras, les œufs, les légumes frais de digestion facile (petits pois, asperges, artichauts, haricots verts, carottes, salades), qui ont d'excellentes propriétés alcalinisantes et laxatives, mais dont il ne faut pas abuser cependant, à cause de leur richesse en potasse et de l'abondance des résidus qu'ils laissent.

On interdira les légumes indigestes (navets, choux, radis, oignons, concombres, etc.) et les légumes acides (oseille, épinards).

Les féculents (légumes secs, pommes de terre, riz, pâtes alimentaires, pain), seront autorisés, mais pas en grande quantité, parce qu'ils acidifient l'organisme (LINOSSIER). On peut, deux fois par semaine, autoriser, par exemple, une purée de légumes secs.

Les fruits cuits ou crus doivent être prescrits ; on va même parfois jusqu'à prescrire la cure de fruits, de raisins en particulier.

Ici encore, il faut éviter d'aller trop loin, à cause de l'action excitante que peut produire l'absorption d'une trop grande quantité de fruits, sur la fonction glycogénique.

On autorisera le café, le thé à petites doses, mais on supprimera le chocolat, trop riche en graisses.

Comme boissons, on donnera des eaux minérales alcalines (Vichy, Vals), peu abondantes pendant les repas, plus abondantes dans l'intervalle de ceux-ci.

b) *Empêcher l'absorption des poisons.* — Pour remplir cette indication, il faut éviter la stagnation dans l'intestin.

On emploiera les grands lavements froids, les antiseptiques intestinaux, les laxatifs répétés, les purgatifs, si cela devient nécessaire.

On peut donner des purgatifs salins ou de préférence des purgatifs cholagogues, sur lesquels nous

reviendrons, et qui remplissent le double but d'assurer
l'évacuation de l'intestin et d'augmenter la sécrétion
biliaire (calomel, évonymine, etc.).

e) *Détruire les poisons absorbés.* — On aura recours
pour cela aux antiseptiques des voies biliaires, salicylate de soude, benzoate de soude et de lithine.

ROBIN a insisté sur la valeur, à ce point de vue, de
la médication oxydante, et a eu de bons résultats par
les inhalations d'oxygène.

d) *Rejeter les poisons au dehors.* — Enfin, si les
poisons ont résisté à toutes ces actions combinées, il
nous reste encore la ressource de tâcher de les faire
éliminer par les émonctoires, tels que le rein et la
peau.

Nous aurons donc recours à la médication diurétique (lait, lactose, théobromine, diurétine, lavements
froids), et pour aider le rein dans sa tâche, on stimulera
les fonctions de la peau par des massages, des frictions sèches, des bains, de préférence tièdes, ou même
chauds.

Dans quelques cas cependant, l'hydrothérapie froide
pourra rendre des services.

Cette thérapeutique antitoxique rendra des services
signalés dans toutes les auto-intoxications, sans excep-
ter l'hépato-toxémie gravidique, et permettra, dans de
nombreux cas, d'éviter une atteinte grave du foie.

Nous en aurons fini avec cette thérapeutique étiologique, lorsque nous aurons dit quelques mots sur les causes prédisposantes.

En soignant, dès son début, toute lésion hépatique de façon à éviter à l'organe d'être mis en état de résistance amoindrie, en surveillant particulièrement, d'après les principes que nous venons d'indiquer, le régime et l'hygiène des sujets qui présentent de l'hépatisme, on évitera souvent la déchéance du foie, qui menace tous ces malades.

La prophylaxie *du paludisme* et *de la dysenterie*, dans les pays chauds, est d'une haute importance. Laveran y a tout particulièrement insisté et a montré la nécessité qu'il y a à détruire les moustiques et à se protéger contre leurs piqûres.

On lui doit aussi des recherches sur l'emploi préventif de la quinine, qui sont favorables à cet emploi, et parmi les diverses méthodes qui ont été employées, il conseille celle qui consiste à donner tous les deux jours une dose moyenne (0 gr. 30 à 0 gr. 50 de quinine) (LAVERAN : De l'emploi préventif de la quinine contre le paludisme, *Revue d'hygiène*, 1896).

Enfin, les Européens, dans les pays chauds, doivent surveiller attentivement leur hygiène individuelle et éviter les excès de toutes sortes et le surmenage physique ou intellectuel.

INDICATIONS TIRÉES DES ÉLÉMENTS ANATOMIQUES

Les éléments anatomiques se réduisent en trois grou·
pes : *a*) inflammations, congestions, contre lesquelles
le foie réagit souvent par l'hypertrophie ; *b*) scléroses,
cirrhoses, dégénérescences plus ou moins brutales ;
c) lésions spécifiques.

Nous ne connaissons rien qui modifie heureusement
les lésions du foie, aussi notre thérapeutique reste-t-
elle sans résultats bien appréciables, le plus souvent.

a) *Processus inflammatoire ; médication antiphlogistique.* — On a employé de nombreuses médications
que nous allons examiner, et qui ne doivent pas être
abandonnées, car elles rendent souvent des services.

Les moyens employés se divisent en moyens *externes* : révulsifs locaux ou généraux et dérivatifs, et en
moyens *internes*.

Les applications externes, sur la région hépatique,
de cataplasmes et de fomentations, étaient très employées autrefois.

Comme *révulsifs locaux*, on emploie assez fréquemment les topiques à base de moutarde, les badigeonnages à la teinture d'iode, les pointes de feu, les ventouses, que l'on applique sur la région hépatique.

Les anciens médecins installaient parfois un cautère
au niveau du foie.

On place aussi parfois des sangsues sur la région
hépatique.

O'Leary a recommandé de faire, avec un trocart aspirateur très fin, de petites saignées hépatiques de 8 à 10 grammes, en se basant sur la valeur thérapeutique et l'innocuité des ponctions du foie. C'est un moyen qui n'est pas entré dans la pratique courante.

Comme *révulsifs généraux*, les grands bains tièdes sont à conseiller, car ils stimulent la circulation périphérique et déchargent le foie.

On a aujourd'hui tendance à préférer les moyens *dérivatifs*.

On peut placer des sangsues dans la région anale, et réaliser ainsi la déplétion du système porte, grâce aux anastomoses entre les vaisseaux anaux et les vaisseaux hémorroïdaux. Mais c'est un moyen qu'on ne peut répéter souvent.

Les *moyens internes* ont une action plus certaine. Les plus employés sont les dérivatifs internes, c'est-à-dire les purgatifs. Ceux-ci, en réalisant à la surface de l'intestin la « saignée séreuse », dont on a tant parlé, diminuent la pression dans le système porte « aussi sûrement, a-t-on dit, qu'une saignée du bras la diminue dans la circulation veineuse générale ». C'est ce qui explique les excellents résultats obtenus par la médication purgative dans les cas d'hypertrophie congestive du foie. Ce rôle de déplétion du système porte peut être rempli par n'importe quel purgatif.

Dans les cas où on veut déterminer une chute

brutale de la tension dans ce système, il est indiqué d'avoir recours aux drastiques et de donner par exemple :

Eau-de-vie allemande............ ⎞ ââ 17 gr.
Sirop de nerprun................ ⎠

A prendre en une fois.

Mais, le plus souvent, on doit préférer des moyens moins énergiques et que l'on puisse répéter plus souvent.

De là, l'emploi des *cholagogues* (calomel, évonymine, rhubarbe, aloès, séné, etc.), qui ont, en outre de leur action purgative, une action sécrétoire sur laquelle nous aurons à revenir et qui nous permettra de préciser leur mode d'emploi.

A cette phase d'inflammation, certains ont préconisé l'usage des *alcalins*, soit sous forme de bicarbonate de soude (2 à 3 grammes par jour, en dehors des repas), soit sous forme d'eau de Vichy ou d'eau de Carlsbad ; cette dernière, à la fois alcaline et laxative, remplit une double indication.

b) *Congestion chronique. Médication altérante.*— Les résultats donnés par la médication alcaline sont incontestables, mais on ignore par quel mécanisme elle agit sur les altérations de la cellule hépatique.

En constatant le relèvement du taux de l'urée et la diminution de celui du sucre dans les urines, sous l'influence de cette médication, on a pensé que les alcalins ont une action élective sur la cellule hépatique. Il est probable qu'ils n'agissent pas sur la lésion cellulaire elle-même, mais sur la nutrition générale, dont la cellule hépatique est un des agents. On les donnera à petites doses prolongées.

On tentera, en même temps, l'emploi du calomel et celui de l'iodure de potassium, à petites doses longtemps continuées, ce dernier favorisant la résorption des tissus conjonctifs de néoformation.

Le chlorhydrate d'ammoniaque, longtemps préconisé, paraît être sans grande action.

c) *Lésions spécifiques.* — Sauf dans les cas de paludisme (quinine) et dans ceux de syphilis (traitement mercuriel), nous ne pouvons guère modifier les lésions spécifiques du foie, sur lesquelles notre thérapeutique est dépourvue d'action.

INDICATIONS TIRÉES DES ÉLÉMENTS PATHOGÉNIQUES

La thérapeutique pathogénique se confond avec celle de l'auto-intoxication, sur laquelle nous avons déjà insisté.

INDICATIONS TIRÉES DES ÉLÉMENTS SYMPTOMATIQUES

La thérapeutique particulière à chaque fonction du foie n'existe pour ainsi dire pas, et nous connaissons peu d'agents ayant une action élective sur telle ou telle fonction déterminée.

Mais toutes les fonctions se trouvent améliorées par le traitement opothérapique, qui est, à l'heure actuelle, notre meilleure arme contre les troubles fonctionnels de l'hypohépatie.

Disons d'abord quelques mots de ce traitement, nous verrons ensuite son application à chaque fonction en particulier.

On peut utiliser, soit la bile et ses divers extraits, soit le foie lui-même et ses extraits.

L'emploi du fiel de bœuf est connu depuis assez longtemps, mais la bile fraîche est difficilement utilisable, à cause de son goût nauséeux ; on lui préfère la bile desséchée, ou les extraits biliaires obtenus par filtration et dessiccation et qui se présentent sous l'aspect d'une poudre grisâtre que l'on administre en pilules, enrobée dans de la kératine, pour empêcher l'action du suc gastrique sur la bile et pour dissimuler son goût amer.

Le foie lui-même peut être administré tel quel, et le foie frais a un rôle peut-être supérieur à celui des préparations : on donne 150 à 200 grammes de foie de porc réduit en pulpe fine ; il est en général bien toléré.

On peut donner encore la poudre ou la macération de foie frais, ou les divers extraits aqueux, alcooliques, glycérinés, peptiques, etc., mais les meilleurs résultats sont obtenus par le foie frais, ou à son défaut, par la poudre ou la macération fraîches.

1. *Fonction uréogénique.* — Sauf *l'opothérapie,*

nous n'avons guère de moyen sûr pour remédier à l'insuffisance de l'uréogenèse.

Les alcalins, à petites doses, longtemps répétées, relèvent incontestablement le taux de l'urée, mais rien ne prouve que la fonction uréogénique du foie soit stimulée ; les alcalins stimulent la nutrition générale, et il est probable que c'est là la cause du relèvement de l'urée, dans lequel le foie n'est donc pour rien.

STOLNIKOV, en électrisant un mélange de sang et de foie, obtint une quantité importante d'urée.

Chez l'homme, il observa une augmentation du taux de l'urée en faradisant la région hépatique.

SIGVIST a également obtenu une augmentation de l'urée en électrisant le foie à travers la paroi abdominale. Cette action est cumulative et susceptible de prolonger ses effets assez longtemps.

Bien que ces tentatives n'aient pas donné de résultat pratique très important, elles sont intéressantes et montrent la possibilité d'une thérapeutique assez active de l'insuffisance de l'uréogénie.

Les *cholagogues* ont une action indiscutable sur le taux de l'urée. PATON pense que la formation de l'urée dans le foie est en raison directe de la sécrétion biliaire. Par conséquent, tous les agents qui excitent la fonction biliaire doivent exciter parallèlement la fonction uréogénique. De là, les bons effets obtenus sur le relèvement du taux de l'urée par les cholagogues et l'opothérapie biliaire.

Mais *l'opothérapie hépatique* est notre meilleur agent contre l'insuffisance de l'uréogenèse.

La première tentative d'opothérapie a été faite par KLEMPERER, qui administra de l'urée sans grand succès.

Il résulte de nombreuses expériences, faites par MAIRET et VIRES d'une part, GILBERT et CARNOT de l'autre, que l'ingestion d'extraits hépatiques augmente *toujours* le taux de l'urée.

Pour MAIRET et VIRES, cette action est temporaire et cesse si on cesse d'administrer le foie. Mais il n'en reste pas moins qu'en faisant ingérer au malade soit du foie frais, soit des extraits hépatiques, on donne un coup de fouet à sa fonction uréogénique ; la médication peut être poursuivie très longtemps sans inconvénients, et quelques cas publiés montrent que l'on peut espérer, si la médication est continuée longtemps, un retour de l'organe à son activité normale.

2. *Fonction glycogénique.* — On a dit que l'administration des sucres et des alcalins augmente la glycogénie. Mais les résultats sont bien vagues et contradictoires. Ici encore, notre meilleure ressource est l'opothérapie hépatique.

GILBERT et CARNOT ont bien montré l'action des extraits hépatiques sur diverses glycosuries expérimentales, qu'ils réduisent dans des proportions considérables en exaltant la fonction glycogénique du foie.

3. *Fonction lipasique.* — Nous ne connaissons pas d'agent médicamenteux susceptible d'exciter la fonction lipasique. Mais l'opothérapie *biliaire* peut rendre des services : en effet, l'absorption de bile renforce beaucoup le pouvoir adipopexique du foie.

CARNOT conseille l'emploi mixte de la bile et de la pancréatine, dans les cas où l'absorption des graisses est insuffisante ; l'emploi simultané de ces deux substances donne d'excellents résultats.

4. *Fonction antitoxique.* — Les extraits de foie ont une action antitoxique que les expériences ont bien mise en évidence. Par conséquent, l'ingestion de foie ou d'extraits peut suppléer dans une certaine mesure à l'insuffisance de la fonction antitoxique et exalter l'activité de cette fonction.

5. *Fonction thermique.* — Nous ne connaissons rien qui modifie heureusement la fonction thermique troublée par le foie malade.

6. *Fonction martiale.* — Nous n'avons aucune action spéciale sur cette fonction, mal connue d'ailleurs. L'opothérapie hépatique ne peut que l'influencer favorablement.

7. *Fonction biliaire.* — Un certain nombre d'agents purgatifs jouissent de la propriété d'augmenter la sécrétion et l'excrétion biliaires, ce qui se traduit par des selles riches en matières colorantes biliaires.

C'est à ces purgatifs, bien étudiés par JONES, KÖHRIG, VIGNAL, PRÉVOST, etc., qu'on a donné le nom de *chola-gogues*. Dans l'hypohépatie, où on doit employer fréquemment des purgatifs pour remplir les indications visant l'antisepsie et le balayage de l'intestin, il est indiqué d'avoir recours aux cholagogues qui remplissent à la fois ces indications et celles visant les insuffisances biligénique et uréogénique.

Pour certains auteurs, les seuls cholagogues véritables sont la bile, l'urée et l'évonymine.

Il faut distinguer, d'ailleurs, les cholagogues agissant sur la *sécrétion* biliaire et ceux agissant sur l'*excrétion*. Parmi les premiers, la bile est le plus actif ; aussi a-t-on d'excellents résultats par l'opothérapie biliaire. La sécrétion est augmentée dans des proportions considérables ; d'ailleurs, si la bile a une action prépondérante sur la sécrétion biliaire, elle stimule aussi toutes les autres.

Parmi les autres cholagogues sécrétoires, on peut citer le salicylate de soude, l'évonymine, le podophyllin. Mais ils cèdent aujourd'hui le pas au traitement par les extraits biliaires.

Parmi les cholagogues excrétoires, le calomel et les lavements froids sont les plus employés.

Sans entrer ici dans les discussions sans nombre qu'a soulevées le rôle du calomel sur l'excrétion biliaire, disons que ce rôle a été très discuté et n'est pas admis par tous ; mais l'emploi du calomel dans les syndromes hépatiques est de la pratique courante. On donne des doses variant de 0 gr. 25 ou 0 gr. 30, à 0 gr. 50 ou même 1 gramme, dans quelques cas.

En pratique, il vaut mieux avoir recours aux doses faibles répétées.

On peut employer aussi l'aloès, la rhubarbe, l'ipéca, dont l'action est cependant plus discutée.

Les troubles digestifs consécutifs à l'hypocholie sont justiciables de l'opothérapie biliaire.

8. *Fonction sanguine.* — Les hémorragies sont très heureusement influencées par l'opothérapie hépatique. L'extrait de foie a des propriétés coagulantes énergiques (MAIRET et VIRES, GILBERT et CARNOT).

La seule thérapeutique que nous puissions diriger contre les troubles de la fonction sanguine se résume donc dans l'administration d'extraits de foie. Sous leur influence, on voit la tendance aux hémorragies s'affaiblir, les hémorragies deviennent de moins en moins fréquentes et abondantes, et finissent par disparaître complètement

Il semble que cette thérapeutique par l'opothérapie soit une simple thérapeutique de suppléance : le foie ou la bile administrés suppléent simplement le foie insuffisant. Mais dans des cas, déjà assez nombreux, on a constaté que, sous leur influence, le foie, stimulé, reprend peu à peu ses fonctions et finit par suffire à sa tâche. C'est donc de ce côté que nous trouverons la véritable thérapeutique de l'hypohépatie.

Les troubles de l'état général étant en rapport avec l'atteinte du foie, diminueront quand le foie reprendra son activité normale. Dans les cas où leur intensité le commande, on peut diriger contre eux une thérapeutique symptomatique banale, sur laquelle nous n'avons pas à insister beaucoup ici.

Lorsque l'état général est très débilité, il faut rejeter l'emploi des eaux alcalines.

Dans le cas d'adynamie, on aura recours aux boissons acidulées, limonades tartrique, citrique, chlorhydrique.

On donnera quelques toniques : fer, manganèse, quinquina. On administrera des amers. La médication arsenicale pourra rendre des services.

Hyperfonctionnement hépatique. — Hyperhépatie

ELÉMENTS ÉTIOLOGIQUES

Les hyperhépaties se rencontrent au cours de divers syndromes anatomo-cliniques hépatiques : *cirrhose hypertrophique biliaire* de HANOT, au cours de laquelle on peut constater une exaltation des diverses fonctions hépatiques, ou *cirrhoses hypertrophiques pigmentaires*, dues au paludisme ou au diabète.

On peut aussi rencontrer l'hyperhépatie en dehors de toute lésion du foie : c'est ce qui arrive au cours des *grands diabètes*, où l'on constate une hypertrophie énorme du foie qui explique son fonctionnement exagéré, au cours de l'acromégalie, où l'organe est surmené.

Gilbert et Carnot admettent l'existence d'hyperhépaties partielles : hypercholies, hyperazoturies (diabète azoturique), hypersidéroses.

Eléments pathogéniques

L'hyperhépatie dissociée est souvent un processus de défense.

Au cours des grandes insuffisances, on peut constater parfois de l'hyperazoturie ou de l'hyperglycogénie, qui sont dues à un travail exagéré d'une partie de la glande, pour suppléer les parties malades.

L'hyperhépatie est aussi un processus de suppléance, de réaction et enfin d'hypertrophie compensatrice.

Elle résulte donc toujours d'un effort de l'organe, effort qui peut atteindre ou même dépasser le but compensateur poursuivi.

Eléments anatomiques

L'organe est toujours augmenté de volume, parfois dans des proportions énormes.

Cette hypertrophie est soit globale, l'organe étant hypertrophié en masse et uniformément, soit partielle, et dans ce cas la forme générale du foie est modifiée, certaines parties (le lobe droit dans la plupart des cas) étant nettement exagérées de volume, par rapport aux autres.

Au point de vue histologique, on trouve les cellules augmentées de volume et de nombre, mais l'ordination de ces nouvelles cellules est souvent défectueuse, et dans bien des cas, elles ne peuvent avoir d'effet utile à cause de cette disposition anormale.

ELÉMENTS SYMPTOMATIQUES

L'exagération de la fonction biligénique se traduit par des *selles polycholiques*, fétides, vertes, survenant parfois sous forme de débâcle, et par un *ictère de couleur jaune sale*, souvent prédominant à la paume des mains, ou de couleur brunâtre, en taches disséminées au front, aux joues et aux mains.

L'exagération de la fonction uropoïétique se traduit par l'*hyperazoturie* et l'*albuminurie consécutive*, celle de la fonction glycogénique par un véritable « *diabète par hyperhépatie* » (GILBERT et LEREBOULLET).

Ce diabète se traduit par une glycosurie abondante et constante, par de l'hyperazoturie, de la polyphagie, de la polydipsie.

Le foie est douloureux spontanément et à la pression. Son volume varie parallèlement à la glycosurie.

Le plus souvent, l'exagération de telle fonction déterminée est tellement prépondérante que les autres passent inaperçues.

L'hyperhépatie est presque toujours *partielle* et *dissociée*.

Traitement de l'hyperhépatie

INDICATIONS TIRÉES DE L'ÉTIOLOGIE

Elles se résument dans le traitement des facteurs causaux, hépatiques ou autres.

Le traitement des cirrhoses fera l'objet d'un chapitre spécial.

INDICATIONS TIRÉES DE LA PATHOGÉNIE ET DE L'ANATOMIE

Puisque les hyperhépaties, globales ou dissociées, traduisent un effort défensif de l'organisme, elles ne feront indication que si elles dépassent la limite.

On en atténuera l'intensité par la médication arsenicale, notamment par les eaux de La Bourboule, par la médication antispasmodique et régulatrice, avec les bromures, l'opium, l'antipyrine.

INDICATIONS TIRÉES DE LA SYMPTOMATOLOGIE

GILBERT, CARNOT et LEREBOULLET ont montré les bons effets de *l'opothérapie pancréatique* dans l'hyperhépatie.

Dans ce cas, on voit la glycosurie diminuer rapidement et le foie reprendre son aspect normal.

Est-ce parce que le ferment pancréatique est modérateur de la glycogénie hépatique ?

GIBERT arrive à la formule suivante : vis-à-vis du diabète par hyperhépatie, on doit employer l'opothérapie pancréatique et rejeter l'opothérapie hépatique.

Vis-à-vis du diabète par hypohépatie, on doit essayer l'opothérapie hépatique et rejeter l'opothérapie pancréatique. Il considère ce fait comme assez général pour baser sur lui un opodiagnostic du diabète.

LIVRE DEUXIÈME

PATHOLOGIE SPÉCIALE DES SYNDROMES HÉPATO-BILIAIRES

CHAPITRE PREMIER

LES SYNDROMES CIRCULATOIRES

Le foie reçoit le sang artériel nourricier par l'artère hépatique.

Il reçoit, par la veine porte, les produits qu'il doit fixer, élaborer, modifier.

Quand le sang, amené par la veine porte et par l'artère hépatique, a circulé entre les cellules du foie, il se collecte, par la réunion des veines qui occupent le centre des lobules, dans la veine sus-hépatique, qui se jette dans la veine cave inférieure.

J'exposerai d'abord le syndrome *d'hypertension hépatique*, qui comprend la *congestion artérielle, active*, et la *congestion veineuse, passive* du foie.

La physio-pathologie de *l'artère hépatique* dilatée, oblitérée, siège d'anévrysmes, n'est pas assez connue pour être étudiée ici.

Mais celle de la *veine porte* nous mènera à une double étude : à l'étude de l'hypertension qu'elle présente au cours des hépatopathies, *syndrome d'hypertension portale*, et à celle des inflammations thrombosantes, adhésives, suppurées, qui peuvent siéger sur son tronc ou sur ses branches d'origine, les *pyléphlébites*.

Traitement de la congestion active du foie

ÉLÉMENTS SYMPTOMATIQUES

a) *Forme légère*. — Pesanteur douloureuse dans la région du foie, inappétence et lassitude inusitée, s'accompagnant d'un subictère conjonctival et facial, tels sont les symptômes qui peuvent ne durer que peu de temps et laisser, après leur disparition, la santé redevenir pleine et entière.

b) *Forme intense*. — Un malaise profond, une extrême lassitude, des tremblements, des nausées, une sensation hépatique, locale, de douleur plus ou moins aiguë, irradiant vers l'épaule droite, ou le dos, ouvrent la scène.

Le malade cesse son travail, s'alite.

Des diarrhées, bilieuses, abondantes, brûlantes, des

sueurs profuses, diurnes et nocturnes, spontanées, ou à l'occasion des mouvements, l'inquiètent et l'affaiblissent.

La langue est sale, le dégoût marqué ; le ventre est météorisé et endolori ; l'hypochondre droit bombe, tuméfié par le foie hypertrophié et très douloureux.

Les urines sont rares, rougeâtres, irritantes.

La teinte tégumentaire devient franchement ictérique au visage et sur tout le corps...

Quelques épistaxis, de violents maux de tête peuvent se montrer.

Les récidives sont fréquentes, chez les sujets prédisposés.

ÉLÉMENTS ÉTIOLOGIQUES

a) *Les congestions hépatiques d'origine digestive*, apparaissent à la suite de repas copieux, répétés ou exceptionnels, apparaissent chez les gros mangeurs habituels et les grands buveurs, chez les dyspeptiques, par hypersthénie et par hyposthénie, avec fermentations secondaires, chez les dilatés gastriques, chez les constipés, chez les autointoxiqués intestinaux.

Les eaux bicarbonatées sodiques très fortes, comme celles de Vichy, de Vals, du Boulou, peuvent congestionner le foie, si elles sont absorbées, sur place, en trop grande quantité — ou même, si elles sont prises d'une façon continuelle, sans interruption, et pendant les repas loin des sources

b) *Les congestions hépatiques d'origine infectieuse*, sont consécutives à des maladies infectieuses, telles que variole, rhumatisme, pneumonie, syphilis, paludisme, la fièvre typhoïde.

c) *Les congestions hépatiques d'origine toxique*, sont dues à l'alcoolisme, aux intoxications par l'oxyde de carbone, l'arsenic, le phosphore, le mercure.

d) *Les congestions hépatiques d'origine autotoxique*, se rencontrent chez les goutteux, les diabétiques, les uricémiques.

INDICATIONS TIRÉES DES ÉLÉMENTS SYMPTOMATIQUES

Contre la douleur, la pesanteur, on conseillera l'application de sangsues, de ventouses, sèches et scarifiées, sur la région hépatique

Si la congestion persiste, on appliquera des pointes de feu superficielles, légères ; des badigeonnages à la teinture d'iode.

On combattra les troubles digestifs, anorexie, flatulence, par la médication purgative et antiseptique.

On donnera le calomel, associé au sucre, à la dose de 30 à 50 centigrammes, en une fois ; mieux encore, on prescrira 5 prises de 0.15 centigrammes, d'heure en heure, pour obtenir une action purgative énergique. ..

L'ipéca, concassé, bouilli dans l'eau, sera prescrit de 2 heures en 2 heures (méthode brésilienne) par cuillerées à bouche (3 gr. à 6 gr. pour 250 à 300 gr. d'eau).

DÉCOCTION D'IPÉCA

Racines d'ipéca concassé............ 5 gr.
Eau .... 300 gr.

Faites bouillir 5 minutes. Filtrez et additionnez.

Hydrolat de cannelle............... 60 gr.
Julep gommeux.................... 30 gr.

DELIOUX DE SAVIGNAC

On pourra conseiller encore les purgatifs salins, seuls, ou associés aux eaux bicarbonatées sodiques tièdes.

La médication antiseptique sera remplie par les cachets de benzonaphtol, de salol, de charbon, de soufre lavé, de poudre de rhubarbe et de cascara ; par les pilules de Segond ; par les grands lavages intestinaux à l'eau tiède ou savonneuse, préalablement bouillie.

PILULES DE SEGOND

Calomel .... 20 centigr.
Ipéca .... 40 centigr.
Extrait d'opium............. 5 centigr.
Sirop de nerprun... Q. S. pour 6 pilules

1 pilule, de 2 heures en 2 heures.

On remontera le taux des urines par les grands lavages intestinaux, tièdes ou froids, d'eau bouillie, par l'ingestion d'eau d'Evian, d'Alet, de Vittel, seules, ou avec le lait...

On excitera les fonctions digestives par la médication apéritive : eaux bicarbonatées sodiques avant les repas; teinture de boldo et de condurango, de gentiane et de quinquina, avant les repas, dans un verre à bordeaux d'eau de Vichy ou du Boulou.

Dans la forme intense : régime lacté, immédiat et absolu : 200 grammes de lait, de 2 heures en 2 heures ; après chaque prise, absorption de 100 grammes d'eau d'Alet, puis bientôt, d'eau du Boulou, de Vichy ou de Vals.

Les médications purgative et antiseptique seront ensuite mises en œuvre.

INDICATIONS TIRÉES DES ÉLÉMENTS ÉTIOLOGIQUES

Les repas seront surveillés. Supprimer les viandes noires ; recommander de manger lentement, de mastiquer avec soin, de ne pas boire démesurément, pendant les repas, de ne pas abuser des eaux minérales gazeuses.

Il faut faire le traitement des dyspepsies gastriques et intestinales ; prescrire un régime léger, un repas du soir peu copieux ; proscrire les repas trop abondants et trop espacés.

Les congestions actives, au cours des infections, n'ont pas de traitement différent de celui que nous indiquons : la notion de toxiinfection prime tout.

Celle d'intoxication fait un devoir de proscrire l'alcool, le vin, les épices, les mets acides et relevés ; on surveillera attentivement les retentissements des médications arsenicales et hydrargyriques chez certains prédisposés : leur suppression immédiate ferait cesser les accidents hépatiques.

La congestion hépatique goutteuse précède parfois l'accès de goutte : elle implique la diète lactée ou lacto-végétarienne immédiate, les purgations répétées... Parfois, elle remplace un accès coutumier. Mais les traitements habituels n'empêchent point celui-ci de se produire.

Si on soupçonne le paludisme, les sels de quinine sont indiqués.

L'hygiène, par les bains fréquents, les frictions, le massage, l'exercice physique, rendra les plus grands services.

Les cures thermales à Vichy, à Vals, au Boulou seront indiquées.

Traitement de la congestion passive du foie

La congestion passive du foie est toujours causée par une cardiopathie, plus ou moins mal compensée, avec élévation excessive de la tension sanguine dans le cœur droit (oreillette et ventricule), et dans le système veineux : de là, le nom de *foie cardiaque*, que lui donnent les classiques.

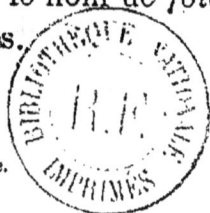

Elle comporte une élévation de tension dans les veines sushépatiques : de là, le nom de *syndrome d'hypertension sushépatique*, qui serait l'équivalent de celui de foie cardiaque.

ÉLÉMENTS SYMPTOMATIQUES

La clinique et l'anatomie pathologique distinguent deux types : le *type congestif* et le *type scléreux*.

a) *Foie cardiaque congestif*. — Le malade est un asystolique : la tension veineuse est élevée et l'emporte sur la tension artérielle ; de là, des œdèmes, de l'ascite, des épanchements séreux multiples...

Mais il devient jaune, les urines diminuent de quantité, contiennent de l'urobiline, offrent la réaction hémaphéique.

Dyspnéique, essoufflé au moindre effort, cyanosé par la marche et les repas, il se plaint d'une gêne, d'une pesanteur, d'une douleur dans l'hypochondre droit.

Examiné à ce moment, le foie est trouvé augmenté de volume, il déborde les fausses côtes, s'étend au delà de la ligne médiane ; sa palpation et sa percussion sont douloureuses ; dans quelques cas, la main appliquée à plat, au-dessous du rebord costal droit, perçoit des *battements hépatiques*.

Ces battements sont synchrones avec la systole cardiaque, le choc de la pointe, avec le soulèvement de la sous-clavière, et un peu en avance sur le pouls radial.

Ils sont dus, par insuffisance de la tricuspide, au reflux du sang dans l'oreillette droite, et de l'oreillette, dans les veines caves et leurs affluents, les jugulaires, entr'autres, au moment de la systole ventriculaire.

Ils révèlent donc l'existence de l'insuffisance tricuspidienne, ont la même valeur que le pouls veineux jugulaire, et disparaissent, dès que la phase de sclérose est atteinte.

Parfois, le foie est tellement gorgé de sang que la pression bimanuelle, large et profonde, fait refluer le sang, du foie dans le ventricule droit, de celui-ci dans la veine cave supérieure, et de la veine cave supérieure dans les jugulaires, qui se distendent (signe de RONDOT, reflux hépato-jugulaire).

Cette stase sanguine intrahépatique trouble les multiples fonctions de la cellule hépatique, d'où cholémie et parfois ictère véritable ; hypoazoturie ; glycosurie alimentaire positive ; hypertension portale (splénomégalie, hémorroïdes, ascite, œdèmes, anurie, congestion rénale).

A la suite d'énergiques déplétions sanguines, locales ou générales, d'une diarrhée violente, provoquée ou spontanée, cette congestion peut s'atténuer, et le foie, en quelques heures, peut se dégonfler et remonter sous les côtes.

S'il y a rechute, il se renfle de nouveau : il fait l'accordéon (HANOT).

b) *Foie cardiaque scléreux, cirrhotique.* — Le malade

est un cardiopathe ancien, souvent tuberculeux, souvent syphilitique, toujours alcoolique ; il a illustré son passé de crises asystoliques nombreuses et graves.

Actuellement, le ventre est augmenté de volume, distendu par l'ascite, sillonné d'un réseau veineux de moyen développement.

La palpation permet de percevoir un foie volumineux, lisse, induré, sans battements douloureux, et une rate d'hypertrophie moyenne.

L'ascite nécessite des ponctions. Elle se reproduit très vite.

Des douleurs tenaces, irradiant vers l'épaule, s'accompagnent bientôt de fièvre et d'un état général mauvais et le malade meurt emporté par la cachexie (insuffisance hépato-cardio-rénale) ou par un syndrome aigu, violent, typhoïde, avec ictère et hémorragie (syndrome d'ictère grave cardiaque de TALAMON).

Formes cliniques. — *L'asystolie hépatique* de HANOT est un syndrome dont tous les éléments sont fournis par le foie, mais qui est sous la dépendance d'une cardiopathie.

Elle apparaît chez les mitraux, à lésions bien compensées.

Ces cardiopathes n'ont ni œdème des membres inférieurs, ni albuminurie, mais ils se plaignent d'une gêne, d'une pesanteur au foie ; effectivement, le foie est, chez eux, gros, douloureux, dur ; la dyspnée est habituelle, dyspnée d'effort, ou toxialimentaire; les deux bases pulmonaires sont le siège de sous-crépitants nombreux.

Auscultez soigneusement le cœur et vous constaterez l'existence du souffle cardiaque mitral : ces malades font toute leur asystolie dans le foie.

Dans la *symphyse péricardique rhumatismale*, l'asystolie est ordinairement à prédominance hépatique. Elle s'établit quand les deux feuillets du péricarde se sont soudés.

L'oreillette droite, fixée par des adhérences, est le siège d'une dilatation permanente qui ne peut rétrocéder.

La veine cave et les veines sushépatiques se dilatent bientôt et le sang reflue vers le foie... Le malade, ballonné, ictérique, ascitique, dyspnéique, présente le tableau de la congestion passive.

Dans le *type tuberculeux*, la symphyse péricardique se double d'une périhépatite, d'une réaction péritonéale scléreuse.

Parfois la séreuse pleurale se prend, comme la séreuse péricardique et péritonéale, et on a le type de *cirrhose cardio-tuberculeuse*, décrit, par HUTINEL, chez l'enfant.

ÉLÉMENTS ÉTIOLOGIQUES

Le foie est un diverticule de l'oreillette droite.

Dans l'oreillette droite se jette la veine cave inférieure, après un trajet intrathoracique de trois centimètres. L'abouchement de la veine dans l'oreillette est muni de la valvule d'Eustachi, toujours insuffisante.

Or, du foie, le sang s'échappe par les veines sus-hépatiques, qui ont à peine un centimètre, et qui débouchent tout près du diaphragme dans la veine cave inférieure.

L'oreillette droite est donc très voisine du confluent sushépatique.

Par suite, lorsque le sang, accumulé dans l'oreillette, à la suite de l'insuffisance de la tricuspide, refluera vers la veine cave, il envahira immédiatement le foie.

Lors donc qu'apparaîtra l'insuffisance cardiaque, le foie sera immédiatement touché et congestionné.

Toutes les causes qui facilitent ou créent la stase du sang dans le cœur droit peuvent engendrer la congestion passive hépatique : ce sont les causes de l'asystolie : en première ligne, les *cardiopathies mitrales*, les *myocardites dégénératives*, les *péricardites*, les *péricardites avec symphyse cardiaque*.

Les cardiopathies aortiques n'ont qu'un rôle effacé.

Puis viennent les *syndromes pleuro-pulmonaires* (emphysème pulmonaire ; symphyse pleurale ; bronchopneumonie ; scléroses pulmonaires, tuberculeuses, goutteuses, asthmatiques).

Ces causes agissent, soit sur un terrain général prédisposé (toxiinfections ou diathèses antérieures), soit sur un état local, diminué par lésion anatomique ou par atteinte antérieure de la cellule hépatique (alcoolisme, tuberculose, syphilis).

ÉLÉMENTS ANATOMIQUES

Le *type congestif* présente un foie hypertrophié, pesant, brun foncé, mou.

A la section, le sang s'écoule en abondance.

La coupe montre des foyers hémorragiques ; des zones violacées alternant avec des parties grisâtres (foie muscade) ; des zones portales intactes ; des zones sus-hépatiques altérées.

Le *type cirrhotique* présente un foie hypertrophié, pesant, dur et scléreux.

A la section, le tissu crie sous le couteau, et du sang s'échappe en abondance par les veines restées béantes. La coupe montre une sclérose prédominante au niveau des veines sushépatiques, mais irrégulière, marquée ici, peu nette là.

L'hyperémie ne peut néoformer, disait HANOT : d'où vient donc la cirrhose cardiaque ?

La stase sanguine peut être considérée comme une cause prédisposante. Elle crée un terrain favorable. Sur ce terrain préparé s'exercent des causes cirrhogènes : produits toxiques formés dans le tube gastro-intestinal, alcoolisme, toxines syphilitiques, bacillaires, etc..., qui, elles, causent surtout la sclérose sushépatique, et à un degré bien moindre, la sclérose de la zone portale, qu'elles ont dû franchir pour atteindre la zone sushépatique.

Il n'y a donc pas de cirrhoses cardiaques, *il y a des cirrhoses développées sur un foie cardiaque* (HANOT).

INDICATIONS TIRÉES DES ÉLÉMENTS SYMPTOMATIQUES

Foie cardiaque congestif. — Le malade est un asystolique.

Il faut remplir les indications de ce syndrome : faire tomber la tension veineuse par la saignée générale et la saignée locale (sangsues aux apophyses mastoïdes, aux bases pulmonaires, à l'hypogastre droit, à l'anus, sur la face dorsale du pied) ; atténuer l'hypertension portale par les purgatifs drastiques (eau-de-vie allemande, sirop de nerprun, par parties égales) et les purgatifs salins.

Le malade sera mis au repos absolu, physique et intellectuel.

Il prendra de l'eau bouillie, pendant 6, 12, 24 heures, suivant l'intensité des symptômes (œdèmes, anurie, congestions passives pulmonaires, hépatiques, rénales), puis, progressivement, du lait coupé d'eau pure bouillie, et enfin, du lait pur, sans dépasser, les premiers jours, un litre et demi, 2 litres, puis 2 litres et demi.

Alors seulement, donnez la digitaline pendant trois jours (1 milligramme le premier jour, un demi-milligramme le second et le troisième), et votre malade étant toujours au régime lacté absolu, et au repos, attendez la diurèse.

Il faudrait une albuminurie massive pour contre-indiquer la digitaline.

Vous poursuivez ensuite le même traitement à l'aide de la théobromine (1 gr. 50 en 3 cachets par jour, matin, midi et soir), des purgatifs fréquents, du régime lacté ou lacto-végétarien achloruré.

La tension douloureuse du foie cédera aux ventouses scarifiées, aux sangsues à la surface de l'hypochondre droit, mais, préférablement, aux sangsues à l'anus.

Pour suppléer l'insuffisance de la cellule hépatique, on recourra aux grands lavages intestinaux, avec l'eau bouillie froide, à la médication alcaline, seule, ou associée au régime lacté, à l'eau de Vichy, à l'eau du Boulou, à l'eau artificielle de Carslbad ; on remontera le taux des urines par les diurétiques directs, tels que la théobromine ; on excitera la sécrétion intestinale et cutanée par les purgatifs salins, les cholagogues en petite quantité (rhubarbe, sulfate de soude), les douches générales et locales sur le foie, les grands bains suivis de massages généraux.

Foie cardiaque scléreux. — Préoccupez-vous surtout du passé de vos malades et de l'état actuel des forces.

Tuberculeux, syphilitiques, alcooliques le plus souvent, en même temps que cardiaques, ils suscitent des mesures prophylactiques et diététiques capables de les empêcher de sombrer dans la cachexie ou dans l'ictère grave cardiaque.

Faites le traitement antisyphilitique par les sels solubles de mercure, et donnez de l'iodure, chez les syphilitiques.

Remontez les tuberculeux par la médication arsenicale et la paratoxine en injections : mais surveillez, chez tous, le tube digestif ; à l'alcoolique, supprimez rigoureusement l'alcool, au tuberculeux, recommandez une alimentation très suffisante, mais d'où les viandes et les produits toxiques seront bannis. Sous prétexte de *suralimentation*, ne créez pas des dyspepsies gastriques et intestinales, source d'autointoxication, avec résorption de produits nocifs et fièvre septique. Facilitez les digestions, à l'aide des alcalins, avant ou après les repas, suivant les types cliniques.

Ayez recours aur ferments gastro-intestinaux ; faites de l'asepsie par le salol, le benzonaphtol, le charbon, les purgations fréquentes ; évitez la formation de toxines dans l'intestin.

L'opothérapie hépatique sera parfois indiquée.

L'*ascite* fera indication si son développement est excessif. Ponctionnez, s'il y a dyspnée, s'il y a anurie, s'il y a albuminurie, si les bases pulmonaires sont encombrées.

Les malades, réalisant la *forme d'asystolie hépatique* de HANOT, bénéficieront très rapidement du repos au lit, du régime exclusivement lacté, de l'application de sangsues sur le foie et à l'anus, de purgatifs drastiques. Chez eux, il ne sera pas besoin de recourir à la

digitaline dans la plupart des cas. Du reste, elle échoue
le plus souvent. On se trouvera mieux des pilules suivantes, qu'on donnera pendant trois ou quatre jours :

Extrait aqueux d'ergot de seigle.	10 centigr.
Poudre de scille................	10 centigr.
Calomel	5 centigr.
Poudre de feuilles de digitale...	25 milligr.

Pour une pilule.
Donnez 3 pilules par jour.
Revenir tous les mois ou deux fois par mois à cette médica-
tion.

Le syndrome mitral doit, bien entendu, susciter des
indications propres.

Symptomatiquement, nous sommes désarmés chez les
hépatiques porteurs de symphyses péricardique et péri-
tonéo-pleuro-péricardique, qu'ils soient rhumatisants
ou tuberculeux : ici encore, s'imposent le régime lacto-
végétarien exclusif et achloruré, les mesures hygiéniques de désinfection fréquente par chasse bilio-intes-
tinale (médication purgative) et par asepsie constante
(salol, benzonaphtol, charbon, bismuth) des produits
élaborés dans le tractus digestif.

Recourez aux acalins, aux ferments pancréatiques,
intestinaux, voire à l'opothérapie.

INDICATIONS TIRÉES DES ÉLÉMENTS ÉTIOLOGIQUES

Chez tous les cardiopathes, mitraux et myocardiques,
s'impose un traitement constant qui permettra d'éviter
le foie cardiaque.

De même, l'hygiène alimentaire et le traitement de la cardiopathie et de la pneumopathie chroniques, devront être dressés contre les porteurs de péricardite et de syndromes pleuro-pulmonaires.

La notion étiologique d'arthritisme, d'alcoolisme, de toxiinfection (syphilis) et d'autointoxication, éveille des indications générales, visant ces grands états constitutionnels, et des indications individuelles et personnelles, variant suivant les malades, l'âge, le sexe et l'état des forces.

INDICATIONS TIRÉES DES ÉLÉMENTS ANATOMIQUES

L'hyperémie simple indique les émissions sanguines et la révulsion.

La saignée générale est opportune et avantageuse, encore qu'il n'y ait pas pléthore, pourvu toutefois qu'il s'agisse d'un adulte vigoureux.

Les saignées locales, soit à l'aide de sangsues, soit à l'aide de ventouses scarifiées, serviront pareillement et ne sont absolument et totalement contre-indiquées que lorsque l'anémie et la faiblesse sont excessives.

La révulsion vient en aide et s'ajoute à la saignée (révulsion cutanée par les pointes de feu légères, révulsion muqueuse par les purgatifs). Au besoin, elle la supplée, lorsqu'on ne juge point la saignée urgente, ou qu'on est obligé d'y renoncer par contre-indication.

Quand *la sclérose* est constituée, et que le foie est

cirrhotique, la médication résolutive seule est indiquée : donnez de l'iode à l'intérieur, donnez du calomel
à doses fractionnées à fin d'antisepsie, 1 à 2 centigr.
tous les matins ; suppléez la cellule quasi détruite par
l'opothérapie.

Traitement du syndrome d'hypertension portale

ÉLÉMENTS SYMPTOMATIQUES

A. *Syndrome d'excrétion urinaire*

Oligurie : la quantité totale de l'urine, chez l'oligu-
rique, oscille entre 800 et 400 cc. La quantité de liquide
ingérée par les boissons et les aliments étant de 1000
à 1100 cc. chez l'individu normal, ce dernier élimine
de 900 à 1000 cc. approximativement.

Anisurie : véritable ataxie de l'élimination urinaire,
consistant en des oscillations brusques, répétées, et
extrêmement étendues du tracé urinaire, crises alter-
nantes de polyurie et d'oligurie.

Opsiurie : (signe le plus précoce et le plus délicat).
Chez l'homme sain, le débit urinaire normal est d'autant plus faible qu'il est plus éloigné des repas.

Chez l'homme, porteur d'un syndrome d'hypertension
portale, le débit urinaire est d'autant plus fort qu'on

s'éloigne davantage des repas ; non seulement l'eau
ingérée n'est pas urinée, mais cette ingestion détermine
une diminution notable de la diurèse ; la station debout
et la digestion renforcent encore l'oligurie (VILLARET).

B. *Retentissements de l'hypertension portale*

a) *Splénomégalie*, d'abord congestive et passagère,
avec des diminutions et des augmentations brusques
et rapides de volume et de forme, susceptible de guérir par une hématémèse, ou spontanément, puis, splénomégalie cirrhotique, l'hypertrophie étant devenue
définitive, et insensible à tout traitement.

b) *Hémorragies gastro-intestinales*, souvent mécon-
nues, occultes, mais se produisant parfois sous forme
de mélæna ou d'hématémèses.

c) *Hémorroïdes*, syndrome fluxionnaire.

d) *Ascite*, plus ou moins abondante, de reproduction
plus ou moins rapide, pouvant entraîner comme complications : la péritonite aiguë ou chronique, la mort
subite, des fistules intarissables, l'ictère grave, l'anémie séreuse, l'œdème et l'oligurie.

e) *Circulation collatérale de la paroi thoraco-abdo-
minale* présentant d'abord le type porto-cave.

f) *Troubles accessoires* : tympanisme abdominal ; accidents pleuro-pulmonaires (congestion des bases,

pleurésies) ; stase veineuse du rein (albuminuries massives et transitoires) ; hypotension artérielle ; gêne de l'absorption intestinale (difficulté de digérer l'eau ; alternatives de constipation et de débâcles diarrhéiques).

ÉLÉMENTS ÉTIOLOGIQUES

Toute gêne dans la circulation veineuse abdominale peut produire le syndrome. Tous les viscères abdominaux peuvent donc le causer lorsqu'ils sont hypertrophiés, soit d'une façon momentanée, soit d'une façon définitive ; on le rencontrera donc au cours des hépatopathies (sauf le cancer), des pyléphlébites, des splénomégalies, etc.

INDICATIONS TIRÉES DES ÉLÉMENTS SYMPTOMATIQUES

On diminuera l'hypertension portale par le repos au lit ; la diète hydrique et la diète lactée, avec diminution très marquée de l'eau d'abord, du lait ensuite ; l'application de sangsues à l'anus, à fin de déplétion, suivie de purgations fréquentes et massives, avec des drastiques ou des purgatifs salins.

L'hypertrophie de la rate cédera aux sangsues, aux ventouses scarifiées *loco dolenti*.

Les hémorragies, nées sans doute, non seulement des varices répandues sur tout le tractus œsophago-intestinal, depuis les varices œsophagiennes jusqu'aux varices rectales, mais encore d'un état anormal du sang, créé par l'insuffisance de la cellule hépatique vis-à-vis des ferments coagulateurs, comporteront la saignée locale par application de sangsues à l'anus, sur la rate, sur le foie ; les applications froides sur le ventre et, à l'intérieur, l'administration d'une solution de chlorure de calcium, de gélatine, d'extrait de foie (opothérapie hépatique).

Si les hémorragies sont modérées, elles sont salutaires.

Si elles se renouvellent, faibles, à intervalles réguliers et périodiques, il faut les respecter.

C'est, sans doute, surtout s'il s'agit du flux hémorroïdal, une infirmité très incommode, mais les dangers de sa guérison seraient grands, et d'autant plus grands que le flux est plus ancien, plus abondant, et qu'il régularise telle ou telle fluxion, anormale comme lieu ou comme siège.

L'ascite sera traitée par les ponctions répétées, tout en tenant compte du danger de la paracentèse abdominale chez les cardiaques, les débilités, les cachectiques.

Il conviendra de ne jamais vider complètement le péritoine.

L'autosérothérapie, c'est-à-dire l'injection d'une certaine quantité de liquide ascitique dans le tissu cellulaire sous-cutané abdominal, pourra rendre des services.

Le péritoine désobstrué, la circulation abdominale complémentaire peut disparaître.

Les troubles gastro-intestinaux indiquent les médications alcalines, les ferments digestifs, la médication antiseptique, une hygiène alimentaire sévère (régime ovo-lacto-végétarien), les médications purgatives fréquemment renouvelées.

Le régime hydrique, le régime lacté, le régime lacto-végétarien, achloruré, réussissent souvent à faire disparaître les congestions pleuro-pulmonaires et rénales.

Si ces congestions persistaient, n'hésitez pas à mettre des sangsues à la région lombaire et aux bases pulmonaires ; ordonnez le repos au lit ; la diète hydro-lactée ; donnez des diurétiques, des bains chauds, des purgatifs.

Il importe, chez tous les hypertendus portaux, de réduire au minimum les boissons, et de recourir au décubitus horizontal, qui facilite extraordinairement la diurèse.

INDICATIONS TIRÉES DES ÉLÉMENTS ÉTIOLOGIQUES

Les médications, que je viens de résumer, visent presque toutes directement à diminuer la gêne de la circulation veineuse intrahépatique, ou atteignent ce but indirectement.

On pourra les compléter en appliquant des ventouses scarifiées sur le foie.

GILBERT et ses élèves recommandent le massage du foie : à l'effleurage, à l'écrasement, au pétrissage, on peut joindre les vibrations et la gymnastique respiratoire.

Traitement des pyléphlébites

Les pyléphlébites sont les réactions inflammatoires de la veine porte aux toxiinfections exogènes ou endogènes.

ÉLÉMENTS SYMPTOMATIQUES

Au cas d'oblitération du *tronc de la veine porte*, le syndrome de l'hypertension portale apparaît au complet : ascite considérable, à développement très rapide, avec œdème des membres inférieurs ; splénomégalie ; hémorroïdes ; riche réseau de veines sous-cutanées abdominales ; hémorragies gastro-intestinales, parfois mortelles.

Au cas d'oblitération *de la mésaraïque*, le tableau clinique diffère, suivant que la thrombo-phlébite est primitive, ou secondaire à la pyléphlébite tronculaire.

Secondaire à celle-ci, son tableau clinique se perd dans la description précédente.

Primitive, elle se traduit par le début brusque, une douleur abdominale atroce, une diarrhée profuse abondante, suivie d'un arrêt complet des matières et des gaz, coïncidant avec du hoquet et des nausées.

L'entérorragie et les vomissements de sang rouge ou marc de café conduisent le malade au collapsus, au coma, à l'hyposthénie et à la mort.

Au cas de *thrombo-phlébite de la splénique*, le ventre est énorme, dur, non douloureux, la rate colossale.

ÉLÉMENTS ÉTIOLOGIQUES

Dans les pyléphlébites infectieuses, les germes viennent des organes voisins ou lointains, par continuité ou contiguïté, voie sanguine ou lymphatique ; ce sont, soit des microbes d'infection vulgaire, soit des microbes d'infections spécifiques, telles que syphilis, bacillose, hérédo-syphilis, gonococcie, septicémie, kystes hydatiques, fièvre typhoïde, dysenterie, appendicite, entérite, paludisme.

Les pyléphlébites secondaires ou du voisinage sont consécutives aux péritonites, aux tumeurs abdominales, à l'ulcère et au cancer du tube digestif, aux abcès de la rate, aux cirrhoses.

INDICATIONS THÉRAPEUTIQUES

Toute cause d'infection intraabdominale sera surveillée et l'intervention chirurgicale sera de mise contre les organes qui sont le siège de suppurations et d'infections.

A la chirurgie encore, reviendra le traitement des

accidents d'occlusion intestinale aiguë, rencontrés dans la pyléphlébite suppurative, tronculaire et mésaraïque.

Le traitement médical, purement symptomatique, visera à diminuer la douleur par la glace sur le ventre, par les médications, analgésique à l'aide de l'opium, de la morphine, du pantopon, antispasmodique à l'aide du chloral et de la morphine.

Les purgations fréquentes et abondantes ne sont pas sans danger.

Les médications antihémorragiques seront remplies par l'ergotine, par le chlorure de calcium, par les injections de sérum de sang frais, de sérum gélatiné.

CHAPITRE DEUXIÈME

LES HÉPATITES DITES CIRRHOSES HÉPATO-BILIAIRES

Symptômes, lésions anatomiques, étiologie, pathogénie, ont été, tour à tour, mis à contribution pour l'établissement d'une classification des syndromes anatomo-cliniques hépato-biliaires.

Chacune de ces classifications n'a eu qu'une durée éphémère, d'autant plus courte qu'elle était plus exclusive.

Symptomatiquement, les formes cliniques, les modalités d'évolution sont si variables, suivant les malades, qu'il n'est pas possible d'étayer, sur les seuls symptômes, une division solide.

CHARCOT avait dogmatisé, au nom de l'anatomie pathologique : par lui, avait été poussée à l'extrême l'opposition entre la cirrhose atrophique, veineuse, annulaire, multilobulaire et interstitielle, relevant de l'alcoolisme, et la cirrhose hypertrophique, biliaire, insulaire, monolobulaire et intralobulaire.

Cliniquement, la cirrhose hypertrophique se différen-

ciait de l'atrophique, ou cirrhose de Laënnec : par la
présence habituelle, constante peut-être, de l'ictère,
lequel est rare dans la cirrhose commune ; par l'absence
d'ascite qui, au contraire, accompagne généralement
et de très bonne heure, cette dernière ; enfin, par la
longue durée de la maladie.

Mais les travaux modernes ont montré que toutes
les cirrhoses veineuses ne sont pas forcément atrophiques ; qu'elles ne sont pas toutes d'origine alcoolique, et la cirrhose veineuse ne constitue plus une
entité morbide, mais un syndrome anatomo-clinique
caractérisé par des lésions hépatiques généralement
chroniques, et surtout ayant une étiologie multiple.

L'étiologie montra alors que les causes morbifiques
peuvent atteindre la cellule hépatique par la voie artérielle (artère hépatique), par la voie portale (veine
porte), par les voies biliaires (cholédoque, vésicule).

Suivant que la cause pathogène a pris une de ces
trois voies, les réactions du tissu hépatique sont différentes : ne peut-on alors distinguer trois variétés de
cirrhoses, cirrhoses artérielles ? cirrhoses veineuses ?
cirrhoses biliaires ?

En clinique, il n'est guère possible de préciser laquelle des trois voies est suivie, à l'exclusion des autres. On peut se demander si chacune de ces cirrhoses
se présente pure, sans relations avec les autres.

La classification fondée sur la voie d'apport n'est

donc pas possible, en raison de l'insuffisance de nos données.

Ce que nous savons mieux, c'est la *pathogénie*.

Si, en effet, l'infection et l'intoxication sont amenées au foie par les voies indiquées, elles suscitent, suivant leur virulence propre, et suivant la résistance défensive du tissu hépatique, des réactions différentes.

Si le poison arrive en grande quantité, ou est hypervirulent, la cellule est d'emblée détruite, et elle disparaît.

S'il est moins violent, elle se défend ; elle peut être vaincue, mais elle produit du pus et des processus cellulaires hypertrophiques, qui traduisent déjà l'exaltation de sa valeur fonctionnelle.

Le poison est-il moins actif, la cellule est-elle moins prédisposée, ou le poison n'arrive-t-il que lentement et par petites quantités, alors c'est le tissu conjonctif qui se défend seul et vient protéger la cellule. Celle-ci sera bien atteinte, mais tardivement et secondairement.

De là, sur ce double terrain, anatomique et pathogénique, la possibilité d'étayer une nouvelle classification.

En clinique thérapeutique, c'est-à-dire en médecine pratique, il convient, tout en tenant compte de ces acquisitions, de rester sur le domaine de l'observation.

Il n'est pas possible de morceler cette étude. Il n'est pas possible de tout rapporter, en un travail de synthèse didactique.

Pour me rapprocher de la réalité vivante, je décrirai trois types autour desquels se rangent les observations cliniques.

Chacun d'eux, ayant des affinités symptomatiques, étiologiques, anatomiques, pathogéniques, a bien droit à une certaine autonomie.

On n'oubliera cependant pas qu'il n'y a pas entre eux d'infranchissables barrières ; qu'ils sont réels, exacts, mais non isolés et immuables.

Un premier groupe comprendra les faits où l'infection massive, abondante, hypervirulente, détruit la cellule hépatique, soit complètement, soit incomplètement, permettant, dans ce dernier cas, quelques défenses.

Ce sont les *infections aiguës du foie* ; le *foie infectieux* ; les *abcès du foie*.

Un second groupe comprendra les faits où l'infection et la toxiinfection, généralement lentes et peu virulentes, abordent la cellule hépatique par la voie veineuse portale et provoquent des défenses scléreuses vivaces :

Ce sont les *hépatites ou cirrhoses veineuses, vasculaires, sanguines*.

Le troisième groupe, enfin, comprendra les faits où l'infection et la toxiinfection, lentes et peu virulentes, abordent la cellule hépatique par les voies biliaires :

Ce sont les *hépatites ou cirrhoses biliaires*.

Infections aiguës du foie

Atrophie simple, tuméfaction trouble, tuméfaction transparente, dégénérescence vitreuse, n'offrent qu'un intérêt purement histologique.

La dégénérescence amyloïde du foie, localisation au foie de l'affection amyloïde étendue aux autres organes, ne présente qu'un intérêt clinique restreint.

Observée au cours des cachexies, consécutives à des lésions chroniques, viscérales ou cutanées, de tout ordre, mais surtout suppuratives, elle ne se signale que par un gros foie débordant et à bords mousses.

Elle soulève les indications suivantes : étiologiquement, on fera le traitement spécifique, chez les syphilitiques ; anatomiquement, on s'adressera aux résolutifs, tels que le mercure, l'iodure de sodium ; on relèvera les forces du malade par les toniques, les phosphates, l'arsenic, le fer ; chirurgicalement, il est indiqué d'aseptiser les clapiers purulents, causes de la dégénérescence amyloïde, mais les interventions sanglantes seront presque toujours impossibles.

La dégénérescence graisseuse du foie, que l'on peut aussi observer chez les obèses, ou au cours de la grossesse, est causée par les intoxications (phosphore, arsenic, antimoine, chloroforme, morphine, alcool) ; par les infections aiguës (variole, septicémie puerpérale, diphtérie, fièvre typhoïde, choléra, appendicite toxique, *fièvre jaune*, scarlatine ; par les infections chroniques cachectisantes (syphilis, malaria), par les suppurations chroniques (tuberculose).

Elle se présente, en clinique, sous trois formes : une *forme lente*, une *forme aiguë*, une *forme latente*.

La forme aiguë se confond avec le syndrome de l'*ictère grave* : nous l'étudierons sous ce nom.

La forme lente se rencontre chez les phtisiques bacillaires et les cachectiques.

La forme latente se retrouve chez des alcooliques chroniques.

Leur étude clinique se borne à la constatation d'un gros foie, régulier et mou, ne donnant lieu qu'à un syndrome hépatique tout à fait atténué.

Il est nécessaire de les dépister, parce que, chez les malades qui en sont porteurs, les infections intercurrentes s'aggravent rapidement, les interventions chirurgicales sont dangereuses, la chloroformisation peut entraîner des accidents graves, et les médications arsenicale et graisseuse (lécithines, suralimentation) sont contre-indiquées.

Foie infectieux

ELÉMENTS ÉTIOLOGIQUES

Le foie est constamment atteint au cours des mala
dies infectieuses.

En clinique, le plus souvent, cette atteinte du foie
passe inaperçue, au moins au début, car alors elle ne
consiste qu'en une suractivité fonctionnelle.

Causes prédisposantes : Les atteintes morbides antérieures, la prédisposition locale hépatique congénitale
(l'hépatisme, la cholémie familiale), la surcharge alimentaire habituelle facilitent l'action *des causes déterminantes.*

Causes déterminantes : Les microbes sont les facteurs
déterminants. Ils arrivent au foie par la veine porte.
par l'artère sushépatique, par les voies biliaires.

La voie sushépatique est exceptionnellement suivie,
puisqu'elle ne l'est qu'au cas seul d'asthénie cardiaque.

Constant au cours de l'érysipèle, de la scarlatine, de
la fièvre typhoïde, de la pneumonie, du paludisme, de
la fièvre jaune, du choléra, le foie infectieux relève,
tantôt des microbes facteurs de ces affections, tantôt de
bacilles associés, surtout du bactérium coli.

Spécifiques ou quelconques, ces microbes agissent
par eux-mêmes et par leurs toxines.

ÉLÉMENTS SYMPTOMATIQUES

Dans la fièvre typhoïde, le foie est toujours sérieusement atteint. Sa réaction à la toxiinfection se traduit par des variations de volume, (hypertrophie) par le syndrome complet ou non, de l'insuffisance hépatique, urobilinurie, hypoazoturie, fétidité des selles, subictère, et parfois, par l'ictère grave avec phénomènes nerveux, hémorragies et hypothermie.

De même, dans la *pneumonie*, le foie est toujours plus ou moins atteint. Sa réaction à la toxiinfection, insuffisante chez les alcooliques, chez les hépatiques, chez les lithiasiques, se traduit par une augmentation de volume qui apparaît vers le troisième ou quatrième jour de la pneumonie, et cesse au moment de la convalescence. La présence de l'urobiline est la règle : elle est précoce, elle dure pendant toute l'évolution de la pneumonie, ne disparaît qu'après la crise.

Dans la *scarlatine*, la *variole*, la *diphtérie*, l'*érysipèle*, l'*appendicite*, on observe les mêmes phénomènes.

Latentes dans leur forme commune, les hépatites infectieuses aiguës, suivant la prédominance de tel ou tel symptôme, présentent trois types cliniques : la *forme ictérique*, fréquente chez les pneumoniques, les paludéens, les syphilitiques ; la *forme douloureuse*, notée surtout dans la dysenterie et la fièvre typhoïde ;

la *forme hypothermique*, apparaissant au cours de la
fièvre typhoïde, dans les paratyphoïdes et les infections
à coli-bacilles.

INDICATIONS THÉRAPEUTIQUES

La fréquence de l'atteinte du foie, dans les maladies
infectieuses, comporte des indications thérapeutiques.

Ces indications sont pressantes, car on a à redouter,
d'une part, l'aggravation formidable du pronostic, due
à l'atteinte du foie au cours d'une maladie infectieuse,
et d'autre part, la possibilité du passage à la chronicité
des lésions hépatiques aiguës, par un processus analogue à celui qui fait succéder la néphrite chronique à
une infection aiguë du parenchyme rénal.

Si la cirrhose hypertrophique biliaire et la cirrhose
alcoolique, à forme hypertrophique, ne paraissent que
moyennement aggravantes, la stéatose latente des tuberculeux, des syphilitiques et des alcooliques, ainsi que
la cirrhose de Laënnec, comportent un pronostic fatal
vis-à-vis de l'érysipèle et, chez le vieillard, vis-à-vis de
la pneumonie.

Les *indications d'ordre étiologique*, suscitées par les
causes prédisposantes, conduiront à une prophylaxie
qui sera surtout réalisée par une alimentation sévère-
ment surveillée au cours de l'infection.

C'est le régime lacté qui sera prescrit, régime qu'on

doublera de la médication antiseptique, des purgatifs fréquents, des lavages intestinaux.

On se préoccupera de savoir si le lait est bien toléré, et suivant que l'intolérance est buccale, gastrique ou intestinale, on l'additionnera de citrate de soude, de sulfate de soude, de bicarbonate de soude, ou de sous-nitrate de bismuth.

On donnera des pâtes alimentaires, des farines, et, si la médication stimulante est indiquée, on recourra, chez les vieillards atteints de pneumonie, par exemple, non pas à l'administration de l'alcool par la bouche, mais aux injections d'huile camphrée et d'éther.

Suscitées par les causes efficientes, les indications visent l'infection en général et les infections en particulier : à chacune d'elles, correspond un traitement propre, par la sérothérapie par exemple, ou un traitement spécifique.

La thérapeutique générale antiinfectieuse, avec sa double indication, s'adressant, d'une part, aux microbes et aux toxines, qu'il faut chasser et neutraliser, s'adressant, d'autre part, à la défense organique, qu'il faut relever, comporte quelques précisions.

La médication antiseptique ne contiendra pas de poisons.

Le *collargol* pourra rendre des services. On l'emploiera, soit en injections sous-cutanées, soit en injections intraveineuses, soit en pommade (formule de Crédé).

Le *nucléinate de soude* a mêmes indications. Il s'emploie en injections.

On excitera la défense cellulaire organique par les injections d'essence de térébenthine ou de métaux colloïdaux, de préférence aux arsenicaux.

Les cholagogues et le calomel seront donnés à doses très faibles, mais on suppléera à l'insuffisance hépatique par l'opothérapie hépatique, les grands lavements aseptiques froids, la balnéothérapie, les lavements salés.

Ceux-ci seront donnés en petite quantité.

Les injections sous-cutanées de la solution physiologique de chlorure de sodium seront également prescrites à doses relativement faibles, ne dépassant guère 100 à 200 grammes.

Chez les vieillards hépatiques, réalisant des pneumonies, j'ai vu, en effet, les réactions consécutives aux injections hypodermiques salines, susciter des phénomènes sudoraux, thermiques, urinaires, d'une gravité exceptionnelle, qu'aggravait encore une dyspnée œdémateuse, due, sans doute, à la rétention des chlorures.

Les injections de sérum glycosé seront très utiles, employées de préférence aux injections salines.

Les *indications tirées des symptômes* n'offrent guère d'intérêt : le traitement de l'ictère fera l'objet d'une étude particulière à laquelle je renvoie.

Dans la forme douloureuse, on s'adressera aux applications, sur la surface du foie, de larges cataplasmes chauds ; on donnera quelques cuillerées de bromure de sodium ou de chloral, en lavements.

Dans la forme hypothermique, on fera des injections de caféine, de spartéine, d'huile camphrée.

LANCEREAUX préconise un traitement empirique par le sulfate de quinine, l'alcoolature d'aconit, et les bains tièdes.

Abcès du foie

Suppurations intrahépatiques

ÉLÉMENTS ÉTIOLOGIQUES

Au point de vue étiologique, les abcès du foie se groupent en quatre classes :

Les *abcès au cours de la dysenterie* ;

Les *abcès au cours des syndromes biliaires* ;

Les *abcès au cours des maladies infectieuses générales* ;

Les *abcès au cours des syndromes toxiinfectieux du tube digestif, autres que la dysenterie.*

a) **Abcès dysentériques du foie**. — Aucun facteur n'atteint la valeur étiologique de la dysenterie.

Abcès du foie et dysenterie marchent de pair et relèvent du même facteur (KELSCH et KIENER).

Qu'il s'agisse de la dysenterie amibienne, endémique, des pays chauds, qu'il s'agisse de la variété bacillaire, épidémique, nostras, l'une et l'autre sont susceptibles d'amener l'abcès hépatique, mais la première avec une extrême fréquence.

La voie d'apport est la voie intestinale et veineuse.

L'abcès dysentérique sévit aux climats tropicaux, frappant surtout l'Européen, au début de l'acclimatement.

Le froid, l'alcoolisme, le surmenage, les excès, sont causes prédisposantes.

b) **Abcès au cours des syndromes biliaires.** — La voie biliaire joue un rôle considérable.

Infection ascendante d'origine intestinale, transformation, sur place, d'un microbisme cavitaire et physiologique, en microbisme pariétal et pathologique, sans intervention d'aucun germe étranger, infection descendante des canalicules par les agents pathogènes s'éliminant par la bile : tels sont les mécanismes de l'infection.

Celle-ci se réalise avec l'occurrence secondaire, mais indispensable, d'une cause occasionnelle ralentissant ou empêchant le cours de la circulation biliaire (lithiase avec calculs, corps étrangers, lombrics, ascarides, tumeurs, épaississement de la bile).

c) **Abcès au cours des maladies infectieuses générales.** — La voie d'infection est ici l'artère hépatique.

Ce sont les toxhémies chirurgicales (fractures compliquées, suppurations diffuses), obstétricales (infection puerpérale), médicales (fièvres éruptives, septico-
pyohémies, pleurésies purulentes, etc.).

**d) Abcès au cours des syndromes toxiinfectieux du
tube digestif, autres que la dysenterie.** — La veine
porte est la voie d'envahissement.

Si l'on songe aux infections si fréquentes du tractus
gastro-intestinal, aux lésions si multiples relevées dans
l'entéro-colite, la fièvre typhoïde, la rectite, les hémorroïdes, l'entérite, banale ou grippale, on ne s'étonnera
pas de la fréquence de ces abcès.

La fièvre typhoïde, l'appendicite et la grippe sont
au premier rang.

ÉLÉMENTS ANATOMIQUES

Les suppurations intrahépatiques comprennent, d'une
part, l'abcès *dysentérique* (*hépatite suppurée, grand
abcès*) et d'autre part *les abcès aréolaires* et les *petits
abcès*, nés au cours des infections biliaires, des maladies infectieuses générales et des toxiinfections, surtout
intestinales.

Cependant la grippe peut produire, en dehors de
toute autre infection, de grands abcès du foie (TÉDENAT
et BERGER).

Abcès dysentérique, tropical

1° *Voisinage.* — Réactions violentes du péritoine hépatique avec fausses membranes et adhérences.

2° *Abcès.* — a) *Phlegmoneux.* — Presque toujours solitaire, le grand abcès naît dans la profondeur du foie, surtout dans le lobe droit ; il peut atteindre un volume considérable.

Il contient un pus blanchâtre, onctueux, bien lié, tantôt séreux, grumeleux, verdâtre, coloré par la bile, tantôt noirâtre et gangréneux, parfois de couleur chocolat et d'odeur fétide et fécaloïde.

La paroi est molle, anfractueuse, parsemée de villosités friables, limitée par une manière de coque pyogène.

b) *Fibreux.* — Dans ce cas, il y a presque toujours des abcès petits et multiples, du volume d'un œuf de pigeon et au nombre de 10 à 12.

Le pus est sirupeux, grumeleux, à demi-concret.

La paroi est dure, fibreuse, stratifiée, tapissée d'une membrane pyogénique.

Abcès aréolaires

Variant de la grosseur d'un grain de mil à celle d'un grain de chènevis, très nombreux, ils font du foie une véritable éponge, avec des aréoles inégales et communi-

quant entre elles ; ils contiennent un pus épais, foncé
par la bile, avec quelques cristaux de cholestérine.

Les **petits abcès** se présentent à la coupe sous forme
de petits nodules miliaires, de couleur jaune, qui parfois confluent en des noyaux un peu plus volumineux.

ÉLÉMENTS SYMPTOMATIQUES

D'une fréquence considérable, l'abcès du foie domine
la scène, dès qu'il apparaît, par la physionomie surtout
hépatique qu'il donne aux malades.

En dehors de lui, les malades, en effet, sont plus
des toxiinfectés que des hépatiques.

Abcès dysentérique, hépatite suppurée. — L'abcès
tropical du foie peut rester latent jusqu'à l'autopsie,
ou jusqu'à la pénétration du pus dans une cavité voisine, ou bien, il peut se révéler sous l'influence d'une
infection intercurrente, ou d'un traumatisme.

En pratique, le malade présente deux étapes :

1° *Étape présuppurative*, débutant pendant la dysenterie, ou après guérison apparente de celle-ci, et re-
produisant tous les symptômes habituels de la congestion du foie, sensibilité locale profonde, tuméfaction du
foie, subictère, troubles digestifs, ascensions thermiques légères.

Cette symptomatologie, interrompue par des périodes de rémission, affecte une marche inégale et paroxystique.

2° *Etape suppurative* marquée : par la *douleur* fixe, pongitive, exquise, véritable *point de côté hépatique*, irradiant à l'épaule droite parfois, souvent réveillée par la pression digitale pratiquée le long des espaces inter- costaux, depuis le rebord cartilagineux du thorax jus- qu'à l'épigastre ; par la *dyspnée*, causée par la douleur, immobilisant le malade dans le décubitus dorsal, les muscles abdominaux relâchés; par *la tuméfaction du foie*, qui est lisse, hypertrophié, donnant, à la palpation profonde et bimanuelle, une sensation de ballottement, de dureté élastique, comparable à celle que donnerait un ballon de caoutchouc fortement distendu ; par la *vous- sure des espaces intercostaux*, avec œdème sous-cutané, dilatation veineuse, fluctuation, et à l'auscultation, bruit de cuir neuf et crépitation (*frottements périhépatiques*); par l'*ictère* ; par les *troubles digestifs variables*, mais se traduisant le plus souvent par une langue constam- ment saburrale et jaunâtre ; par la *fièvre* surtout, tantôt continue, tantôt intermittente, s'exagérant, quand ap- paraît la suppuration, ou disparaissant à ce même mo- ment ; enfin, par l'*hyperleucocytose*.

Les formes cliniques comprennent :

Les *cas aigus*, dans lequels le syndrome dure de 12 à 15 jours, et revêt une forme ataxo-adynamique ;

Les *cas subaigus*, ayant une durée de huit à dix semaines, s'accompagnant d'un amaigrissement crois- sant, de sueurs profuses, de marasme consomptif :

Les *cas chroniques*, marqués par des exacerbations paroxystiques, au cours desquelles la douleur et la fatigue générale augmentent, se prolongent des mois et des années et conduisent à une véritable phtisie, consomption hépatique

La terminaison normale des hépatites suppurées est, en dehors de la *mort*, dans l'ataxo-adynamie, le marasme et la cachexie, en dehors de l'*enkystement*, avec résorption ultérieure du contenu kystique, l'*évacuation spontanée ou provoquée du pus.*

Les abcès de la *face antéro-inférieure* se dirigent vers la *peau* de la paroi thoracique droite antéro-latérale (œdème inflammatoire et douloureux, abcès, fistules) ; vers le *péritoine* (péritonite suraiguë, péritonite avec adhérences) ; vers l'intestin, l'estomac, les voies biliaires, le bassinet et le rein droit, la veine cave inférieure.

Les abcès de la *face postéro-supérieure* se portent vers la plèvre, le poumon, les bronches (syndrome de broncho-pneumonie suivi d'une vomique brutale, abondante, avec pus rougeâtre, couleur chocolat), vers le médiastin, exceptionnellement vers le péricarde.

Le malade porteur *d'abcès aréolaires, biliaires*, et *de petits abcès* (abcès pyohémiques) est plus un infecté qu'un hépatique.

A part l'extrême sensibilité du foie, la périhépatite, la fièvre intermittente, rémittente, bilio-septique, il

présente le tableau plus ou moins bruyant de l'infection générale, tel qu'on le rencontre, par exemple, dans
les cas d'appendicite, de cholécystite, de pyohémie.

INDICATIONS THÉRAPEUTIQUES

INDICATIONS TIRÉES DES ÉLÉMENTS ÉTIOLOGIQUES

Ces indications comportent le traitement de la *dysenterie*, des *syndromes biliaires*, des *maladies infectieuses
générales*, des *infections généralisées d'emblée, et secondairement localisées au tube digestif*, et autres que
la dysenterie.

Chacune de ces affections sera étudiée pour son
compte personnel. Cependant se doivent préciser des
mesures de prophylaxie applicables à elles toutes.

Les agents étiologiques venant de l'extérieur, il conviendra d'assurer l'asepsie des aliments, de l'eau surtout, bouillie ou filtrée, des légumes, du pain, le net-
toyage des mains, des vêtements, des objets multiples
qui, par contact, peuvent polluer les aliments.

INDICATIONS TIRÉES DES ÉLÉMENTS ANATOMIQUES

Le traitement de l'abcès dysentérique tropical est
chirurgical. Il doit aujourd'hui utiliser la voie rapide et
la méthode de STROMEYER-LITTLE. Le siège de la poche
purulente bien repéré, il faut atteindre l'abcès, en inci-

sant couche par couche, des plans superficiels aux plans profonds... on passera à travers les plans musculaires, osseux, les côtes, qu'on réséquera, les plans séreux, pleuraux ou péritonéaux.

On videra la poche et l'on évacue le pus. Toutes les précautions doivent être prises pour éviter l'inondation péritonéale et pleurale. La poche est lavée aseptiquement, drainée, pansée.

La fièvre tombe, les troubles gastrointestinaux s'amendent et disparaissent. Mais si la fièvre persiste avec oscillations, syndrome de déchéance et d'auto-infection, c'est qu'il peut y avoir un autre abcès. Recherchez-le avec soin, et explorez par ponctions exploratrices.

Les suites opératoires sont généralement bonnes. Elles peuvent être entravées vers la guérison par une *carie costale*, née du voisinage du kyste purulent, par une *fistule* causée par la rigidité des parois thoraciques. La résection de la côte cariée, ou de celle qui s'oppose à la réunion et au contact des parois de la poche, amènera la guérison.

Parfois un écoulement abondant de bile survient les premiers jours. C'est la *cholérragie*. Il tarit spontanément en général.

Les *abcès aévolaires multiples*, et les *petits abcès communiquants*, de petit volume, échappent, à l'heure présente, à l'intervention sanglante.

INDICATIONS TIRÉES DES ÉLÉMENTS SYMPTOMATIQUES

Dans l'*étape présuppurative*, vous mettrez les malades au repos, au lit ; au régime lacté. Vous ferez appel à la médication purgative et à la médication antiseptique, et vous choisirez particulièrement les agents cholagogues.

La *médication antiphlogistique*, avec les émissions sanguines, était jadis hautement préconisée. Encore qu'elle ait perdu de son importance, vous vous trouverez bien d'y recourir. Mettez des sangsues sur la région hépatique, placez quelques sangsues à l'anus, et vous observerez une détente dans les symptômes inquiétants, tels que la fièvre et la douleur.

La *ponction capillaire du foie avec aspiration* ne me paraît pas être sans dangers.

De même que l'*application de glace sur le foie*, constante et répétée, jusqu'à production de vésications. Ce sont procédés à rejeter.

Avec la médication antiphlogistique, ramenée à ces limites modérées, recourrez à la médication *contro-stimulante*, dont les agents seront le tartre stibié, l'ipéca, le calomel, les drastiques.

Le *tartre stibié*, à doses rasoriennes, administré de manière à ne pas provoquer de vomissements, sera préconisé chez les sujets vigoureux, et quand le syndrome initial se présentera avec des réactions violentes, thermiques, artérielles, hépatointestinales.

L'*ipéca*, moins hyposthénisant, sera indiqué, quand les malades auront des réactions défensives moins marquées et moins brutales ; il faut le diluer, il faut l'espacer, parce que ne voulant pas utiliser l'effet vomitif, il faut lui demander de réaliser un état nauséeux, des selles biliaires, la chute du pouls et de la température, une abondante sudation.

Et s'il est mal toléré, associez-lui l'opium, qu'indiquent, en outre, les symptômes douloureux et dyspnéiques.

Le *calomel*, jadis, était toujours administré dès le début et jusqu'à la salivation ; il a été dépossédé de ses vertus spécifiques vis-à-vis des engorgements du foie. Donnez-le à doses purgatives, et sous forme de pilules de SEGOND et alternez avec d'autres purgatifs : il vous rendra des services.

Ces purgatifs seront les purgatifs salins, le julep, la scamonnée, la rhubarbe, le séné..., mais ne les prescrivez qu'à doses faibles et évitez l'action hyperirritante.

Contre les symptômes, *douleur*, *insomnie*, utilisez l'opium, l'opium simple, ou le pantopon, de préférence à la morphine, et gardez-vous des hypnotiques, comme le véronal, le sulfonal, qui endommagent le tube digestif.

Le symptôme *diarrhée* ne doit pas faire indication, c'est-à-dire ne doit pas commander les médications qui tariraient brutalement le flux intestinal, tels que la médication par l'opium et les sels de bismuth. KELSCH et KIENER nous ont appris que cette suppression retentit fâcheusement sur l'hépatite.

L'*hyperthermie* indique le quinquina, toutes les préparations de quinquina, le sulfate de quinine, la gentiane, la centaurée, le columbo.

L'*état général* sera toujours minutieusement dégagé. Il fait indication. S'il y a exaltation des forces, c'est la médication antiphlogistique et contro-stimulante qui sera de mise.

S'il y a résolution des forces, faites appel à la médication tonique, abstenez-vous des saignées, contentez-vous des purgatifs légers, n'affaiblissez pas un malade qui doit faire les frais d'une maladie longue, déprimante, anémiante. Mettez en action la médication tonique, avec le quinquina, les arsenicaux. Relevez l'état général avec les injections de sérum glycosé, de sérum salé, de nucléinate de soude, de métaux colloïdaux. Donnez une nourriture substantielle, avec des peptones.

Traitement des hépatites ou cirrhoses sanguines, veineuses. — Type cirrhose de Laënnec.

La cirrhose de LAËNNEC est prise comme un type anatomo-clinique, caractérisé, *symptomatiquement*, par l'ascite, la circulation veineuse abdominale collatérale, la tendance plus ou moins rapide à la cachexie, et *anatomiquement*, par une atrophie du foie, avec slérose annulaire biveineuse (périportale, périsushépatique), dissociant les lobules hépatiques pour former de grosses ou de petites granulations.

ELÉMENTS SYMPTOMATIQUES

Trois étapes : la première, période de début, ou de précirrhose.

La seconde, période d'état, avec ascite et cirrhose confirmée.

La troisième, période de terminaison.

Période de début. — C'est le syndrome de l'insuffisance hépatique au début.

Ce syndrome nous est connu, avec son *étape urinaire* d'hypoazoturie, d'urobilinurie et de glycosurie expérimentale ; *ses petits accidents*, si bien décrits par HANOT : acholie, albuminurie, œdèmes de la cheville, hémorragies légères, prurit, troubles gastro-intestinaux, troubles nerveux, conduisant à l'hypochondrie ou à l'excitation maniaque.

Les malades qui le réalisent sont des *cholémiques familiaux* (GILBERT et LEREBOULLET).

Ils présentent un *teint* jaunâtre, parfois simplement mat, ou comparable à celui des Orientaux ; des *taches brunâtres* disséminées ou localisées autour des yeux,

à la face, à la paume des mains, à la plante des pieds ;
toujours de l'*urobilinurie*, dont la seule constatation
permet d'affirmer l'existence de la cholémie.

Castaigne, pour dépister la cirrhose au début, chez
les alcooliques, se fonde sur : le facies jaunâtre avec
rougeur et varicosités des pommettes ; les urines rares,
hautes en couleur et chargées d'urobiline ; le météorisme, avec douleurs de la région hépatique.

*A cette période, il est temps d'intervenir par une
hygiène rigoureuse et un traitement rationnel, car on
peut encore enrayer la marche de la cirrhose.*

Période d'état. — Ce qui frappe, c'est le contraste
entre les membres, supérieurs et inférieurs, amaigris,
décharnés, squelettiques, et le ventre volumineux, renflé, distendu.

La face est desséchée, la peau colorée par des varicosités artérielles et veineuses, des nœvi, ou bien, elle est
grisâtre, terne, d'apparence terreuse.

*Ascite, circulation veineuse collatérale, atrophie du
foie :* tels sont les trois signes qui caractérisent la
période d'état.

L'*ictère*, la *splénomégalie*, peuvent s'y ajouter, ou
manquer.

Ascite. — Chez le malade couché, le liquide gagne
les parties déclives, s'accumule dans les flancs, qu'il
renfle en besace, et le ventre renflé latéralement est
aplati vers la ligne médiane (ventre de batracien).

Chez le malade levé, le liquide quitte les flancs et se répand dans toute la partie inférieure du ventre, qu'il tend (ventre en besace).

La percussion donnera une matité à croissant supérieur dans le décubitus dorsal, une matité massive, déplacée, et occupant tout un hypochondre dans le décubitus latéral (signe constant).

La palpation permettra de constater la fluctuation (signe inconstant).

Le liquide peut être séreux, sérofibrineux, hémorragique, bilieux, chyleux.

La circulation veineuse abdominale collatérale est toujours marquée.

Au début, les veines sont dilatées, presque exclusivement dans les régions sus-ombilicales et thoraciques, principalement à la région xiphoïdienne, le courant se fait de bas en haut.

Cette circulation supplémentaire accuse une gêne dans la seule veine porte.

Mais, lorsque l'ascite s'est développée depuis un certain temps, la circulation de la veine cave inférieure se trouve à son tour entravée, et de nouvelles dilatations veineuses se produisent. Elles siègent dans la région sous-ombilicale, et le courant se fait de haut en bas (GILBERT et VILLARET).

A la palpation et à la percussion, le *foie* est petit, dur, présentant souvent des granulations, avec de légères dépressions intermédiaires.

La rate est augmentée de volume, mais cette augmentation n'est pas excessive.

L'ictère revêt trois formes distinctes :

a). La forme *acholurique*, le type le plus habituel ;

b) La forme *d'ictère franc par poussées passagères*, soit au début, soit pendant la période d'état, soit pendant la période terminale ;

c) La forme *d'ictère franc permanent.*

Le *syndrome urinaire* reste celui de l'insuffisance hépatique : il a une grande valeur, non plus diagnostique, comme à la période de début, mais pronostique :

Si les urines remontent en azote total et urée urinaire, si l'ammoniaque, la leucine, l'acide urique diminuent ou disparaissent, si l'épreuve de la glycosurie alimentaire est négative, si le volume des urines est augmenté, le pronostic est meilleur.

Dans le cas contraire, le pronostic est sévère, et il y a à redouter l'ictère grave.

Les *petits accidents* s'amplifient et s'aggravent : la langue est rouge, luisante, lisse ; les muqueuses buccale et gingivale saignent ; la sensation de faim est abolie. Le lait est mal toléré. La diarrhée est douloureuse ; les matières sont décolorées, fétides.

Voilà pour l'appareil digestif.

Les *troubles nerveux* conduisent à l'apathie, à la somnolence, ou au contraire, au délire : les malades font des troubles intellectuels et délirants d'ordre hépato et rénotoxique.

Ce sont parfois de vrais aliénés.

L'hypotension artérielle est la règle (GILBERT et JANVIER), hypotension qu'augmentent les évacuations ascitiques.

Les malades étant, par contre, des hypertendus veineux, ils réalisent le syndrome de l'asystolie générale et locale (dyspnée pulmonaire, tachycardie, rétention chlorurée et œdèmes, cérébraux, pleurétiques, bronchiliques, pulmonaires, rénaux (oligurie).

Période terminale. — Il est exceptionnel de voir guérir la cirrhose de Laënnec.

Elle aboutit à la mort par *cachexie*, par *insuffisance hépatique, parcellaire ou globale,* de plus en plus étendue et généralisée, par *infection surajoutée.*

La *cachexie* peut être le fait de *l'empoisonnement progressif* par diminution et suppression des fonctions hépatiques, puis rénales, pulmonaires, cardio-vasculaires et cutanées.

Elle peut naître surtout de l'*anémie séreuse* (GILBERT et GARNIER), provoquée par les ponctions abdominales répétées, avec évacuation, chaque fois, d'une énorme quantité d'albumine et de sels.

L'*insuffisance hépatique,* fragmentaire ou globale, conduit à l'intoxication, à l'autointoxication, comparable à l'urémie (*urémie hépatique* de DEBOVE), et alors, suivant que les fonctions biligénique, glycogénique, uréogénique, thermique, antitoxique, sont atteintes par groupe, séparément, ou en totalité, ce sont les troubles du métabolisme nutritif, les syndromes nerveux graves, les hémorragies multiples, l'hypothermie, la mélanodermie, qui s'observent, groupés ou dissociés.

C'est le plus souvent le syndrome de l'*ictère grave*, avec hémorragies abondantes et mortelles, syndrome de pronostic généralement fatal.

Le malade cirrhotique devient la proie aisée des germes microbiens, saprophytes et exogènes.

C'est le bacille de Koch qui est le plus fréquemment rencontré (pleurésie, péritonite, broncho-pneumonie bacillaires); viennent ensuite le pneumocoque et le streptocoque (poumons et plèvre); et enfin, les germes aérobies et anaérobies, qui donnent naissance à la pyléphlébite oblitérante (douleur brusque, violente, diarrhée sanglante).

Tel est le type, en deçà et en delà duquel, vont s'étager toute une série de formes cliniques.

Un premier groupe comprend des *formes malignes*, groupe purement clinique, constitué par des cirrhoses à marche rapidement grave, bientôt mortelle, et qui ressemblent à un cancer du foie.

Ce groupe comprendra les *cirrhoses hypertrophiques diffuses*, les *cirrhoses graisseuses*, l'*adéno-cancer avec cirrhose*.

A l'opposé, un second groupe comprend les *formes atténuées de la cirrhose de Laënnec.*

Il est constitué par la *cirrhose hypertrophique veineuse simple* de HANOT et GILBERT, la *forme anascitique* de GILBERT, *les formes latentes.*

La connaissance de ces formes atténuées présente un grand intérêt au point de vue du pronostic. Car dans l'ensemble, la cirrhose hypertrophique veineuse est moins grave que la cirrhose de Laënnec, permet une survie plus longue, et il n'est pas douteux que la plus grande partie des cas de cirrhoses qui ont été considérées comme guéries appartiennent à la forme hypertrophique.

La cirrhose an-ascitique, malgré la tendance aux hémorragies, est de celles qui ont le plus de chance de régresser et qui permettent la guérison ou une survie très longue.

Les formes latentes montrent bien la durée considérable de certaines cirrhoses (22 ans dans un cas de CASTAIGNE, *18 dans un cas d'*EYRET).

ÉLÉMENTS ANATOMIQUES

Lésions hépatiques. — Le foie est petit, rétracté ; il conserve sa forme générale, mais le bord inférieur est mousse, avec, parfois, des échancrures dues à des brides fibreuses.

Il est de teinte jaune roux, ou ardoisée, de coloration brune ou gris noir.

Recouvert de fausses membranes, il est d'aspect lardacé, blanchâtre.

Le péritoine est très épaissi autour du foie.

La capsule de GLISSON est fibroïde, épaissie, adhérente au tissu sous-jacent.

La surface du foie présente donc des zones d'épaississement péritonéal (périhépatite), et dans l'intervalle, des saillies et des dépressions qui lui donnent un aspect granuleux (grain de mil, lentilles, têtes de clous, noisettes, cirrhoses à petites granulations, foies cloutés des Anglais, foies lobés de DIEULAFOY, cirrhoses énucléantes).

Il est dur, résistant, crie sous le couteau, et, à la coupe, montre de petits îlots saillants, de couleur brun roux, quelquefois verdâtre, îlots de parenchyme hépatique, encerclés par des anneaux de tissu fibreux, de coloration grise.

Histologiquement, le tissu scléreux forme dans l'ensemble une série d'anneaux qui limitent des îlots cellulaires de dimensions variables.

La cirrhose est annulaire, biveineuse, mais non péricapillaire, dissociant les anciens lobules pour former de grosses ou de petites granulations (CASTAIGNE et CHIRAY).

Les grosses voies biliaires et la vésicule ne sont pas habituellement entourées d'adhérences et paraissent normales.

Lésions extrahépatiques. — A l'ouverture de l'abdomen, on note que l'*ascite* est plus ou moins abondante ; le *péritoine* est comme lavé et épaissi par places ; l'*intestin* est rétracté et diminué de calibre ; la *rate* est généralement hypertrophiée, parfois de volume normal, parfois atrophiée, mais toujours scléreuse, remplie de lacs veineux ; les lésions du *pancréas* sont identiques à celles de la rate.

Les lésions des branches de la *veine porte* et de la veine porte elle-même sont très marquées.

Le *cœur* est flasque et dilaté ; les *poumons* sont congestionnés, atélectasiés aux bases, avec, parfois, des noyaux de pneumonie ou des tubercules conglomérés ou errants ; les *reins* sont mous et gros.

Avec CASTAIGNE et CHIRAY, nous placerons, à côté de la cirrhose de LAËNNEC, les cirrhoses à forme anatomique dont la division suit :

A. CIRRHOSES A ÉVOLUTION LENTE, SIMPLES, PÉRIVASCULAIRES ET NON PÉRICAPILLAIRES — Macroscopiquement, elles comprennent :

La *cirrhose atrophique*,
La *cirrhose hypertrophique*,
La *cirrhose monolobaire*,
La *cirrhose atropho-hypertrophique, foie ficelé*.

Histologiquement, elles comprennent :

Les *cirrhoses biveineuses*,
La *cirrhose périportale*,
La *cirrhose périsushépatique*.

B. Cirrhoses a évolution rapide, compliquée, ou péricapillaires. — *Cirrhose graisseuse* (compliquée et péricapillaire) ;

Cirrhose diffuse (péri-capillaire et non compliquée) ;

Cirrhose avec adénome ;

Cirrhose avec hépatite parenchymateuse ;

Cirrhose pigmentaire, compliquée, mais non péri-capillaire.

Eléments étiologiques

1° *Les agents toxiques* sont les facteurs les plus fréquents des cirrhoses.

L'intoxication peut être exogène ou endogène.

Exogène, elle reconnaît l'*alcool*, sous toutes ses formes, pour le plus universel de ses générateurs : puis viennent le *plomb* et le *poison mythilique* (intoxication par les moules).

Endogène, l'intoxication peut naître des déchets nutritifs de l'organisme, des poisons élaborés dans l'intestin (cirrhoses toxialimentaires et dyspeptiques), et dans la rate (maladie de Banti), des poisons engendrés au cours des grands états constitutionnels diathésiques, comme la goutte et le diabète (cirrhose veineuse simple, hépatomégalie massive (gros foie diabétique sans cirrhose de Dieulafoy), cirrhose pigmentaire, diabète bronzé).

2° *L'infection* vient ajouter le plus souvent son action

à celle de l'agent toxique, qu'il s'agisse d'une infection banale, ou d'une infection spécifique (paludisme, tuberculose, syphilis, échinococcose, coccidiose).

Eléments pathogéniques

Cellule, tissu veineux, tissu conjonctif sont lésés, et l'on ne peut admettre, à l'heure actuelle, que la lésion de l'un quelconque des trois éléments commande et domine la lésion des autres.

L'expérimentation et la clinique montrent que toutes ces altérations sont causées par un facteur commun, l'intoxication, ou une toxiinfection, se faisant par voie veineuse.

Si la lésion de la cellule hépatique est, en raison de la fragilité spéciale de son protoplasma, la première en date, elle entraîne des répercussions étendues.

Elle devient source d'intoxication.

Progressivement, elle fait passer dans la circulation, non seulement les poisons qu'elle a fixés, mais aussi les albumines qui constituent sa substance. Ces substances sont autotoxiques, c'est-à-dire qu'elles sont nocives pour la cellule hépatique, dont elles accentuent la lésion.

Les hépatotoxines, administrées à doses faibles et répétées, provoquent, non seulement des altérations nouvelles, mais encore une réaction interstitielle (N. Fiessinger).

Le malade ne défend plus son foie, mais se défend contre son foie.

Lésions cellulaires, lésions vasculaires, lésions conjonctives, hypertrophies compensatrices, sont des processus de défense organique, des manières de résister du foie, un indice qui traduit l'intensité d'action de l'agent irritant, en même temps que l'énergie de la défense de l'organe devant l'agression.

La cirrhose, tout au moins à son début, est une réaction protectrice, une sauvegarde de l'intégrité cellulaire.

Mais cette lésion scléreuse devient, à son tour, perturbatrice et pathogène, tient sous sa dépendance une série de symptômes, constitue enfin une maladie hépatique autonome, ayant son évolution, ses complications, sa gravité personnelles (CHAUFFARD).

TRAITEMENT DES CIRRHOSES VEINEUSES

Curabilité des cirrhoses veineuses. — La clinique ancienne, dans l'impuissance où elle était d'assurer la cure radicale de la cirrhose, demeurait condamnée à la médecine symptomatique et palliative, médecine insuffisante.

Elle ne voyait à la cirrhose d'autre dénouement que la mort.

Or, LEUDET, TROISIER, LANCEREAUX, BUCQUOY, GIL-

BERT, DIEULAFOY, HANOT, MONGOUR, établirent qu'un certain nombre de malades, réalisant le syndrome entier des cirrhoses veineuses, voyaient disparaître leur ascite ; puis, la cachexie diminuait ; les forces revenaient ; ils paraissaient guéris.

Ces malades étaient surtout, des alcooliques, chez lesquels le foie était hypertrophié. Et CHAUFFARD put écrire : « Si la guérison est l'exception pour les cirrhoses alcooliques atrophiques, elle est la règle pour les cirrhoses alcooliques hypertrophiques, pourvu naturellement qu'intervienne un traitement méthodique et suffisamment précoce ».

Mais qu'est cette guérison ?

C'est une guérison relative.

Les symptômes et les signes s'atténuent et disparaissent, l'ascite ne se renouvelle pas. Mais la lésion cirrhotique ne peut disparaître. Seulement elle est largement compensée par des territoires hépatiques de formation nouvelle (hypertrophie compensatrice).

C'est donc bien une guérison clinique qu'on obtient.

INDICATIONS TIRÉES DES ÉLÉMENTS SYMPTOMATIQUES

a) *Phase précirrhotique* (cholémie de GILBERT et LEREBOULLET, hépatisme de GLÉNARD, petits accidents de HANOT).

L'indication sera remplie par l'hygiène alimentaire et par la stimulation de la cellule hépatique, dont les fonctions deviennent insuffisantes.

Alimentation. — Faire trois ou quatre repas par jour à heure fixe. Manger lentement, mâcher avec soin. Se reposer une demi-heure au moins, après le repas. Réduire l'alimentation au minimum indispensable, en se basant sur la courbe du poids de l'individu.

On conseillera : lait, de préférence écrémé, chez quelques malades, bientôt, lait complet, kéfir, laitages, fromages frais ; œufs peu cuits ; céréales sous forme de potages, de bouillies, d'entremets ; riz, pâtes alimentaires, pommes de terre, carottes ; légumes verts, salades cuites, pain grillé, biscottes, biscuits ; fruits cuits ou crus bien mûrs.

On usera modérément : de viandes maigres et dégraissées, grillées, rôties ou bouillies, de boucherie ou de volaille, sans sauces ; de poissons maigres, bien frais ; de maigre de jambon ; de légumes secs en purées ; de chocolat, café, thé.

On interdira : les viandes noires, le gibier, les viandes faisandées ; les conserves salées ; la charcuterie ; les coquillages ; les crustacés ; les viandes grasses et les poissons gras ; les fruits acides ; les légumes tels que oseille, épinards, choux, navets, raves, radis ; les fromages forts et trop faits ; les condiments, épices, acides ; les liqueurs, les vins forts.

Boissons : eau pure, eau légèrement alcaline, Alet, Saint-Galmier, Pougues, Evian, Vittel, La Fou (Pyrénées-Orientales), Ginoles (Aude).

Infusions chaudes de thé léger, de camomille, de sauge, de tilleul.

A doses modérées, on permettra le vin blanc ou rosé, ou les vins rouges très légers, coupés de deux tiers d'eau, la bière légère.

Boire peu aux repas et toujours par petites gorgées ; ne pas dépasser 300 grammes.

Dans l'intervalle, boire deux ou trois verres d'eau pure, ou d'eau légèrement alcaline.

Les aliments seront préparés très simplement avec le moins de graisse et de condiments possible. On utilisera beaucoup le beurre frais, au moment de manger.

Le lait n'est pas toujours bien supporté. Comme il doit constituer la base du régime, en raison de ses qualités nutritives et diurétiques parfaites, et de son absence de toxicité, on ne le supprimera qu'après avoir essayé de le faire absorber froid, chaud, tiède, toujours par petites quantités, seul, ou associé avec des eaux bicarbonatées, sodiques et calciques (Alet).

On essaiera le lait de vache, celui de chèvre, celui d'ânesse ; les laits homogénéisés, les laits stérilisés, les laits écrémés, les laits oxygénés.

Quand on sera obligé de le donner seulement comme boisson pendant les repas, on se souviendra que la viande doit être absolument bannie de ceux-ci.

Lors donc que vous serez en présence d'un précirrhotique, mettez-le immédiatement au régime lacté pendant une semaine ou deux.

Donnez-lui quelques alcalins et purgez-le, si le lait le constipe.

Au bout de huit jours ou de quinze jours, instituez le régime lacto-végétarien, puis le régime ovo-lacto-végétarien, et enfin le régime mixte, tel qu'il est tracé.

Stimulation de la cellule hépatique. — La cellule hépatique est insuffisante d'une façon parcellaire ou d'une façon globale.

La clinique ne peut encore faire ces différenciations. Nous savons aussi que telle fonction étant diminuée, telle autre s'exalte.

Donc, il faudrait tantôt stimuler la cellule hépatique, tantôt, au contraire, réduire au minimum son labeur métabolique.

En clinique, il n'est pas de précision diagnostique suffisante pour établir ces dissociations.

Force nous est donc de procéder par tâtonnements et surtout de tenir compte des réactions et des susceptibilités propres à chaque malade.

L'opothérapie hépatique donnera généralement de bons résultats ; de même, les préparations ferrugineuses ou à base d'hémoglobine : (sirop d'hémoglobine DESCHIENS). Je renvoie au traitement de l'insuffisance hépatique.

Période d'état. — L'ascite est de tous les signes le plus tangible. C'est sa disparition que doit viser le clinicien. S'il ne la voit par se renouveler, après une ou plusieurs ponctions, il peut envisager la possibilité de la guérison de son malade.

La paracentèse est l'opération de choix pour l'évacuation du liquide ascitique.

C'est elle que nous placerons en première ligne, à l'inverse de l'école clinique antérieure à la nôtre, qui ne recourait à la paracentèse qu'après l'inutile mise en œuvre des hydragogues, des drastiques, des émétiques, des diurétiques, et qui n'y recourait que quand l'épanchement ascitique s'était accru au point de rendre la suffocation imminente et l'asphyxie prochaine.

Elle ne saurait comporter de *contre-indications*, que chez les vieillards cachectiques et débilités, chez les cirrhotiques asystoliques ou phtisiques, profondément anémiés.

Ces contre-indications sont même relatives.

Donnez à ces malades V gouttes par jour de la solution alcoolique de digitaline au millième, plusieurs jours avant la ponction : continuez cette médication tonicardiaque après celle-ci.

Une heure avant la ponction, injectez 250 cc. d'eau salée bouillie dans le tissu cellulaire sous-cutané et recommencez cette injection quelques heures après. Relevez l'état des forces par l'injection de caféine, de spartéine, d'huile camphrée surtout.

Ne retirez pas, par la ponction, tout le liquide : laissez-en une assez grande quantité.

Vous éviterez la saignée séreuse spoliatrice provoquée par la totale soustraction du liquide.

Chez le malade dont l'état général est bon, ponctionnez, dès que l'ascite est appréciable et que se montre bien marqué le réseau veineux abdominal.

Technique. — Asepsie minutieuse de tout le ventre du malade, lavé à l'eau chaude, au savon, brossé, recouvert de compresses trempées dans la solution de van Swieten.

Au moment de la ponction, désinfectez la peau avec la teinture d'iode, promenée à même avec un tampon d'ouate.

L'opérateur assurera l'asepsie de ses mains par le lavage et le brossage, à l'eau savonneuse chaude, à l'alcool, à l'éther.

Le trocart sera de moyen calibre, stérilisé par une ébullition de 25 à 30 minutes, dans une solution de phénosalyl ou de lysol.

En règle ordinaire, le lieu d'élection pour la paracentèse est à droite ou à gauche de l'abdomen, vers le milieu d'une ligne obliquement menée de l'ombilic à l'épine iliaque antéro-supérieure.

Chez les femmes atteintes d'ascite et en état de grossesse avancée, il faut opérer la ponction à l'un des deux endroits que voici : d'après la méthode de SCARPA, à l'hypochondre gauche, alors extraordinairement soulevé par la masse liquide que le développement de l'utérus y tient refoulée ; mieux encore, et moins périlleusement, comme l'a démontré fort bien OLLIVIER, d'Angers, à l'ombilic, qui, élargi, saillant, aminci, offre une route aussi facile que sûre pour l'introduction du trocart.

QUÉNU ponctionne sur la ligne médiane, au-dessus de l'ombilic et au-dessus du pubis.

Le trocart sera dirigé un peu en dehors de la ligne ombilico-iliaque, pour éviter la blessure de l'artère épigastrique ; il sera vivement enfoncé et toujours poussé dans l'intervalle laissé libre par les mailles veineuses abdominales.

Le liquide s'écoule lentement si le trocart est de moyen calibre.

Chez les sujets vigoureux, on peut enlever tout le liquide ascitique.

Il n'en est pas de même chez les cachectiques, chez lesquels il est prudent de ne pas pousser à fond l'évacuation.

Une anse intestinale peut venir obturer la lumière du trocart et faire cesser l'écoulement du liquide. La percussion de l'abdomen ou un léger déplacement du trocart ramènent le flot.

L'ascite vidée, on retire le trocart d'un seul coup.

On obture l'orifice avec du coton hydrophile aseptique recouvert de collodion riciné ou iodoformé.

On place un pansement ouaté compressif, un bandage de corps serré, une ceinture de coutil ou de flanelle.

Les accidents, tels que l'*hémorragie* par perforation de l'artère épigastrique et des veines collatérales sont évitables, ou peu graves.

Il en est de même de la *syncope*.

Les complications immédiatement rapprochées sont plus sérieuses : *les hémorragies du tube digestif* peuvent survenir après la ponction.

On les évitera en vidant le ventre avec lenteur, en laissant une certaine quantité de liquide dans le péritoine, en exerçant une compression énergique après l'évacuation.

Les *accidents cardio-pulmonaires et la dilatation cardiaque a vacuo de* PERRIN sont plus graves encore que les hémorragies.

La meilleure façon de les éviter, c'est de s'assurer de la valeur du myocarde et de la tension artérielle avant la paracentèse. On remontera l'un et l'autre par les toni-cardiaques et l'on prendra les précautions que nous avons plus haut indiquées.

Les complications lointaines sont l'*anémie séreuse* et l'*ictère grave* ; l'une et l'autre ne se produisent qu'après un nombre considérable d'opérations. Elles sont fatales, engendrées par un ensemble pathogénique complexe dans lequel la paracentèse n'a qu'un rôle très secondaire.

La *circulation veineuse collatérale* disparaît et s'atténue, quand disparaissent les troubles circulatoires mé-

caniques causés dans les territoires de la veine porte
et de la veine cave par la compression ascitique, et par
la phlébite du tronc et des branches de la veine porte.

De là, l'idée de rétablir la circulation porte par les
voies collatérales adventices en suturant le grand épiploon à la paroi abdominale.

C'est l'opération de TALMA, l'omentopexie.

Les succès sont précaires, les insuccès nombreux, et
à l'heure présente, les indications et les contre-indications de l'opération de TALMA ne peuvent être préci-
sées.

La clinique utilisera, à l'exemple des anciens, les
médications évacuantes, par les purgations, par la diurèse, par les sueurs, pour empêcher le retour de l'é-
panchement péritonéal.

La purgation est de toutes les médications évacuantes, celle qui a le plus d'efficacité et le moins d'inconvénients pour la cure de l'ascite. Il faut purger, très
fort et très souvent, tous les deux ou trois jours.

On donnera du *calomel* à dose purgative, ou encore
on alternera le *sulfate de soude* avec le calomel, huit
jours de suite, une cuillerée à café de sulfate de soude
dans un verre d'eau ; les huit jours suivants, un paquet
de calomel (2 à 3 centigr.) à prendre à jeun.

Tous les huit jours, on pourra administrer un purgatif plus énergique (12, à 20 gr. d'eau-de-vie allemande).

HUCHARD et FIESSINGER, pour varier la médication, au

bout de deux ou trois mois d'usage de calomel et de sulfate de soude, conseillent les pilules suivantes, une au coucher :

Aloès des Barbades................	0 gr. 08
Gomme gutte....................	0 gr. 03
Extrait de belladone..............	0 gr. 01
Savon médicinal.................	q. s.

Cette pilule doit provoquer une ou deux garde-robes molles. On augmente la quantité, si l'effet attendu n'est point produit.

Les drastiques sont de tous les plus efficaces. S'il y a superpurgation, l'opium convient éminemment pour arrêter les évacuations ; si l'hyperpurgation conduit à la syncope, un stimulant alcoolique à petite dose sera très utile : le laudanum de Sydenham remplit donc l'indication.

Les diurétiques, encore que moins actifs, sont cependant un moyen très propre à provoquer la résorption de la sérosité.

CHAUFFARD les prescrit associés au régime lacté : 25 à 30 grammes d'oxymel scillitique par jour ; ou la potion suivante, à prendre par cuillerées à soupe, toutes les heures, ou toutes les deux heures.

Oxymel scillitique................	30 gr.
Acétate de potasse................	10 gr.
Nitrate de potasse..............	2 gr.
Décoction de bois de genièvre......	120 gr.
Sirop des cinq racines.............	40 gr.

LEMOINE formule :

    Ecorce moyenne de sureau......... 1 gr.
    Eau bouillante.................... 250 gr.

Laissez infuser et ajouter :

    Carbonate de lithium............. 1 gr.
    Nitrate de potasse............... 2 gr.

LANCEREAUX préconise les pilules :

    Poudre de feuilles de digitale...........⎫
    Poudre de scille........................⎬ ââ 5 centigr.
    Poudre de résine de scammonée.........⎭
Pour une pilule, 2 à 4 par 24 heures.

LEMOINE conseille la lactose à la dose quotidienne de 50 à 60 grammes, la cure de raisin, l'alternance des diurétiques, caféine, digitale, vins de la Charité, et de TROUSSEAU, l'extrait de sureau, médication qu'on ne doit pas interrompre pendant les premières semaines qui suivent la ponction ; plus tard, si l'ascite ne se reproduit pas, on ne la prescrit plus que pendant trois ou quatre jours par semaine, puis on l'espace encore davantage.

ROBIN prescrit la théobromine et l'associe au phosphate de soude et à la poudre de feuilles de jaborandi, en trois cachets, à prendre pendant trois jours.

ROBIN :

    Benzoate de soude.................... 25 centigr.
    Phosphate de soude................... 50
    Poudre de feuilles de jaborandi........ 10
Pour un cachet.

A l'extérieur, on emploiera en frictions les teintures de scille, de digitale.

La médication sudorifique devra être mise à profit : bains simples ou aromatiques, flanelle sur la peau.

Le *massage* doux, avec la pommade suivante, peut favoriser la diurèse et aider à la disparition de l'ascite :

Baume de Fioraventi.. .... ⎞
Teinture de genièvre............ ⎟
Teinture de scille............... ⎬ àâ 5 gr.
Teinture de digitale............ ⎠
Vaseline et lanoline.............. àâ 20 gr.

Masser pendant dix minutes tous les jours.

LEMOINE se loue de l'emploi des courants continus. On place alternativement une pile de chaque côté du ventre, puis alternativement aussi, une pile sur l'abdomen et l'autre à l'orifice rectal, de façon à avoir, tour à tour, pendant cinq minutes, des courants ascendants et descendants. Les courants doivent être faibles, 10 à 15 milliampères.

Le *régime lacté* doit-il permettre l'absorption d'une grande quantité de lait ?

Les anciens soumettaient les hydropiques à l'absti nence de boissons.

Nos prédécesseurs, considérant comme chimérique la crainte que l'hydropisie ne s'aggravât, en raison même de la quantité d'eau bue par le malade, administraient à l'intérieur de grandes quantités de tisanes.

CHRESTIEN (de Montpellier), vers 1830, préconise le lait : « Le lait ou la mort », avait-il coutume de dire aux ascitiques.

Actuellement, nous avons tendance à revenir à l'antique médecine et à réduire surtout les chlorures des boissons. Cependant, dans l'ascite cirrhotique, le régime déchloruré n'a pas fait ses preuves.

Quant aux injections d'eau salée physiologique, chez les ascitiques, voire d'eau sucrée à fin de diurèse, elles sont préconisées ; dans deux cas personnels, elles ont complètement échoué.

L'injection à l'ascitique du liquide de sa propre ascite dans le tissu cellulaire sous-cutané abdominal (*auto-sérothérapie*) m'a donné un résultat magnifique, corroborant ainsi ceux de quelques cliniciens.

Mais, *ab uno non disce omnes.*

La ponction unique ne sera pas toujours suivie de guérison. L'épanchement se reproduit, il faut répéter la paracentèse. Si elle ne guérit pas, du moins elle soulage le malade et lui prolonge la vie.

D'illustres observateurs la pratiquèrent 20 fois, 30 fois, 50 fois par an, et pendant plusieurs années de suite. Il ne faut point se décourager.

Une femme, atteinte de véritable ascite, subit, en 16 ans, 886 ponctions, et après avoir fourni 173 hectolitres de sérosité, elle finit par guérir.

Chez les *malades en hyposthénie*, les ombellifères

aromatiques (angélique, anis), les labiées (menthe, sauge, et surtout mélisse), quelques crucifères (la canelle), rendent quelques services.

Le thé, l'alcool, le café sont généralement contre-indiqués.

Les injections sous-cutanées d'une petite quantité d'eau salée physiologique (120 à 150 cc.), fréquemment renouvelées, pallieront insuffisamment à l'anémie séreuse.

La *grande insuffisance hépatique* sera traitée avec les moyens que nous avons déjà exposés.

Pour arrêter les *hémorragies nasales*, on appliquera, après lavage de la narine saignante, des badigeonnages à l'aide d'un pinceau d'ouate imbibé de la solution suivante, et on laissera à demeure un tampon imbibé de la même solution :

Chlorure de sodium...............   0 gr. 70
Gélatine ....   5 gr.
Eau distillée.................... 100 gr.

Contre l'*hémorragie œsophagienne et gastrique* : repos absolu ; suppression de toute alimentation solide et liquide pendant 24 heures ; application de vessies de glace sur l'œsophage et l'estomac ; petits lavements salés trois fois par jour ; injections sous-cutanées d'ergotine, d'ergotinine, d'hydrastinine ; de sérum de sang de lapin frais ; de sérum antidiphtérique.

Au bout de 24 heures, le malade avalera quelques cuillerées de la solution suivante :

Chlorure de calcium....	4 gr.
Sirop thébaïque....	30 gr.
Eau distillée....	120 gr.

Les *infections surajoutées* échappent à toute thérapeutique : malgré l'asepsie et l'antisepsie bucco-nasopharyngée (gargarismes à l'eau oxygénée ; vaseline mentholée dans les narines ; pulvérisations d'huile mentholée ou goménolée), malgré l'antisepsie intestinale (par les antiseptiques insolubles, charbon, salol, bétol, par les lavages intestinaux) ; malgré le régime lacté, les inhalations d'oxygène ; l'asepsie de la peau par les bains fréquents, savonneux, aromatiques et antiseptiques, elles finissent par surprendre et envahir le cirrhotique grabataire et marasmatique.

L'atrophie du foie et la *splénomégalie* indiquent les médications opothérapiques pour suppléer à l'insuffisance des deux glandes.

Faites prendre chaque jour au malade 120 *grammes de foie de porc* haché et délayé dans du bouillon (HIRTZ). Prescrivez en lavement une macération de 200 grammes de foie de porc dans un demi-litre d'eau froide (BURLUREAUX). Donnez plus simplement de l'*extrait glycériné de foie de porc*, 1 à 6 gr. de foie pour 10 à 60 gr. de glycérine neutre (MAIRET et VIRES).

L'exaltation de leurs fonctions sera parfois obtenue

par l'usage des alcalins à haute dose, 15 à 20 grammes par jour, et longtemps continués, pendant 15 à 20 jours.

Les *grands accidents digestifs* imposent le régime lacté exclusif, le repos absolu au lit, pendant deux ou trois semaines.

Souvent même, les malades ne pourront tolérer que le lait écrémé.

Ce n'est qu'après cessation de ces accidents que l'alimentation sera constituée par du lait, des laitages, des légumes en purée, et très exceptionnellement, par de la viande rapée dans du bouillon fraîchement préparé.

Les fruits mûrs, bien cuits, seront tolérés.

La médication antiseptique viendra à l'aide de l'hygiène alimentaire.

On donnera le calomel, qui est, dit HANOT, le meilleur médicament antiseptique du foie, à la dose plus ou moins longtemps prolongée de 0,01 centigr. le matin, suivant la méthode de BOUCHARD.

Dans ce même but, on recourra à l'antisepsie intestinale par le salol, le salicylate de soude, le charbon.

Les grands lavements froids quotidiens, en outre de leur action mécanique, pourront stimuler la cellule hépatique et rénale par voie réflexe.

Les *accidents nerveux et cardio-vasculaires* sont de pathogénie complexe ; ils relèvent de l'intoxication hépatorénale, autant que de l'insuffisance cardiaque ;

pour lutter contre eux, on aura recours aux évacuations sanguines locales, aux sangsues à l'anus, aux ventouses sèches et scarifiées sur les régions lombaire, hépatique et thoracique ; on donnera des purgatifs drastiques, dont les doses et l'emploi seront subordonnés à l'état des forces ; on donnera des tonicardiaques (spartéine et huile camphrée en injections hypodermiques), on stimulera l'hématose par la respiration d'oxygène et les injections souscutanées d'oxygène.

Lorsque le rein, le cœur et le foie défaillants conduisent à l'*ictère grave*, le traitement de celui-ci sera mis en œuvre.

Nous l'exposerons plus loin.

Période terminale. — On luttera contre la cachexie par les frictions et les massages de la peau, à l'aide du gant de crin imbibé d'eau de Cologne.

Les médications arsenicales, phosphatées pourront être essayées.

Aux formes cliniques atténuées, s'appliquent, avec grande chance de succès, les considérations que nous venons de développer.

Aux formes cliniques malignes qui, sans prodromes digestifs ou hépatiques, réalisent de gros foies douloureux avec syndrome d'hypertension portale, s'appliquent aussi ces mêmes indications et médications, mais elles n'ont qu'une relative chance de succès.

Eaux minérales. — Vichy, Le Boulou, Vals, Brides, Carlsbad, Evian, Vittel, La Fou, Ginoles, Aulus, contre-indiquées à la période d'ascite, rendent des services à la période prœcirrhotique.

INDICATIONS TIRÉES DES ÉLÉMENTS ANATOMIQUES

L'*inflammation*, premier stade qui répond cliniquement à l'étape précirrhotique, élément anatomique commun à la cellule, au tissu conjonctif et aux veines, commandera la médication antiphlogistique, à l'aide des saignées locales et générales, des topiques émollients, narcotiques ou astringents.

La médication révulsive (ventouses sèches, scarifiées, sinapismes), sera indiquée aux phases d'état et de terminaison, quand les réactions devenues chroniques s'expriment en *tissu fibreux*, et en *phlébo-scléroses*.

Les frictions sèches, le massage avec une pommade (baume de Fioraventi, teinture de genièvre, essence de térébenthine, teinture de quinquina, lanoline), la compresse échauffante, serviette trempée dans l'eau froide, exprimée, placée à même sur le foie et recouverte de taffetas gommé et d'une feuille d'ouate (Robin), les vésicatoires volants (10/5) appliqués sur la région hépatique, laissés en place six heures et renouvelés tous les dix jours (Huchard), tels sont les moyens locaux, auxquels se peut ajouter la douche sur l'hypochondre droit, en jet brisé.

A l'intérieur, pour enrayer le processus scléreux, LANCEREAUX préconise l'iodure de potassium, à doses faibles, pendant fort longtemps, 25 à 50 centigr. par jour, dans du lait, sans interruption pendant plusieurs mois.

Peut-être, le calomel enraye-t-il le processus de sclérose. On le donnera à petites doses, 5 centigr. chaque matin, pendant dix ou douze jours du mois.

Les doses plus élevées pour lesquelles on peut employer soit le procédé de HUCHARD (20 centigr. pendant quatre jours et tous les quinze jours), soit le procédé de LEMOINE (30 centigr. en quatre paquets le premier jour, puis 5 centigr. par jour pendant six jours, repos de 15 jours, et nouvelle attaque) s'adressent à la phase de congestion inflammatoire et non de sclérose.

Avec HANOT, j'estime qu'il ne faut pas dépasser 2 à 3, ou 5 centigr. par jour.

INDICATIONS TIRÉES DES ÉLÉMENTS ÉTIOLOGIQUES

Le traitement des *cirrhoses alcooliques* ne diffère en rien de celui que nous venons de tracer.

Ce traitement ne donnera pas de résultats heureux dans la *cirrhose alcoolique aiguë*, qui tue dans le délai de deux à trois mois, s'accompagne de fièvre, d'hémorragies, d'ascite précoce, de douleurs abdominales, voire d'œdèmes marqués aux membres inférieurs et supérieurs.

Il pourra donner quelques succès dans la *cirrhose alcoolique atrophique* (petit foie, grosse rate, ascite nécessitant de nombreuses ponctions).

Il donnera enfin les plus brillants résultats dans la *cirrhose alcoolique hypertrophique.*

Le traitement de la *cirrhose saturnine* est celui de l'intoxication saturnine.

Le traitement des *cirrhoses d'origine dyspeptique,* toxi-alimentaires, celui des cirrhoses *d'origine splénique* (maladie de BANTI), se ramène aux grandes lignes de celui que nous avons exposé.

Si le *diabète* n'est pas cirrhogène, les cirrhoses peuvent se compliquer de diabète au cours de leurs évolutions.

Ce diabète peut être le diabète par anhépatie ou par hyperhépatie.

Le diabète par anhépatie est curable. C'est un petit diabète qui guérit le plus souvent par l'exaltation de la cellule hépatique, sous l'influence de la médication alcaline et par l'opothérapie hépatique.

Le diabète par hyperhépatie est grave. C'est un grand diabète. Les alcalins et l'opothérapie hépatique ne donnent aucune amélioration. Les médications arsenicales, opiacées, antispasmodique, l'antipyrine, paraissent donner quelques atténuations.

Ce diabète peut être le vrai diabète, surtout au cours des cirrhoses hypertrophiques alcooliques : en ces cas, le diabète est subordonné à la cirrhose.

C'est le traitement de la cirrhose qui doit être rempli d'abord, et si les symptômes cirrhotiques s'amendent, parallèlement, s'amende et disparaît la glycosurie.

Parfois, les diabétiques n'ont pas de cirrhose, mais ils ont un gros foie : c'est le gros foie diabétique sans cirrhose (DIEULAFOY).

Parfois l'hépatomégalie n'est pas immuable et fixe ; elle est variable d'un moment à l'autre, peut rértocéder, sans cependant revenir à la normale (GLÉNARD).

Chez ces malades, et quels que soient les rapports existant, chez eux, entre le foie et le diabète, l'ascite peut exister. Cette ascite contient du sucre. La cirrhose provoque l'ascite, dit DIEULAFOY, et le malade sucre son ascite, s'il est suffisamment diabétique. Les ascites sucrées se reproduiraient plus vite que les ascites non sucrées.

Ce qui est certain, c'est que, chez un diabétique, l'ascite sucrée aggrave le pronostic.

Chez les tuberculeux, on peut trouver des lésions du foie, révélées simplement par l'autopsie et que rien n'avait décelées pendant la vie ; des lésions hépatiques, stéatose hépatique, dégénérescence amyloïde, qui se révèlent par quelques signes appréciables, mais qui restent à l'arrière-plan ; des lésions hépatiques du foie qui occupent toute la scène clinique, cirrhose maligne, cirrhose veineuse simple, forme cardio-tuberculeuse.

Toutes les tares antérieures, les intoxications et surtout les intoxications alcooliques, les infections, jouent le rôle de cause prédisposante.

Mais c'est le bacille de Koch qui est l'agent efficient.

Le traitement s'inspirera de ces constatations. Il ne saurait, ici plus qu'ailleurs, viser à la cure de la tuberculose du foie, mais il surveillera attentivement l'alimentation.

La suralimentation peut provoquer des désastres : on ne l'établira qu'après s'être assuré du fonctionnement parfait de la cellule hépatique, par l'étude des signes de l'insuffisance au début.

Dès qu'au cours d'une tuberculose, le foie devient gros et douloureux, on diminuera les graisses, on donnera des excitants de la sécrétion biliaire, phosphate de soude, sulfate de soude, des bicarbonates salins, de la teinture de boldo, du fiel de bœuf (matin et soir un cachet de poudre de fiel de bœuf à 10 centigr., ou du sirop préparé avec du foie de jeune veau).

L'alcool sous forme de vins toniques, de vins de quinquina, de teintures, sera banni de l'alimentation.

Chez les syphilitiques, les réactions du foie au tréponême sont héréditaires, précoces ou tardives, ou acquises.

Le traitement de l'hérédosyphilis hépatique précoce est prophylactique et curatif.

Prophylactique : avant la procréation, le géniteur syphilitique doit faire un traitement antisyphilitique.

Pendant toute la durée de la grossesse, la femme syphilitique doit faire un traitement antisyphilitique.

Curatif : Tout enfant, né de parents syphilitiques, doit être traité, dès sa naissance, et pendant un temps suffisamment long.

Chez le nouveau-né, le traitement consiste dans l'ingestion de X à XV gouttes de liqueur de van Swieten, deux ou trois fois par jour, dans un peu de lait. En cas d'intolérance gastrique, on peut, suivant la pratique de Gaucher, remplacer le sublimé par une solution de lactate mercurique au millième, solution dont on donne, par jour, trois fois X gouttes.

On peut aussi utiliser les frictions, 1 à 3 grammes deux fois par jour d'onguent napolitain.

Voici comment on instituera le traitement.

Pendant la première année, un mois de traitement sur deux, en alternant, soit six mois de traitement.

Dans la seconde, un mois de traitement sur trois, soit quatre mois.

Dans la troisième, un sur six, soit deux mois.
L'enfant sera nourri par la mère.

Le traitement de l'hérédo-syphilis hépatique tardive est celui que je viens d'indiquer, les doses sont plus élevées, en raison de l'âge plus avancé.

Le traitement de la syphilis hépatique acquise est le traitement mixte par le mercure et l'iodure. Les doses doivent être fortes, les médications continuées longtemps. Le mercure peut être utilisé en frictions — en ingestion — ce qui est généralement mauvais — sauf peut-être en suppositoires — mais surtout en injections de sels solubles de mercure.

Les eaux sulfureuses sur place, ou dans une station, comme Luchon, Uriage, Ax-les-Bains, rendent de grands services, permettant une meilleure absorption d'une plus grande quantité de mercure.

J'exposerai plus en détail ce traitement dans l'étude des hépatites spécifiques.

Traitement des hépatites ou cirrhoses biliaires. — Type maladie de Hanot

La cirrhose de HANOT est prise comme un type anatomo-clinique, caractérisé, *symptomatiquement*, par l'ictère chronique, par l'absence d'ascite et de circulation veineuse abdominale collatérale, par la terminaison mortelle habituelle, après parfois une longue évolution, parsemée de trêves, sous forme d'ictère grave, et *anatomiquement*, par une augmentation considérable du volume du foie et de la rate, avec sclérose des voies biliaires.

ÉLÉMENTS SYMPTOMATIQUES

Trois étapes : la première, ou période de début, ou de préictère. — La seconde, période d'état, ictère confirmé avec gros foie. — La troisième, période de terminaisons

Période de début. — Précédé de prurit, prurit pro-
ictérique, d'érythèmes, de poussées urticariennes, de
troubles gastro-intestinaux, anorexie, vomissements,
diarrhée, de gonflement du ventre, prédominant tantôt
à gauche, tantôt à droite, accompagné ou non d'endolorissement ou d'hypertrophie de la rate ou du foie, de
fièvre ayant les allures de la fièvre intermittente (pseudo-paludisme biliaire), *l'ictère peut se montrer*, sans
cause apparente, ou sous l'influence de causes banales,
chagrins, émotions dépressives, excès alimentaires.

C'est tantôt un ictère brusquement apparu, ou un
ictère de constitution lente, avec des alternatives de
disparition et d'apparition.

Période d'état. — C'est à la période d'état que le
plus souvent le malade sera examiné.

L'ictère, l'hépato et la splénomégalie : tels sont les
trois signes qui caractérisent cette période.

Le syndrome urinaire, les troubles nerveux dépres-
sifs, les douleurs articulaires, la fièvre, peuvent s'y
ajouter, ou manquer.

L'ictère est permanent. Il ne disparaît plus. Il est
sujet à de fréquentes variations. Tantôt la coloration
de la peau et des muqueuses du malade est claire,
jaune soufre, tantôt vert foncé.

Les matières fécales ne sont pas décolorées, parfois
elles sont bilieuses.

Les urines sont colorées, bilieuses, sans sédiments

uraliques, sans dépôt rosé, comme dans les cirrhoses veineuses.

A cette *cholurie*, peut s'ajouter de l'urobilinurie et une cholémie variable, moindre que dans les ictères que nous étudierons sous le nom d'*ictères par obstruction*, mais très supérieure cependant à celle des autres hépatopathies.

Cet ictère s'accompagne de manifestations cutanées, prurit, pigmentations, urticaires. Il progresse par poussées, suivies de régression, ce qui explique la longue période d'état de la maladie.

L'examen du ventre permet de constater l'*hypertrophie du foie* et celle *de la rate*.

Le foie est tantôt uniformément augmenté, tantôt, c'est surtout son lobe gauche qui est hypertrophié. Sa surface est unie, de consistance ferme, sans atteindre la dureté du cancer du foie. Le bord reste ordinairement net et tranchant.

La vésicule n'est pas perceptible.

L'hypertrophie splénique marche de pair avec l'augmentation de volume du foie, qu'elle peut précéder. Même consistance, même dureté que pour le foie. A l'auscultation, on entend parfois un *souffle splénique*.

Tantôt les deux organes sont énormes, tantôt l'hypertrophie de la rate l'emporte sur celle du foie, tantôt c'est l'inverse.

L'absence habituelle d'ascite et de circulation vei-

*neuse collatérale complète le tableau clinique habituel
des cirrhoses biliaires.*

Syndrome urinaire. — L'examen des urines rend
compte du degré de la cholémie ou de l'urobilinurie et
de l'état des fonctions des cellules hépatique et rénale.
La polyurie est habituelle ; elle est cyclique, intermittente ; peut s'accompagner d'anisurie et d'opsiurie.

L'urine contient des pigments et des acides biliaires
en abondance.

L'azoturie est la règle et même l'hyperazoturie, de
même l'indicanurie.

Le pouvoir fixateur du sucre est exagéré, la glycosurie alimentaire est l'exception.

C'est un syndrome d'hyperhépatie.

La cellule rénale est peu touchée, elle paraît, elle
aussi, en hyperfonctionnement.

*Les malades porteurs de cirrhoses biliaires ont donc
un ictère foncé, sans décoloration des matières fécales,
un foie et une rate hypertrophiés. Mais ils n'ont ni
ascite, ni circulation veineuse collatérale, ni signes
d'insuffisance hépatique.*

Les fonctions digestives sont normales. Mais on observe pourtant assez souvent la fréquence de la bouli-
mie et de la dyspepsie hyperpeptique.

Les selles gardent leur coloration normale, ou sont
passagèrement décolorées, mais le plus souvent il y a
polycholie.

Les troubles nerveux sont d'ordre asthénique et dé-
pressif.

Les cirrhotiques biliaires présentent des douleurs
articulaires (*rhumatisme biliaire*), des doigts hippocra-
tiques, des déformations marquées, aux mains, aux
pieds, par des infiltrations œdémateuses, des épaissis-
sements périarticulaires et articulaires, et s'il s'agit
d'enfants arrivés à l'âge de la puberté, des arrêts de
croissance et de l'infantilisme.

Souvent, on relève la fréquence des hémorragies : hémorragies gingivales, ou épistaxis, hémorragies gastro-
intestinales, purpura, etc.

Les cirrhotiques biliaires peuvent présenter de la
fièvre, fièvre journalière à oscillations plus ou moins
marquées, ou fièvre élevée, rapidement excessive, véritable crise thermique.

Période terminale. — La marche rapide est exceptionnelle.

L'évolution normale est de quatre ans et davantage.
Elle est coupée *de crises fébriles*, avec augmentation
du volume du foie et de la rate, et souvent, douleurs à
leur niveau.

Une maladie intercurrente, infectieuse (pneumonie,
érysipèle, péritonite) peut emporter le malade : mais
il résiste beaucoup mieux que le cirrhotique veineux.
La cachexie est l'exception.

Mais peu à peu, les poussées fébriles se rappro-

chent, les hémorragies gastro-intestinales se multiplient
et deviennent plus abondantes, et l'émaciation, l'asthénie, le coma, avec état typhoïde, conduisent le malade
à l'ictère grave et à la mort.

Tel est le type de la cirrhose biliaire spontanée,
primitive, développée indépendamment de tout obstacle
au cours de la bile.

Formes cliniques. — A côté d'elle, étiologiquement,
on décrit celle qui est liée à *l'obstruction biliaire*, et
surtout à *l'obstruction calculeuse, cirrhose secondaire.*

Nous avons pris comme type de notre description
la *cirrhose spontanée biliaire*, dont la caractéristique
lésionnelle est l'atteinte surtout marquée des *canalicules.*

A côté d'elle, est la *cirrhose secondaire biliaire, liée à
l'obstruction*, par un calcul, *des grosses voies biliaires*,
et dont la caractéristique lésionnelle est l'atteinte prépondérante des *gros canaux biliaires.*

Il y a donc deux variétés, de ce chef, la cirrhose
spontanée, canaliculaire ; la cirrhose secondaire, causée par les calculs des grosses voies biliaires.

La première, nous venons de la décrire.

La seconde s'oppose à cette dernière, au double
point de vue symptomatique et anatomique.

Le début est, en effet, marqué le plus souvent par des
symptômes de lithiase et d'obstruction des voies biliaires (coliques hépatiques, etc.).

L'ictère est très intense.

Les matières fécales sont décolorées.

La fièvre survient toujours avec le type rémittent ou intermittent.

L'insuffisance hépatique est constante ; l'évolution plus rapide, le pronostic plus grave.

Le foie peut être hypertrophié, mais il s'atrophie, le plus souvent, et n'offre pas l'hyperplasie compensatrice indispensable à la continuation des fonctions.

Les lésions portent sur les gros canaux biliaires, qui sont retrouvés, à l'autopsie, dilatés, énormes, atteints d'angiocholite et entourés de tissu scléreux.

Suivant les symptômes, on distingue la *cirrhose hépato-splénique*, ou maladie de HANOT, type que nous avons décrit, la *cirrhose biliaire hypersplénomégalique* (prédominance d'une splénomégalie considérable et faiblesse de l'hypertrophie hépatique) ; c'est un syndrome plutôt splénique qu'hépatique ; il se rencontre chez les enfants, les jeunes gens, s'accompagne d'adénopathies, de déformations des doigts et des ongles, de troubles de croissance ; la *cirrhose biliaire microsplénique; la C. atrophique biliaire ; la C. biliaire sans ictère ; la cirrhose biliaire avec ascite*, ces quatre derniers types étant très rares, les plus importants étant les deux premiers.

Suivant l'âge, on distingue une *cirrhose biliaire du nouveau-né*, une *cirrhose biliaire de la seconde enfance* (forme hypersplénomégalique).

Suivant l'évolution, il y a des cirrhoses constamment fébriles, d'autres qui ne le sont que par poussées et par crises ; il en est qui se compliquent de diabète, de lithiase biliaire, d'abcès du foie, de kystes hydatiques.

De multiples facteurs peuvent donc venir modifier l'allure des cirrhoses biliaires

Éléments anatomiques

Lésions hépatiques. — Le foie est très augmenté de volume ; son poids varie de 1.800 grammes à 5 kilogr.

L'*hypertrophie*, souvent uniforme, porte, d'autres fois, sur un seul lobe, et notamment sur le lobe gauche.

Il est moins granuleux que le foie cirrhotique veineux, mais il n'est pas lisse, sa surface présente un aspect chagriné et mamelonné ; sa coloration est d'un vert plus ou moins foncé ; sa consistance accrue n'a pas la dure fermeté du foie cirrhotique veineux.

A la section, l'aspect général est celui d'une mosaïque formée par de larges bandes de tissu scléreux, renflées par place, irrégulièrement disposées, d'où partent des travées plus minces ; ainsi se délimitent une série de territoires jaunâtres ou verdâtres, irréguliers eux aussi, de dimensions variables, qui représentent le parenchyme hépatique (Lereboullet).

Les grosses voies biliaires sont libres et non dilatées, sauf dans les cas de lithiase, quand un calcul les obstrue incomplètement, et sauf compression par une volumineuse *pancréatite* chronique, ou une *adéno-mégalie* constante au niveau du hile du foie..

La vésicule biliaire est tantôt normale, tantôt atrophiée, tantôt dilatée, et contient une bile plus ou moins épaisse, parfois décolorée, dans les cas d'acholie pigmentaire terminale.

Histologiquement, *les altérations prédominent au niveau des voies biliaires intrahépatiques*, les veines sur-hépatiques sont habituellement indemnes, de même que les cellules hépatiques, dont l'état de conservation explique l'intégrité des fonctions du foie ; à un examen plus poussé, on voit que les *canaux biliaires* deviennent de vrais centres de formation, d'épais manchons cellulaires ; tantôt dilatés (cirrhose télégiectasique de KIENER, comparables aux bronches dilatées), et point de départ de néo-canalicules biliaires, tantôt atteints des lésions de l'angiocholite oblitérante.

A côté de ces canaux biliaires très profondément atteints, on constate la conservation presque générale de l'aspect normal des cellules et des travées hépatiques, et dans bon nombre de cas, *l'hyperplasie et l'hypertrophie du parenchyme.*

Ces constatations expliquent l'hyperhépathie et la très longue évolution du syndrome.

Lésions extrahépatiques. — La rate. — La rate, volumineuse, mais d'un volume très variable, est tantôt ferme, dure, avec périsplénite plus ou moins épaisse ;

tantôt, s'il y a eu des hémorragies terminales, flasque, avec sa capsule comme ridée, du fait de son affaissement.

Elle présente, à la section, l'aspect d'une rate congestive, parfois semée d'infarctus.

Le *pancréas* peut présenter des lésions de sclérose canaliculaire avec une hypertrophie manifeste.

L'hypertrophie existe encore pour le cœur et les reins (*gigantisme viscéral* de GILBERT et LEREBOULLET).

Donc, en dehors du foie et des voies biliaires, du péritoine, qui leur est immédiatement voisin, du pancréas, de la rate et des ganglions, les altérations des autres organes sont banales et contingentes.

Nous savons que, cliniquement, se placent dans le même groupe que la cirrhose biliaire de HANOT celles dont les types sont fondés suivant les symptômes, l'âge et l'évolution.

Anatomiquement, nous retrouvons les variétés étiologiques que nous avons déjà indiquées.

ÉLÉMENTS ÉTIOLOGIQUES

Il n'y a pas de spontanéité morbide, au sens littéral. Il y a, agissant sur un terrain prédisposé, des agents infectieux, exogènes ou endogènes, qui, par exaltation de leur virulence, ou par affaiblissement de la défense du terrain, permettent la maladie.

Il n'y a donc pas de *cirrhoses biliaires spontanées*.

On retrouve, dans le passé des cirrhotiques biliaires, des *maladies infectieuses aiguës*, scarlatine, mais surtout *fièvre typhoïde* ; on retrouve des antécédents biliaires, familiaux ou personnels, une prédisposition particulière, un *terrain biliaire* (GILBERT et LEREBOULLET), transmissible de l'ascendant au descendant.

Les *cirrhoses biliaires secondaires* sont consécutives à la lithiase du cholédoque, ou à d'autres causes d'obstruction moins fréquentes (cancer du pancréas, cancer des voies biliaires, et même oblitération congénitale du cholédoque).

ÉLÉMENTS PATHOGÉNIQUES

Les cirrhoses biliaires sont des syndromes qui relèvent de l'infection. Celle-ci pénètre par la porte d'entrée biliaire pour aller se développer sur un terrain prédisposé.

Tantôt, il y a hétéro-infection, c'est le cas des cirrhoses éberthiennes ; tantôt, il y a autoinfection, ce sont les cas les plus fréquents.

La préexistence des germes dans les voies biliaires extrahépatiques rend plus vraisemblable encore le rôle de l'autoinfection biliaire dans la genèse de ces cirrhoses.

L'autoinfection biliaire peut être associée à d'autres autoinfections digestives, et celles-ci expliquent les lésions pancréatiques et appendiculaires, souvent simultanément observées.

Les cirrhoses biliaires se développent, en effet, *sur le terrain de la diathèse d'autoinfection.*

Il faut, d'ailleurs, non seulement que le terrain facilite l'infection, mais aussi qu'il l'empêche de devenir trop profonde, l'état du parenchyme hépatique, témoignant le plus souvent de la réaction heureusement défensive de l'organisme (LEREBOULLET).

Cette pathogénie, qui attribue les cirrhoses biliaires à l'unique infection biliaire par angiocholite, explique et les cirrhoses biliaires dites spontanées, et celles qui sont consécutives à une obstruction cholédocienne et aux rétentions biliaires.

KIENER avait soutenu que la cirrhose biliaire était le résultat d'une infection générale à localisation élective et secondaire sur le foie et la rate.

CHAUFFARD avait soutenu que la cirrhose biliaire résultait d'une infection générale, primitivement plus marquée sur la rate, et qui, de la rate, aboutissait au foie.

TRAITEMENT DES CIRRHOSES BILIAIRES

INDICATIONS TIRÉES DES ÉLÉMENTS SYMPTOMATIQUES

Première étape. — La première étape du syndrome, l'étape de proïctère, relève exclusivement du régime alimentaire et de l'hygiène.

Le traitement qu'on fera suivre aux prœcirrhotiques est le même que celui des *cholémiques familiaux*, puisque nous savons que les cirrhoses biliaires ne se développent que sur le terrain prédisposé de la cholémie familiale.

Régime alimentaire. — *Le lait* en constitue la base essentielle.

Malgré les abus du régime lacté, le lait est le meilleur des agents à opposer aux syndromes biliaires, tout au moins au début d'une cure.

Il importe que le lait soit bien toléré. Il faut pour cela l'écrémer ; si l'on ne dispose pas d'écrémeuse mécanique, il faut laisser reposer le lait plusieurs heures dans un endroit frais, et ne donner au malade que les couches inférieures de ce lait.

Le *séro-lactum* peut remplacer le lait, s'il est mal toléré, ou le *petit lait*, quand celui-ci, indiqué, ne pourra être donné.

On peut envisager trois phases successives dans l'établissement de la cure :

Première phase (durée : 2, 3, 4 semaines). — Le malade sera mis au régime absolu du lait écrémé, qui seul fournira sa nourriture.

Il prendra 2 litres trois quarts à 3 litres et demi de lait, par vingt-quatre heures, par petites fractions, souvent répétées, et pour diminuer les causes de fermentation, il est bon d'additionner le lait d'une cuillerée à café d'eau de chaux officinale.

Le ferment lab faciliterait aussi la digestion du lait.

Le repos absolu, au lit ou sur la chaise longue, sera joint à la cure de régime.

Deuxième phase (durée : 2 à 3 semaines). — Faire quatre repas par jour : 8 heures, midi, 4 heures, 8 heures.

Au premier et au troisième repas, prendre un tiers de litre écrémé.

Au deuxième et au quatrième repas, prendre un potage ou une bouillie au lait d'un tiers de litre (semoule. tapioca, vermicelle, farines diverses non chocolatées), deux œufs peu cuits, préparés sans beurre ni poivre, deux cuillerées à soupe de fruits cuits décortiqués, de crèmes cuites (à la vanille, au caramel), de fromage blanc frais, ou encore deux cuillerées à café de confiture en gelée, deux à trois biscottes à la légumine de Vœbt.

Comme boisson, un demi-litre de lait, toujours écrémé.

Mettre un quart d'heure pour les petits repas, une heure pour les grands.

Se reposer une heure après les petits repas, deux heures après le repas de midi. Se coucher tout de suite après le repas du soir.

Troisième phase. — Suivant les résultats obtenus, et avec une extrême prudence, on peut élargir le régime, tout en le laissant surtout lacto-végétarien.

Le régime sera toujours modéré en quantité.

On prendra comme type, avec des variations réglées sur les désirs individuels, le régime suivant de GIL-BERT :

Faire trois repas par jour.

Se nourrir avec des aliments choisis parmi les suivants : *viandes blanches* (veau, poulet, agneau, dinde, lapin) ; *poissons frais légers* (sole, merlan, turbot, barbue, brochet). *Lait et laitages. Fromages* frais (lait caillé, fromage de chèvre), *œufs*, crèmes cuites, sauces blanches. *Pâtes*, farines, potages et bouillies au lait. Potages maigres. Légumes cuits, sauf choux, oseille, tomate, truffes, champignons. *Fruits cuits*, confitures, gâteaux secs. Parmi les fruits crus, sont autorisés les pêches, les raisins, les fraises.

Retirer la peau de la volaille et du poisson, les enveloppes des légumes et des fruits.

Manger peu de pain et seulement de la croûte.

S'abstenir de poivre, de vinaigre, citron, moutarde, vins, pour la préparation des aliments.

S'abstenir également, dans la mesure du possible, de beurre, crème, graisse, huile, jaune d'œuf.

Boire de l'eau simple, du lait, ou des infusions, du thé ou du café en petite quantité.

Garder le repos après les repas.

Hygiène. — Frictions sèches ou aromatiques sur tout le corps, massage général, et parfois aussi massage direct du foie. Le massage nécessite une grande prudence. Bains fréquents.

Le régime alimentaire et l'hygiène sont complétés *par les cures hydro-minérales*

La cure sera faite à la station ou à domicile.

On pourra conseiller Châtel-Guyon, Contrexéville. Evian, Martigny, Vittel, Aulus, quand' on recherchera surtout un effet diurétique, c'est-à-dire à une phase tout à fait initiale.

Plus tard, on pourra conseiller Vals, Le Boulou, Vichy, Pougues.

Période d'état. — A la période d'état, les indications seront tirées du syndrome d'hyperfonctionnement de la cellule hépatique. Il y a, en effet, *hyperhépatie.*

Nous avons indiqué les médications qu'il faut établir dans ce syndrome, les unes visant la régularisation de ce procédé éminemment défensif (par les médications alcalines, antispasmodiques, arsenicales), les autres exerçant une action vicariante, ou peut-être frénatrice, par l'opothérapie pancréatique.

Les *troubles nerveux, asthéniques,* et les *troubles cutanés* (prurit et démangeaisons), s'expliquent par des phénomènes d'autointoxication.

Il y a donc indication à combattre celle-ci par l'antisepsie intestinale.

Les lavements froids, quotidiens et abondants, seront recommandés ; on y ajoutera 20 centigrammes de naphtol, si les matières sont fétides.

Les antiseptiques insolubles (salol, naphtol, benzonaphtol, bétol, salicylate de bismuth et de magnésie) ne seront employés qu'avec ménagements.

Le *charbon* en poudre, associé ou non, au naphtol est un antiseptique inoffensif et suffisant.

Les purgatifs surtout assureront cette antisepsie. Au premier rang se place, et surtout se plaçait, le *mercure*, longtemps réputé pour son action contre les maladies biliaires, en raison du flux bilieux qui suit son emploi.

Le *calomel* est le médicament de choix. On donnera, en une ou deux fois, de 50 à 80 centigrammes de calomel, ou une dose moindre, associée à une quantité égale de scammonée, tous les huit ou dix jours.

HANOT prescrivait généralement le calomel à la dose d'un centigramme par jour, pendant dix à douze jours. suivis d'une interruption d'une égale durée.

On peut administrer le mercure sous forme de *Pilules bleues*, dosées à 5 centigrammes de mercure, dont on donne une pilule, le soir, tous les cinq à six jours, en administrant le lendemain une purgation saline légère.

Les purgatifs salins ou *drastiques* ne seront employés qu'avec les plus grands ménagements.

Les scalicylates et les agents salicylés sont des médicaments fort efficaces, mais qui retentissent fâcheusement sur l'estomac. On peut recourir à l'administration des salicylates en lavement. On donne trois petits lavements de 100, 150 grammes d'eau, par jour, contenant de 50 centigrammes à 1 gr. 50 de salicylate.

On pourra ajouter aux salicylates le *benzoate de soude*.

Contre *les hémorragies*, on aura recours à la médication hémostatique locale (applications du froid, de la chaleur ; de solutions d'antipyrine, d'eau oxygénée, de cocaïne, d'adrénaline), et à la médication hémostatique générale (injections d'ergotine, d'hydrastinine, de sérum gélatiné, de sérum de sang frais, de sérum de Roux).

La *fièvre* sera combattue par le *sulfate de quinine*, les préparations *salicylées*, les frictions au *collargol*, les injections de *métaux colloïdaux*.

A cette période, l'opothérapie hépatique peut donner quelques succès. L'opothérapie biliaire (sels biliaires, bile, fiel de bœuf, choléine) réussira plus souvent.

L'opothérapie pancréatique semble agir en réfrénant l'activité de la cellule hépatique.

A titre de médications adjuvantes, vous donnerez des entérokinases, des ferments digestifs, du suc thyroïdien, de la thyrénine.

Période terminale. — Le sulfate de quinine, les métaux colloïdaux en injections hypodermiques, atténueront les poussées fébriles de plus en plus rapprochées. Le traitement de la période ultime se confond avec le traitement de l'ictère grave, que nous exposerons bientôt.

INDICATIONS TIRÉES DES ÉLÉMENTS ANATOMIQUES

La réaction vigoureuse du foie et de la rate permet de faire appel à la médication antiphlogistique.

Lors donc que le foie et la rate seront douloureux et hypertrophiés, on mettra des sangsues *loco dolenti*, on appliquera de la glace, de la teinture d'iode, des ventouses scarifiées, des pointes de feu légères et fréquemment renouvelées, des cataplasmes chauds ; on frictionnera les régions hépatique et splénique avec des pommades au salicylate de méthyle, au chloroforme, à l'essence de térébenthine.

HANOT recommandait même les frictions, tous les soirs, avec l'onguent mercuriel belladoné et les cautères à la pâte de Vienne.

HANOT alternait l'iodure de potassium, à petites doses, 20 à 40 centigrammes par jour, avec le calomel, en ayant soin de laisser des intervalles de repos.

LANCEREAUX conseille l'iodure de potassium, à la dose quotidienne de 2 à 4 grammes, en deux fois, pris en même temps que le lait.

SEMMOLA recommande une large dilution du médicament pour faciliter son élimination par le rein. Il prescrit la dose quotidienne dans un litre d'eau pour éviter l'intolérance.

INDICATIONS TIRÉES DES ÉLÉMENTS ÉTIOLOGIQUES

La prédisposition, le terrain biliaire, la cholémie familiale, ne sont pas aisément modifiables. Cependant il est possible, dans une large mesure, d'en atténuer les conséquences, à l'aide d'un traitement variant avec l'importance de tel ou tel symptôme secondaire.

Chez ces prédisposés, le régime lacto-végétarien sera conseillé ; les cures de lait seront renouvelées de trois mois en trois mois, ou de six mois en six mois ; les lavages intestinaux, les antiseptiques intestinaux, les cholagogues, les purgatifs fréquents, rhubarbe, évonymine, cascara, podophylle, les diurétiques (boldo, boldine, scille, digitale en pilules, lactose, théobromine) seront conseillés. Evian, Vittel, Martigny, Aulus rendront des services.

Le traitement de la cirrhose biliaire calculeuse se confond avec celui de la lithiase biliaire et de ses complications.

INDICATIONS TIRÉES DES ÉLÉMENTS PATHOGÉNIQUES

L'autoinfection et l'hétéro-infection démontrent la néccéssité de la médication locale, cholagogue, et générale antiinfectieuse.

On remplira la première indication par le calomel,

la rhubarbe, les composés salicylés. surtout les alcalins.

LEMOINE pense que les alcalins permettent d'enrayer
souvent la marche de la cirrhose biliaire.

On emploiera, soit de l'eau de Vichy-Célestins, une
demi-bouteille à une bouteille par jour, soit de l'eau
du Boulou, soit une boisson alcalinisée :

Limonades :

Bicarbonate de soude..............	4 gr.
Sirop de sucre....................	50 gr.
Essence de citron.................	V gouttes
Eau	1 litre

Bicarbonate de soude..............	4 gr.
Benzoate de lithine...............	0 gr. 50
Eau de fleur d'oranger.............	q. s.
Eau	1 litre

Vichy, Carlsbad, Vals, Pougues, Brides, La Fou,
Ginoles, Le Boulou, ont une action marquée sur le foie,
comme Vittel (source salée) et Châtel-Guyon.

La médication antiinfectieuse, associée aux antiseptiques intestinaux, puis l'antisepsie générale, visera d'a-
bord l'antisepsie intestinale par les grands lavements
froids, les antiseptiques insolubles, les ferments digestifs, seuls, ou par les injections de métaux colloïdaux,
de nucléinate de soude, les frictions avec les pommades
au collargol.

Elle s'aidera de la médication diurétique que remplissent la théobromine, le lactose. le vin de Trousseau,
la scille...

Les formes anatomo-cliniques ne comportent pas d'indications spéciales. Cependant l'état des forces fait indication, en quelques cas.

Chez les malades cachectiques et anémiés, la cure arsenicale par les eaux de La Bourboule, ou par les injections sous-cutanées de cacodylate de soude peut être utile.

Le traitement chirurgical, qu'il essaye de drainer les voies biliaires suppurées, ou les voies terminales, n'a pas jusqu'ici donné de succès.

L'omentopexie et la splénopexie ne donnent encore que des résultats incertains. Le traitement, jusqu'à aujourd'hui, reste donc d'ordre médical.

CHAPITRE TROISIÈME

LES SYNDROMES LITHIASIQUES HÉPATOBILIAIRES

Eléments symptomatiques

Les manifestations de la lithiase biliaire sont variables.

Elles peuvent être absentes, c'est *la lithiase biliaire latente*.

On sait combien il est fréquent de trouver des calculs biliaires à l'autopsie de malades n'ayant jamais eu de syndrome hépatique appréciable.

Dans les services d'hospice, comme celui de l'Hôpital Général de Montpellier, on les rencontre au moins six fois sur dix autopsies.

Ce n'est pas que cette lithiase soit absolument silencieuse. Mais les troubles dyspeptiques et les douleurs satellites ont pu être attribués à l'estomac ou à l'intestin.

GILBERT et LEREBOULLET estiment, qu'actuellement,

grâce aux symptômes qui traduisent la *cholémie fami-liale*, on peut, sinon diagnostiquer la lithiase biliaire latente, tout au moins reconnaître l'existence d'un état qui est celui-là même sur lequel elle se développe com-munément : teint bilieux avec ou sans mélanodermies ; xanthélasma (souvent révélateur), urobilinurie, cholé mie.

Présentes, ces manifestations peuvent se traduire par une douleur au niveau de la vésicule, la *cystalgie* : dans ce cas, les calculs biliaires demeurent immobiles, n'esquissant pas la moindre tentative de migration hors de la vésicule.

Tantôt, au contraire, les calculs se mobilisent : ils donnent alors lieu à un *syndrome paroxystique doulou-reux, celui de la colique hépatique*.

C'est donc la migration du calcul qui permet le plus souvent le diagnostic de la lithiase biliaire.

Or, à la suite de cette migration, deux alternatives se produisent : ou bien, la crise douloureuse aboutit à l'expulsion des calculs qui émigrent jusqu'au cholé-doque.

C'est la colique hépatique classique, ordinaire.

Ou bien, les calculs ne font que des tentatives infruc-tueuses de migration, ils ne peuvent pas franchir la vésicule.

C'est la colique vésiculaire.

Le tableau clinique est différent dans chacun de ces

cas : la lithiase vésiculaire ne s'accompagne pas d'ictère, la lithiase cholédocique l'entraîne presque nécessairement.

Le traitement de la première doit viser la tolérance de la vésicule par les calculs ; celui de la seconde vise surtout l'expulsion de ces calculs.

J'étudierai successivement la *colique hépatique*, la *colique vésiculaire*, la *lithiase biliaire à manifestations continues*, et *la lithiase septique*.

La colique hépatique. — *Symptômes précurseurs.*— Fréquemment, le cholémique familial accuse du prurit généralisé, un gonflement du foie, quelques douleurs vagues, des nausées, des vertiges ; son teint devient plus jaune.

Symptômes révélateurs. — Brusquement, trois heures après le repas du soir, une douleur d'une violence extrême, éclate dans la région du foie. Elle est atroce. Elle arrache des cris au malade, qui se courbe en deux pour relâcher sa paroi abdominale. C'est une sensation de pincement, de déchirement, de perforation.

Elle siège dans l'hypochondre droit et prédomine toujours *dans la zone cystique*, au point d'intersection du bord externe du muscle droit et de la dixième côte.

De là, elle irradie en divers sens, vers l'omoplate, vers la région interscapulaire, vers l'épaule droite, vers l'estomac.

Tantôt existant seule, tantôt associée à des *vomisse-ments*, alimentaires et bilieux, d'une violence et d'une durée inquiétantes, et qui rendent toute alimentation impossible, elle peut s'accompagner encore de *frissons intenses, répétés*, de *poussées hyperthermiques* consi-dérables.

Chez les vieillards, la fièvre et les vomissements sont souvent les seuls signes révélateurs de la colique hé-patique.

Pour Tripier et Paviot, ce n'est pas la migration du calcul dans les voies biliaires, qui donnerait naissance à la colique hépatique. Ce syndrome douloureux relè-verait d'une réaction péritonéale, d'une poussée de péri-tonite, sous l'influence de l'inflammation du cholé-cyste.

Objectivement, vous trouverez le ventre ballonné ou, au contraire, rétracté, avec une contracture marquée des muscles abdominaux.

L'hyperesthésie des téguments rend l'exploration dif-ficile.

Le foie est gros, douloureux ; la vésicule peut se présenter sous forme d'une tumeur distendue, fluc-tuante, mobilisée par les mouvements respiratoires.

La pression exagère la douleur : au *point cystique*, au niveau de l'intersection du bord externe du muscle droit et de la dixième côte ; au *point épigastrique* ; dans la zone *pancréatico-cholédocique* de Chauffard ; à gauche de la ligne médiane (*splénalgie*).

Evolution. — Tantôt, l'accès douloureux dure sept à dix heures et cesse brusquement, tantôt, il persiste beaucoup plus longtemps.

Parfois à une crise violente succède une sédation marquée de la douleur, qui réapparaît ensuite avec une nouvelle intensité.

Souvent, mais non toujours, quand l'accès se prolonge, on voit apparaître l'ictère, tantôt ictère léger, surtout conjonctival, tantôt ictère net, franc, de la peau et des muqueuses, avec cholurie et décoloration des matières fécales, dans lesquelles on retrouve des concrétions biliaires.

Rapide, souvent brusque, la fin de la crise se marque par l'émission d'urines abondantes et pâles, urines dites nerveuses, par une fatigue extrême.

La colique vésiculaire. — La *douleur* est en général moins violente, mais vive. Plus permanente, moins paroxystique, localisée au niveau de la vésicule au point cystique, elle peut siéger à l'épigastre et irradier dans le dos jusqu'à l'omoplate.

Spontanée, elle est accrue ou réveillée par la pression exercée au niveau de la vésicule biliaire.

Le nausées et les vomissements sont assez fréquents.

La constipation est habituelle.

L'ictère fait défaut, tout au plus, existe-t-il un subictère très léger, lors des crises, particulièrement intenses, et qui toujours restent acholuriques.

L'absence de concrétions dans les selles est cons-

tante, la température est tantôt normale, tantôt surélevée, avec ou sans inversion thermique, et quelquefois
avec monothermie.

A l'examen physique, le foie reste normal, mais la
vésicule est fréquemment appréciable au palper. Elle
se montre alors sous deux aspects, tantôt en tumeur, en
boudin, longue, cylindrique, aisément perceptible et
palpable, tantôt, non plus longue et cylindrique, mais
globuleuse, et parfois d'un volume tel qu'elle peut en
imposer pour un kyste hydatique, ou une tumeur de
nature variable.

Ce syndrome de la colique vésiculaire dure en général longtemps, et pendant des semaines et des mois, il
a tendance à réapparaître avec une grande facilité ;
il constitue une sorte d'état de mal biliaire (GILBERT)
particulier ; c'est surtout lorsque cet état de mal est
constitué, que surviennent diverses complications, dé-
lires, hallucinations, convulsions, tétanie (GILBERT et
LEREBOULLET).

Accidents.— Il est un certain nombre d'accidents qui
semblent liés à la colique hépatique, cholédocique ou
vésiculaire.

Tels sont certains cas d'asystolie cardiaque, et même
de mort subite (CHAUFFARD).

La colique hépatique s'accompagne facilement de
troubles respiratoires, congestion pulmonaire de la
base droite et pleurésie droite. Tantôt cette pleurésie
semble le fait même de l'infection biliaire causale,

tantôt elle est due à la tuberculose, la colique hépatique ayant alors agi comme un traumatisme pour en
déterminer l'apparition.

A distance, on observe des troubles utérins, des troubles nerveux, des endocardites, des péricardites, des
méningites même.

Le foie lui-même peut être atteint, inhibé dans ses
fonctions, ce qui permet de constater l'hypoazoturie,
la glycosurie alimentaire, l'indicanurie, le syndrome
d'anhépathie passagère (GILBERT et CASTAIGNE).

A côté de cette lithiase biliaire à manifestations paroxystiques, il faut décrire **une lithiase biliaire à manifestations continues.**

Les calculs, en effet, au cours de leur progression,
peuvent s'arrêter en un point quelconque du trajet des
voies évacuatrices de la bile, s'enclaver et occasionner
divers accidents ; ou bien, à la suite de l'ulcération des
parois avec lesquelles ils sont en contact, ils migrent
anormalement, par des fistules, dans les diverses cavités
voisines.

Dans l'un ou l'autre de ces cas, enfin, peuvent survenir des complications auxquelles leur allure clinique
infectieuse a fait donner le nom de *lithiase septique.*

Trois grandes éventualités sont donc possibles au
cours de la lithiase biliaire :

Accidents d'obstruction ;

Accidents d'infection ;

Accidents de migration hors des voies naturelles.

1° Accidents d'obstruction. — L'obstruction peut se faire : *A*) dans les voies biliaires intrahépatiques ; *B*) dans le canal hépatique ; *C*) dans le canal cystique ; *D*) dans le cholédoque et l'ampoule de Vater.

a) Obstructions biliaires intrahépatiques. — Elles n'ont, cliniquement, que peu de signes, et tous sont secondaires : faible augmentation du volume du foie et léger ictère ;

b) Obstructions du canal hépatique. — Variété sinon fréquente, du moins assez souvent rencontrée (KEHR, QUÉNU).

Cliniquement, elles se traduisent par l'existence d'un ictère par rétention, d'intensité variable d'un jour à l'autre, avec atrophie de la vésicule et hypertrophie du foie. (LEREBOULLET et CHIRAY.)

c) Obstructions du canal cystique. — Une série de calculs en chapelet, ou un gros caillou, oblitèrent le canal cystique d'une façon plus ou moins complète et permanente. Cet obstacle empêche la bile de remonter. Sous l'influence de cet obstacle mécanique, et de l'infection, la vésicule se modifie, s'épaissit, se sclérose, se rétracte.

Distension mécanique (cholécystite hydropique); sclérose (cholécystite scléro-atrophique) ; suppuration (cholécystite suppurée) : tels sont les trois termes de l'évolution anatomique auxquels correspondent trois évolutions cliniques nettement distinctes.

Distension mécanique (cholécystite hydropique). — Anatomiquement, dans l'hypochondre droit, au-dessous du foie, tumeur cylindrique ou globuleuse.

Cylindrique, le cholécyste a la forme d'un boudin, long, aisément perceptible du fait de sa résistance derrière la paroi abdominale antérieure.

Globuleux, le cholécyste est une grosse tumeur sessile, régulière, assouplie, souvent assez tendue, mobile sous l'influence de la palpation bimanuelle et des mouvements respiratoires.

Cliniquement, le début est brusque, au cours, ou au déclin d'une colique hépatique.

La rupture de la vésicule surdistendue s'accompagne d'une douleur déchirante et d'une tendance syncopale, et est suivie d'un épanchement de bile dans le péritoine : *cholépéritoine.*

La cholécystite hydropique peut disparaître par disparition de l'obstacle, par régression lente et progressive ; elle peut s'aggraver et conduire à la cholécystite suppurée.

Sclérose (cholécystite scléro-atrophique). — Anatomiquement, vésicule scléreuse, cartonnée, rétractée, petite poche irrégulière enfouie au milieu d'épaisses adhérences péritonéales, qui font percevoir un empâtement sous-hépatique mal limité, avec, à la palpation, une douleur intense (péritonite sous-hépatique de TRIPIER et PAVIOT).

Cliniquement, signes assez flous, plus en rapport avec

la péritonite qu'avec la cholécystite : gêne ou douleur dans le côté droit, sans fièvre ni jaunisse, mais avec fatigue, dépression, mauvais état général.

Suppuration (*cholécystite suppurée*). — Anatomiquement, vésicule suppurée avec violente réaction péritonéale et fausses membranes engainantes.

Cliniquement, c'est le grand appareil de la péritonite aiguë généralisée, fièvre intense et frissons, facies péritonéal, douleurs diffuses dans tout l'abdomen, vomissements bilieux, puis porracés, constipation.

Dans d'autres cas, début moins brutal par fièvre, intermittente d'abord, puis continue, perte de l'appétit, nausées, diarrhée, douleur de plus en plus vive dans la région vésiculaire, mauvais état général.

Dans la région sous-hépatique, douleur et empâtement diffus.

d) *Obstructions du cholédoque et de l'ampoule de Vater.* — Un calcul obstrue le cholédoque, soit dans son trajet suspancréatique, soit dans son trajet rétropancréatique, soit à l'ampoule de Vater.

L'obstruction réalisée, la sécrétion biliaire n'en continue pas moins. Elle ne peut s'écouler au dehors, elle distend et déforme toutes les voies extrahépatiques, toutes les voies intrahépatiques.

D'où il résulte que le cholédoque et le canal hépatique prennent un volume excessif : de même, le foie double de volume, prend une teinte foncée due à l'imprégnation par les pigments de la bile, et présente même, soit à la surface, soit à la profondeur, des foyers d'apoplexie biliaire.

Directement ou indirectement, la bile passe dans le torrent circulatoire, elle se trouve en excès dans le sang (*cholémie excessive*) : l'organisme, par réaction défensive, rejette les pigments biliaires partout où il le peut, soit dans le corps muqueux de Malpighi, d'où l'*ictère*, — soit dans les urines, qui les éliminent, d'où la *cholurie*.

Ici, comme pour les obstructions du canal cystique, trois termes dans l'évolution anatomoclinique : première phase de distension mécanique simple (ictère par rétention lithiasique) ; deuxième phase de sclérose (cirrhose biliaire calculeuse) ; troisième phase de suppuration (angiocholites suppurées).

Distension simple des voies biliaires (ictère par rétention). — Anatomiquement, le *foie* est toujours augmenté de volume, et si l'on palpe sa surface débordante on la sent résistante, assez dure. L'organe est distendu par la bile.

La *vésicule* reste petite et rétractée quand l'ictère est d'origine lithiasique (COURVOISIER et TERRIER). Elle est d'ordinaire augmentée de volume, si l'ictère par rétention est dû à un cancer pancréatique (BAR et PIC).

Très souvent la rate est hypertrophiée.

Cliniquement, c'est l'*ictère par rétention* qui occupe toute la scène clinique.

L'ictère peut être variable, mais on a toujours un

ictère avec cholurie et cholémie, et d'autre part, la
décoloration des matières fécales. Ictère et cholurie
sont accentués ; la cholémie est excessive.

La décoloration des matières fécales est bien particulière : elles sont d'un blanc grisâtre, argileux, différentes, non seulement des matières normales, mais encore des matières des malades soumis au régime lacté
pur. Il n'y a plus trace, comme dans les selles normales, de pigments, tels que la stercobiline ; les pigments
ne reparaissent que quand diminue l'ictère, et s'abaisse
le taux de la cholémie.

L'absence de bile dans l'intestin a pour conséquences : la diminution de volume des fèces, leur réaction
acide, leur aspect graisseux et leur richesse effective
en graisse

A cela s'ajoutent le prurit, la fatigue nerveuse, le
ralentissement du pouls, des souffles cardiaques.

Sclérose (cirrhose biliaire calculeuse). — Anatomiquement, le foie se rétracte, s'indure, devient cirrhotique ; une légère ascite peut survenir, ainsi que de la
circulation veineuse collatérale.

Ou bien le foie reste nettement hypertrophié, la rate
se développe anormalement ; c'est la *cirrhose hypertrophique biliaire classique.*

La dualité n'est donc pas aussi absolue que le voulait
HANOT entre la cirrhose biliaire spontanée et la cirrhose
biliaire lithiasique : l'une et l'autre étant d'origine infectieuse, l'une et l'autre relevant de facteurs étiolo-

giques et pathogéniques identiques, il n'est rien d'étonnant qu'on les observe simultanément en médecine pratique.

Suppuration (*angiocholites suppurées*). — Anatomiquement, le foie et les voies biliaires sont entourés d'épaisses fausses membranes.

Le foie est volumineux, mou, taché à sa surface de taches blanches, qui sont des foyers purulents, de taches vert foncé, arborescentes, qui sont des foyers d'apoplexie biliaire.

Sectionné, il sourd de la surface de section, du pus mêlé ou non à de la bile.

Les collections purulentes sont de volume variable (abcès miliaires, abcès aérolaires) et peuvent communiquer avec les voies biliaires (abcès biliaires).

Les voies biliaires sont dilatées et rétractées, épaissies ou amincies, le plus souvent perforées, lésées, remplies de pus.

Cliniquement, *la fièvre* est le grand signe clinique. Sous la forme d'accès intermittents, elle simule la fièvre de l'infection paludéenne, fièvre intermittente hépatique de MONNERET et CHARCOT, fièvre bilio-septique de CHAUFFARD. Rémittente, présentant encore de grands accès de temps à autre, elle peut devenir continue, rester régulièrement élevée ou présenter le type inverse.

L'ictère accompagne la fièvre ; léger, ou même absent, il foncera plus tard.

Le malade s'amaigrit ; épuisé par la fièvre, anéanti par la suppuration, il succombe dans la cachexie hectique, à moins que n'apparaissent des complications locales ou générales de l'infection, maintenant généralisée (abcès du foie, péritonites, fistules biliaires, abcès du cerveau, endocardites)...

2° Accidents d'infection. — *La fièvre*, fièvre intermittente, rémittente, continue, est la manifestation constante de l'infection.

LEREBOULLET signale un type particulier d'angiocholite calculeuse qui se rencontre plus fréquemment chez le vieillard, et qui constitue souvent, chez lui, l'unique manifestation de la lithiase.

Ce type se caractérise par des crises hépatiques douloureuses avec frissons, fièvre, vomissements et ictère, éclatant parfois à l'occasion de la moindre fatigue, de la moindre émotion, du moindre écart de régime.

La douleur, spontanée ou provoquée, s'étend à tout le foie.

Ce type se retrouve, en effet, dans les services des maladies des vieillards. Mais il faut bien savoir, et c'est du reste le sentiment de LEREBOULLET, que, surtout chez le vieillard, l'hépatalgie peut manquer complètement, ou du moins, rester très atténuée.

Le frisson, souvent violent, est unique ou multiple, restant isolé ou s'accompagnant secondairement de chaleur ou de sueur comme dans un accès paludéen.

C'est le *pseudo-paludisme biliaire*. Il conduit à la *phtisie biliaire*.

L'infection mène à la suppuration, et c'est alors le tableau anatomo-clinique du paragraphe précédent (angiocholécystites suppurées).

L'infection est généralisée et ultérieurement fixée au pancréas, à l'appendice, aux reins, aux plèvres, aux méninges, à l'endocarde (pancréatites, appendicites, néphrites, pleurites, méningites, endocardites), de pronostic fatal à brève échéance.

3° Accidents de migration hors des voies naturelles. — La rupture de la vésicule biliaire est rare.

Si la bile n'est pas infectée, la rupture intrapéritonéale n'amène aucune réaction de la séreuse : c'est *l'hydro-cholépéritoine*.

Le plus souvent, la bile est infectée et la vésicule ulcérée et perforée.

Si, dans ce cas, il n'y a pas d'adhérences, l'écoulement de la bile septique dans le péritoine amène une *péritonite* rapidement mortelle.

S'il y a des adhérences, des clapiers fibreux s'organisent, des foyers de péritonite localisée se créent ; dans ces clapiers et ces foyers s'enkystent les calculs biliaires.

Ils peuvent y rester ; ou bien, à la faveur d'adhérences, reliant les viscères abdominaux à la paroi abdominale et à la peau, ils se créent un passage et s'ouvrent dans la région ombilicale, dans l'hypochondre

droit, à l'ombilic même, un trajet fistuleux, étroit, irrégulier : *fistules cutanées.*

L'ouverture se peut faire dans le canal digestif, dans
l'estomac, ou l'intestin, et dans la veine porte : *fistules
biliaires internes.*

Les fistules cutanées ou externes peuvent guérir
spontanément. Le plus souvent, elles s'accompagnent
de fièvre, de cachexie, de lymphangites.

Les fistules internes sont très graves. Elles donnent
naissance à des obstructions intestinales, de pronostic
très sombre, avec un syndrome rapide de hernie étran-
glée.

Eléments anatomiques

Le calcul biliaire. — C'est souvent une *boue biliaire,*
formée de petits grains tapissant les parois de la vésicule biliaire, ou libres et semi-liquides dans cette vésicule.

C'est parfois la *gravelle biliaire,* formée de grains
plus volumineux, plus résistants, plus sablonneux.

C'est parfois une série *de petits calculs,* d'autant plus
petits qu'ils sont plus nombreux, polyédriques ou
cubiques, rameux, coralliformes, mûriformes.

C'est parfois *un gros calcul* volumineux et solitaire.

Le volume et le poids sont éminemment variables.

Leur couleur est ordinairement jaune brun, ou noi
râtre. Ils sont en général très friables.

Chimiquement, ils sont divisés en deux classes : cal-

culs de cholestérine, solubles dans l'éther et le chloroforme, facilement combustibles, et calculs pigmentaires, qui sont formés surtout de bilirubinate de chaux.
Ils siègent ordinairement dans la vésicule, qu'ils soient
libres dans la vésicule, ou enchatonnés dans la paroi.

On les retrouve moins souvent dans les canaux intrahépatiques, dans le cholédoque et le cystique.

Les voies biliaires. — La présence des calculs entraîne des lésions des voies biliaires.

Ces lésions, nous les connaissons : atrophie de la
vésicule, hydropisie de la vésicule, cholécystite hydropique, sclérose atrophique et suppurée, cirrhose biliaire calculeuse, angiocholite suppurée, avec lésions
concomitantes du pancréas.

ÉLÉMENTS ÉTIOLOGIQUES

Causes prédisposantes générales. — De toutes les
maladies du genre humain, la lithiase biliaire est la
plus fréquente.

Avant 25 ans, on ne la signale guère.

Après 60 ans, elle devient particulièrement fréquente.

Sur 100 autopsies de vieillards, NAUNYN l'a constatée
17 fois. Je l'ai retrouvée seulement 12 fois sur 100
autopsies à l'Hôpital Général.

Le sexe féminin est atteint plus que le sexe masculin
dans la proportion de 3 à 1.

La lithiase biliaire est le lot de ceux qui ont, ou qui

ont eu, ou qui sont destinés à avoir, des maladies qu'on voit associées aux calculs biliaires 2 fois, 3 fois, 9 fois plus souvent qu'aux autres maladies : l'obésité, le diabète, l'eczéma, la bronchite sibilante, le rhumatisme articulaire chronique, le rhumatisme d'Heberden surtout, l'asthme, ce qu'on a appelé, ce qu'on appellera encore les *maladies arthritiques* (BOUCHARD).

Pour GLÉNARD, le sous-sol de la lithiase biliaire serait *l'hépatisme,* cette perturbation durable des fonctions du foie qui explique, par une affinité morbide non douteuse, la dyspepsie, l'obésité, le diabète, en même temps que la lithiase.

Pour GILBERT et LEREBOULLET, le terrain favorable au développement de la lithiase biliaire est représenté par la cholémie familiale. Toujours, ou presque toujours, ces auteurs retrouvent, chez les lithiasiques, l'ancienneté des symptômes de la cholémie familiale. Ces symptômes comprennent des symptômes *fondamentaux : la xanthodermie,* qui est un ictère léger et fruste, sans coloration des conjonctives ; le teint est bilieux, mat, olivâtre ; les *mélanodermies,* généralisées ou localisées ; le *xanthélasma des paupières* ; les *nœvi artériels et capillaires* ; *l'urobilinurie* ; la *cholémie* ; et des symptômes secondaires : *digestifs* (dyspepsie hypersthénique ; pseudo-ulcère stomacal, avec hématémèses, flux bilieux, entérite membraneuse ; constipation, hémorroïdes, appendicite) ; *nerveux* (troubles du caractère, dysphorie, hypochondrie, neurasthénie, migraine, somnolence) ; *cutanés* (prurit, urticaire) ; *urinai-res* : albuminurie intermittente, cyclique, orthostatique ; *douleurs* rhumatismales, goutteuses, *hémorragies*.

Causes prédisposantes locales. — Deux éléments sont nécessaires pour la production des calculs biliai res.

C'est d'abord *l'infection de la vésicule biliaire*, qui ne doit pas dépasser un certain degré de virulence, car, si elle était hypervirulente, elle susciterait du pus (cholé-cystites et angiocholites aiguës suppurées).

C'est ensuite la *stagnation relative de la bile*, que facilitent le port du corset, la grossesse, les ptoses vis-cérales chez la femme, les kystes et tumeurs abdomi-naux ; la vie sédentaire, l'inactivité, l'alimentation co-pieuse, la vie urbaine.

Causes efficientes. — La cause qui crée réellement le calcul biliaire, c'est l'agent infectieux et microbien. L'infection peut venir de l'organisme lui-même ou bien être extérieure à l'organisme.

L'infection est endogène. — GILBERT et LIPPMANN ont montré, qu'au point de vue bactériologique, cinq zones de valeur microbienne différente pouvaient être re trouvées au niveau des voies biliaires.

La première zone (ampoule de Vater et un tiers inférieur du cholédoque) est le siège d'une infection mixte aéro-anaérobique très accusée.

La deuxième zone (tiers moyen du cholédoque) contient de rares aérobies.

La troisième zone (tiers supérieur du cholédoque, canal cystique, vésicule biliaire) présente des anaérobies ; les aérobies ont disparu.

La quatrième zone répond au canal hépatique et à ses branches de division.

Les anaérobies y sont rares.

Ils ont disparu dans les voies biliaires intrahépatiques qui constituent la cinquième zone.

Tous ces microbes aérobies et anaérobies sont les hôtes habituels du tube digestif, colibacilles, entérocoques, b. perfringens, b. ramosus...

L'infection est exogène. — Les germes pathogènes viennent de l'extérieur.

Ils atteignent les voies biliaires en montant par la voie porte, qui est la voie d'entrée principale, c'est le cas pour le bacille d'Eberth.

Ils les atteignent encore par la voie sanguine générale, par apport et ensemencement, à la suite d'une bacillémie, et par le sang de l'artère hépatique.

Ils les atteignent enfin par la bile qui, éliminant et emportant avec elle les bacilles, infecte les voies biliaires (lithiase post-éberthienne).

Ces germes sont ceux de la bacillose de Koch, de la grippe, du paludisme, de la pneumococcie, mais surtout, de l'infection éberthienne.

ÉLÉMENTS PATHOGÉNIQUES

Il n'y a plus lieu d'opposer, l'une à l'autre, les deux théories qui voulaient, chacune à son profit, absorber l'entière pathogénie, *théorie humorale* et *théorie infectieuse*.

Sans le terrain, sans la prédisposition, l'infection seule ne réussirait, pas, chez l'homme, à créer la précipitation de la cholestérine et à faire les calculs biliaires.

L'infection qui peut se produire chez tout le monde ne donnera le calcul biliaire que chez le prédisposé.

INDICATIONS TIRÉES DES ÉLÉMENTS SYMPTOMATIQUES

Chez les *cholémiques familiaux*, qui, d'après GILBERT, feraient fréquemment des manifestations cliniques latentes de la lithiase biliaire, un traitement s'impose.

Nous le développerons au chapitre consacré aux indications étiologiques, la *cholémie familiale* étant, en effet, un des facteurs les plus importants de la lithiase.

La cystalgie paraît due à l'irritabilité des parois sus-citée par les concrétions calculeuses.

Son traitement sera celui de la colique vésiculaire, que nous allons exposer.

Il aura pour but d'assurer la tolérance du calcul.

Il comprendra les moyens suivants : repos absolu,

horizontal, régime du lait écrémé, pris par petites fractions, souvent répétées, ou des petits repas fréquemment renouvelés ; on ajoutera à ces prescriptions le maillot chaud humide, la révulsion *loco dolenti*, ou les applications, sur l'hypochondre droit, de salicylate de méthyle ou d'amyle, d'effet analgésiant, les grands bains généraux. (JOMIER.)

Au moment des paroxysmes, la grande indication est de *calmer la douleur*.

On se préoccupera, la douleur calmée, du traitement différent de la *colique simple* et de la *colique vésiculaire*.

Douleurs intenses et vomissements seront calmés par une injection hypodermique de 1 à 2 centigrammes de *chlorhydrate de morphine*. Il arrive qu'une seule injection est suffisante. Après le sommeil qu'elle procure, le malade ne souffre plus.

Parfois, une seule injection n'est pas suffisante : l'endolorissement et la gêne de l'hypochondre droit s'accompagnent de douleurs et de nausées.

On fera, dans ces cas, une nouvelle injection. Le chlorhydrate de morphine a une haute valeur thérapeutique : non seulement comme sédatif, mais encore parce qu'il fait cesser d'emblée tout accident et remet le malade à l'état de santé.

LEMOINE conseille de donner des doses très faibles, de tâter la susceptibilité du malade.

On fait d'abord une injection de 5 milligrammes de chlorhydrate de morphine :

Injection :

Chlorhydrate de morphine..........	0 gr. 10
Sulfate neutre d'atropine..........	0 gr. 005
Eau de laurier-cerise.............	20 gr.

1 cc. c'est-à-dire le contenu de la seringue de Pravaz, contient 5 milligrammes de morphine et 1 quart de milligramme d'atropine.

Si après 20 minutes d'attente, le calme n'est pas produit, deuxième injection.

Presque toujours une troisième injection est inutile.

La principale contre-indication à l'emploi de la morphine est tirée de l'*état du cœur*.

Je ne vise pas seulement les cas dans lesquels la colique hépatique s'accompagne de collapsus cardiaque, avec pouls petit, irrégulier, hypotension artérielle, mais encore les cas de cardiopathies mitrales, et surtout aortiques, et les myocardites.

Les cardiopathies aortiques sont souvent silencieuses, les cardiopathies par myocardites sont souvent aussi insoupçonnées.

Aussi, dans mon service de l'Hôpital Général, je recommande, chez les vieillards, de faire suivre l'injection de chlorhydrate de morphine d'une injection d'huile camphrée ou de sulfate de spartéine.

La morphine favorise-t-elle la migration et l'évacuation du calcul, procédé naturel de guérison, en arrêtant le spasme musculaire (CHAUFFARD, LEMOINE) ?

L'entrave-t-elle au contraire en facilitant le retour du calcul dans la vésicule ? (SÉNAC).

La discussion n'a pas d'issue. Cliniquement, enregistrons les effets excellents de l'injection hypodermique de morphine.

Non moins excellents sont les résultats des injections de *pantopon*. C'est, dans l'espèce, un excellent succédané de la morphine. Il sera mis en usage quand se dresseront les contre-indications de la morphine.

Les injections d'*antipyrine*, à 20 et 25 centigrammes, atténuent la douleur.

Chlorhydrate de cocaïne.......... 0 gr. 10
Antipyrine .... 5 gr.
Eau stérilisée.................. q. s. p. 20 cc.

L'*hydrate de chloral* et le *chloroforme* en ingestion doivent être repoussés.

On mettra le malade au *repos et à la diète absolus*.

On fera prendre un ou plusieurs *bains*, un peu chauds, à 35° environ, et prolongés pendant près d'une heure.

On appliquera *sur la région douloureuse* des linges chauds, de l'ouate chaude, des fers chauds, des coussins de sable chauds, des sachets de caoutchouc remplis d'eau très chaude, des compresses humides, des

cataplasmes simples, ou laudanisés, de l'huile d'amandes douces, des emplâtres.

Emplâtre :

    Extrait d'opium.................... ⎫
    Extrait de jusquiame.............. ⎬ ââ 2 gr.
    Extrait de ciguë.................. ⎭

Liniment :

Baume tranquille..................	60 gr.
Laudanum de Sydenham..........	10 gr.
Salicylate de méthyle..............	10 gr.
Gaïacol	6 gr.
Chloroforme	20 gr.

Par la voie rectale, on utilisera, *sous forme de suppositoires*, le laudanum, la belladone, l'opium, l'analgésine ; on prescrira des lavements à l'hydrate de chloral, à l'opium, à l'analgésine :

Suppositoire :

    Extrait de belladone.............. ⎫
    Extrait d'opium.................. ⎬ ââ 0 gr. 01
    Beurre de cacao..................   q. s.

Pour 1 suppositoire. Nº 4.

Suppositoire :

Chlorhydrate de morphine..........	1 à 2 centigr.
Beurre de cacao..................	0 gr. 04

Pour 1 suppositoire. Nº 4.

Le professeur GILBERT met entre les mains du malade
des paquets d'*analgésine*, qui est le nom donné à l'*an-*

tipyrine dans le Codex français, de 50 centigrammes chacun, et du *laudanum de Sydenham*.

Dès le début du paroxysme douloureux, le malade se fera administrer un lavement avec 2 à 3 paquets d'analgésine et dix gouttes de laudanum.

Si ces doses, qui sont faibles, ne donnent pas de résultats, il les augmentera sans dépasser 7 à 8 paquets d'analgésine, et quarante gouttes de laudanum.

Quand la colique hépatique sera de faible ou de moyenne intensité, on mettra toujours le malade *au repos absolu*.

On pourra l'alimenter, si l'estomac n'est pas intolérant, avec du lait pur, coupé d'eau de Vichy, des crèmes froides, de la gelée de viande.

On utilisera les moyens externes, et surtout les cataplasmes laudanisés et les grands bains chauds.

Chez ces malades, on pourra recourir aux analgésiques internes. Les perles d'éther, l'eau choroformée, l'hydrate de chloral diminueront les souffrances et empêcheront les vomissements.

Les pilules opiacées, belladonées, l'hydrate de chloral, les capsules d'éther amylvalérianique de BRUEL, l'antipyrine, rendent de grands services.

Une fois la crise de colique hépatique terminée, reste le traitement de la *colique simple* et de la *colique vésiculaire*.

Colique simple. — Dans la première, la thérapeutique vise l'évacuation des calculs ; dans la seconde, la tolérance vésiculaire.

La disparition des calculs constitue le mode de guérison idéal. De tout temps, on a essayé de le réaliser.

On s'efforçait de favoriser *la dissolution des calculs*. Les alcalins, les eaux de Vichy, le remède de Durande, le chloroforme, étaient les meilleurs lithontriptiques biliaires.

Le remède de DURANDE a joui autrefois d'une très grande vogue. Quelques médecins y recourent encore. Si on peut, légitimement, lui contester la propriété de désagréger les calculs biliaires, on doit reconnaître que les malades soumis à ce traitement, et qui peuvent le supporter, éprouvent d'habitude une notable amélioration.

La méthode de DURANDE consistait à soumettre les calculeux à l'usage des délayants et des apéritifs, pendant un certain nombre de jours ; puis, on leur administrait tous les matins 4 grammes d'un mélange de 3 parties d'*éther sulfurique* et de 2 parties d'*essence de térébenthine*. Ce liquide se prend à la surface d'une boisson quelconque, ou mêlé avec un jaune d'œuf.

Aussitôt après l'ingestion du médicament, DURANDE conseillait de prendre quelques tasses de boissons délayantes, eau de veau, eau d'orge, etc.

La drogue de DURANDE est très désagréable à prendre ; elle amène souvent des vomissements.

DUPARCQUE a heureusement modifié la formule de Durande, en substituant l'*huile de ricin* à l'essence de térébenthine. Il prescrit un mélange de 60 grammes d'huile de ricin et de 4 grammes d'éther sulfurique que l'on fait prendre par cuillerée à bouche dans les 24 heures.

BOUCHUT, en 1860, signala la propriété, découverte par CORLIEU en 1856, qu'a le *chloroforme* de dissoudre la cholestérine plus activement que l'éther, et il publia quelques faits cliniques qui démontrent que le chloroforme peut remplacer avec avantage le remède de Durande.

BOUCHUT prescrit à ses malades 1 gramme de chloroforme par jour, dissous à la faveur de 8 grammes d'alcool, dans 500 grammes de vin, ou 300 grammes d'eau ordinaire.

La *glycérine chloroformée* (à 1 goutte de chloroforme par gramme de glycérine), à la dose de 30 à 40 grammes, par fractions étendues d'eau, remplirait le même but (FONSSAGRIVES).

La dissolution des calculs biliaires est reconnue à l'heure présente illusoire. C'est pourquoi, imitant la nature, on s'efforcera de favoriser la migration et l'expulsion des calculs.

La médication évacuante et cholagogue remplirait cette indication.

CHAUFFARD place au premier rang des agents de cette médication l'emploi du *benzoate* et du *salicylate de soude*. Ces deux sels, aux doses moyennes de 2 à 4 grammes par jour, donnent des résultats excellents. On peut les prescrire séparément ou les associer.

> Benzoate de soude du Benjoin.... 10 gr.
> Salicylate de soude................. 20 gr.
> En 30 cachets. 3 par jour pris un à un aux repas.

Les capsules d'*éther amylvalérianique* (BRUEL) à la dose de 4 à 6 grammes, par jour, aux repas, paraissent surtout avoir une action analgésique.

CHAUFFARD dit avoir retiré d'excellents résultats de l'emploi d'un vieux remède, l'*huile de Haarlem*, liquide huileux et brunâtre, très déplaisant par son odeur et sa saveur empyreumatiques, qui est une sorte d'*huile de cade* pour les uns, ou d'*huile pyrogénée de gaïac* pour les autres.

On peut, tous les huit jours environ, faire prendre le soir, au coucher, avec une tasse d'infusion *de boldo*, 1 à 2 perles d'huile de Haarlem, alors que les autres jours la médication par le benzoate et le salicylate de soude sera instituée.

La bile de bœuf a été administrée comme cholagogue sous forme de pilules. On peut l'employer en bols de 30 centigrammes et aller jusqu'à 2 grammes. On peut prescrire aussi des lavements contenant 60 grammes de bile liquide, étendue dans 500 grammes de gruau.

L'huile d'olive, longtemps employée empiriquement, est un cholagogue et un fluidifiant. Chez les malades en imminence de crises, ou présentant des crises à répétitions, CHAUFFARD et DUPRÉ ont montré qu'elle amenait la cessation des paroxysmes douloureux et le retour de la perméabilité biliaire.

On peut donner, le soir, en une seule fois, une dose massive de 300 à 400 grammes, avec la sonde, si le malade a de la répugnance ; ou, trois soirs de suite, une dose de 100 grammes.

Avant et après la prise de l'huile, le malade se rincera la bouche avec une petite gorgée de rhum ou de kirsch.

Le malade peut prendre encore 200 à 400 grammes d'*huile d'olive pure* par cuillerées, en une demi-heure environ.

On lui fait attendre, couché sur le côté droit, que des selles diarrhéiques se produisent, ce qui arrive 8 ou 10 heures après.

Un purgatif, 10 grammes d'huile de ricin, par exemple, donné une heure, avant ou après, l'huile d'olive, favorise son action.

FERRAND a proposé de substituer à l'huile, la *glycérine*, prise soit à la dose massive de 20 à 30 grammes, soit à dose quotidienne de 5 à 15 grammes, dans un peu d'eau de Vichy.

Ces médicaments doivent être intermittents ; au besoin, *combinés entre eux*.

Le traitement alcalin, s'il a peu d'influence comme moyen de dissoudre les calculs, pourrait toutefois, employé avec méthode et persévérance, en prévenir la reproduction.

Le bicarbonate de soude, les sels alcalins à acides végétaux, mais surtout *les eaux alcalines naturelles*, sont les agents habituels de cette médication.

Le bicarbonate de soude sera toujours donné en dehors des repas, une heure ou deux avant de manger. On donnera 2 à 4 grammes de sel dans 250 grammes d'eau, en augmentant jusqu'à 4 et 6 grammes, pendant huit à quinze jours, tous les mois, deux fois par jour.

Benzoate de soude, salicylate de soude, tartrate de potasse et de soude, rentrent dans la médication purgative, que nous étudierons bientôt.

Les eaux alcalines naturelles employées peuvent être les *bicarbonatées sodiques, les bicarbonatées calciques, les sulfatées sodiques, les chlorurées sodiques, les bicarbonatées sulfatées.*

Les plus utilisées sont les bicarbonatées sodiques, dont Vichy est le type. Vichy répond, en effet, au plus grand nombre d'indications données par les lithiasiques biliaires.

Il y a des *contre-indications* à la cure de Vichy : au *point de vue local*, dans l'ictère calculeux chronique avec état général d'amaigrissement et de cachexie ; dans la cirrhose calculeuse ; dans la cirrhose alcoolique anascitique ; dans les cas d'infection avec septicémie, survenant au cours des hépatopathies.

Les *contre-indications absolues, au point de vue général*, sont fournies par la tuberculose, la cancérose, les syndromes artério-cérébro-scléreux, les cardiopathies ; *relatives*, elles se tirent de la scrofule, de l'hypertrophie prostatique avec infection, de la lithiase rénale avec infection, des syndromes scléreux pulmonaires.

Le calculeux envoyé à Vichy devra y faire un traitement à la fois externe et interne.

On lui prescrira des bains minéraux tièdes, de 15 à 30 minutes de durée, des douches tièdes, exceptionnellement des douches froides.

Intérieurement, les malades prendront de l'*eau de la Grande-Grille*, à dose progressivement croissante, à la dose de 7 à 8 verres par jour ; de l'*eau de l'Hôpital*, à dose également croissante, et ne dépassant pas 5 à 6 verres par jour.

Si au cours de la cure, l'accès se manifeste, on suspend le traitement thermal, et on le reprend avec ménagement aussitôt qu'il a disparu.

La cure doit durer 30 ou 40 jours, et même au delà, si elle a été interrompue par des accès.

Sous l'influence du traitement thermal, on voit habituellement, vers le septième ou le huitième jour, à la fin du traitement, ou pendant les mois qui suivent, une crise expulsive se produire avec douleur et ictère.

Ce réveil des coliques hépatiques serait d'un très bon augure pour Durand-Fardel.

Willemin et lui estiment que de nouvelles cures thermales doivent, suivant les malades, venir compléter et consolider la guérison.

Autres eaux bicarbonatées sodiques : Vals, Le Boulou, Ems, Pougues.

Sulfatées sodiques : Carlsbad, Marienbad, dont la cure, plus laxative, spoliatrice, s'adresse aux obèses, aux hypertendus portaux et hémorroïdaires, aux jeunes, aux pléthoriques. Brides-les-Bains remplace avantageusement Carlsbad.

Eaux chlorurées sodiques : Châtelguyon, Balaruc.

Bicarbonatées sulfatées : Vittel, Contrexéville, qui brutalisent moins que Vichy : Evian, Aulus, Ginoles, Capvern, La Fou (Pyrénées-Orientales).

Le traitement thermal à domicile constitue une précieuse ressource qu'il faut utiliser.

Colique vésiculaire. — *La colique vésiculaire*, constituée par des calculs trop volumineux pour franchir le cystique et être évacués dans l'intestin, ne saurait faire appel à la médication évacuante et cholagogue. C'est la tolérance qu'il faut chercher.

On préconisera le repos absolu au lit et le régime exclusif du lait écrémé, pris par petites fractions souvent répétées, ce qui favorisera l'écoulement quasi continu de la bile.

On prescrira les applications chaudes, humides, émollientes sur la région vésiculaire (maillot humide), les bains chauds prolongés, les bains dits de Plombières du Codex, bains salino-gélatineux.

Pas de cholagogues, pas de purgatifs ; de rares lavements, de rares suppositoires.

Les cures hydrominérales seront menées avec une extrême prudence.

A Vichy, pas de Grande-Grille, mais l'Hôpital, en petite quantité, avec, comme adjuvant, des bains thermaux prolongés. Ainsi on obtient une sédation marquée (Li-NOSSIER.)

Accidents post-paroxystiques. — *Les accidents*, liés aux coliques cholédocique et vésiculaire, cessent généralement, quand cesse la douleur atroce, point de départ des réflexes, qui leur a donné naissance : aussi est-ce une nouvelle raison de faire immédiatement l'injection hypodermique de chlorhydrate de morphine.

Ele sera suivie d'une injection d'huile camphrée, de caféine même, en cas de défaillance cardiaque.

L'*insuffisance hépatique* n'est habituellement que momentanée.

Persistante, elle relèverait des médications que nous connaissons, — excitatrice des fonctions de la cellule hépatique (cholagogues, opothérapie), diurétique et antitoxique, remplie par les purgatifs, les diurétiques, le régime alimentaire offrant le moins de toxicité, c'est-à-dire le régime ovo-lacto-végétarien.

TRAITEMENT CHIRURGICAL DE LA COLIQUE HÉPATIQUE. — Certains malades sont en proie, quoi que l'on fasse, à des crises si fréquentes et tellement douloureuses que l'état général est gravement compromis : il faut, en pareil cas, conseiller une laparotomie exploratrice.

Si les coliques sont suivies d'asystolie aiguë et menaçante, de syncopes graves et prolongées (MONGOUR), si les accidents réflexes multiples ne cèdent pas à la morphine, chez un malade qui ne peut se soigner par le repos et la cure thermale, si la morphinomanie peut devenir certaine (LINOSSIER), l'indication chirurgicale s'impose.

L'intervention systématique réclamée par certains chirurgiens, LEJARS entre autres, calquée sur l'intervention systématique de l'appendicite, ne nous paraît pas soutenable.

Traitement des accidents d'obstruction, d'infection et de migration anormale. — Dès que ces complications entrent en jeu, isolément ou ensemble, la situation change ; de nouvelles indications apparaissent, relevant de la thérapeutique médicale et de la thérapeutique chirurgicale.

En clinique, l'*obstruction intrahépatique* est rarement diagnostiquée ; elle n'a que des signes secondaires.

Mais l'*obstruction du canal hépatique, du canal cystique et du cholédoque* se traduit en clinique par la colique hépatique et l'ictère chronique.

La colique sera traitée par les procédés que nous venons d'indiquer.

L'ictère chronique par rétention et obstruction calcu-

leuse ne retentit pas d'emblée sur l'état général, ne crée pas d'emblée la fièvre ou l'état septicémique. Il permet donc le plus souvent un traitement médical. On peut attendre et espérer une guérison naturelle.

Il faut s'efforcer de désobstruer les voies biliaires, par suite, d'expulser les calculs.

On prescrira le repos, les bains prolongés, le régime lacté partiel, ou même intégral, une cure thermale à la station, si la saison le comporte, sinon une cure thermale à domicile.

L'administration d'eau minérale à domicile alternera avec celle du benzoate et du salicylate de soude (CHAUFFARD).

Ou encore, on fera dissoudre un des paquets suivants dans un litre d'eau bouillie, dont le malade prend 60 grammes au réveil, 100 grammes à 10 heures du matin, 100 grammes à 5 heures du soir, et 100 grammes à 10 heures du soir (ROBIN).

Bicarbonate de soude..............	8 gr.
Phosphate de soude sec..........	
Sulfate de soude pur.............	ââ 3 gr.
Benzoate de soude................	1 gr.

Pour un paquet, 4 à 10. Faire dissoudre un paquet dans un litre d'eau.

A. ROBIN conseille également une infusion de feuilles *de boldo* (2 gr.), 2 fois par jour, chaque fois avec une *perle d'éther.*

Le meilleur traitement médical de l'obstruction cal-

culeuse du cholédoque est le traitement par les cholagogues.

On peut employer l'un ou l'autre de ceux-ci ; mais le
meilleur est l'*huile d'olive* (GILBERT).

Le malade ingèrera le matin, à jeun, des quantités
progressives d'huile d'olive, en ayant soin de laisser,
entre chaque prise, un intervalle de deux à cinq jours,
suivant la violence de ses réactions digestives.

La première dose sera communément de 25 à 50 cc.,
les suivantes augmenteront progressivement de 25 à
50 cc., jusqu'à 150 et 200 cc.

Plus rapprochées, les prises produiraient le dégoût
et l'intolérance ; à dose uniforme, elles amèneraient
l'accoutumance.

L'expulsion du calcul peut être obtenue après un
nombre variable de séances d'ingestion (GILBERT, CAR-
NOT et JOMIER).

Les médications antiseptiques et purgatives, par le
bétol, le benzonaphtol, le charbon, le salicylate de
bismuth, par le podophyllin, l'aloès, la rhubarbe, le
séné, le calomel, seront alternées et longtemps continuées.

CASSAËT a obtenu d'heureux résultats en administrant
quotidiennement 10 cc. de solution glycérinée de suc
hépatique à 20 %.

Mais si le malade, après deux ou trois mois de ce
traitement médical, reste toujours aussi ictérique, s'il
maigrit, perd ses forces, se cachectise, l'indication

thérapeutique se modifie. L'heure de l'intervention chirurgicale va sonner.

Encore qu'il soit difficile de fournir une règle générale, c'est du deuxième ou troisième mois que l'ictère calculeux doit être opéré (CHAUFFARD).

MONGOUR estime, avec juste raison, qu'il n'est pas clinique d'assigner à l'ictère par rétention une durée fixe, uniformément constante, pour tous les sujets, au delà de laquelle l'intervention chirurgicale s'impose. Les limites de deux mois, trois mois, un an, sont arbitraires et empiriques.

Sans doute, il faut attendre, mais attendre seulement aussi longtemps que le foie et les tissus tolèrent l'inversion du courant biliaire (MONGOUR).

L'heure est venue de lever l'obstacle quand l'ictère métapigmentaire s'est substitué à l'ictère orthopigmentaire (MONGOUR).

La cholécystite hydropique ne constituant aucun danger immédiat, n'indique pas, par elle-même, l'intervention chirurgicale. Si elle devient, par son volume, une cause de malaises intolérables, ou si des complications intercurrentes naissent d'elle, l'intervention chirurgicale s'impose.

Les complications septiques, *cholécystites suppurées et angiocholites suppurées* relèvent à peu près exclusivement du traitement chirurgical.

Les infectés vésiculaires, comme les infectés canali-

culaires, peuvent présenter un *syndrome d'infection aiguë* ou *d'infection chronique.*

Dans le syndrome d'infection aiguë, on mettra en œuvre la médication antiphlogistique locale, dont les agents sont les compresses humides, les ventouses scarifiées, la vessie de glace à demeure, les badigeonnages de la région hépatique avec le salicylate de méthyle, les cataplasmes chauds...

L'antisepsie biliaire et l'antisepsie intestinale seront une médication adjuvante que rempliront le calomel, le salicylate de soude, le benzoate de soude, le salol, le salophène, les pilules bleues du Codex, les purgatifs salins et drastiques, les grands *lavages intestinaux froids*, 1 à 2 litres à 15° au maximum (méthode de KRÜLL), les grands *lavements* d'eau chaude (méthode de MOSLER).

Contre l'infection, et la fièvre qui la caractérise, on fera des frictions avec la pommade au collargol, on injectera des solutions salines isotoniques en injections hypodermiques, des solutions de métaux colloïdaux, collargol à petits grains, argosol.

Dans le syndrome d'infection chronique, il n'y a plus place pour la thérapeutique médicale. C'est l'intervention chirurgicale qu'il faut d'emblée conseiller.

Les infectés en état de rétention métapigmentaire n'ont qu'à gagner à une intervention chirurgicale précoce (MONGOUR).

Pratiquement, MONGOUR propose de considérer comme ayant atteint la limite de sa résistance, mais comme susceptible encore de réparation, et par conséquent comme justiciable d'une intervention, tout foie lithiasique infecté en état de rétention biliaire ortho ou méta-pigmentaire, et même sans rétention, qui pendant une période de 5 à 10 nychthémères *ne varie pas dans son volume.*

Les contre-indications relèvent de l'état général des malades.

Sauf le cas d'extrême urgence, on n'interviendra pas chez les femmes enceintes, chez les artério-scléreux épuisés, chez les cardiaques en état de cachexie, chez les tuberculeux pulmonaires, chez les tarés et les phtisiques.

La vieillesse n'est pas une contre-indication : c'est dans l'état général du vieillard qu'il faut chercher les motifs d'agir ou de s'abstenir. Mais l'âge n'intervient pas.

Les migrations anormales avec formation de fistules variées comportent surtout un traitement chirurgical, comme l'obstruction calculeuse de l'intestin.

Sans doute les médications antiphlogistique, évacuante, antiseptique, antiinfectieuse, seront mises en œuvre, mais c'est à la chirurgie active qu'il faudra faire, le plus tôt possible, appel.

Lorsque *l'infection est universelle*, que la suppuration a atteint le pancréas, le rein, les méninges, les plèvres, la thérapeutique antiinfectieuse par les métaux colloïdaux, par les injections de solution salée isotonique, les abcès de fixation, est impuissante.

La chirurgie elle-même ne peut être d'aucun secours.

Telle est la thérapeutique à opposer aux accidents d'obstruction, d'infection et de migration. Elle est incertaine encore dans ses indications. Les éléments à mettre en équation sont nombreux, disparates, et c'est la raison de cette difficulté. L'analyse clinique, appliquée à chaque malade, permettra d'apporter à la solution du problème les données précises qui lui manquent encore.

C'est en tous cas un très grand progrès réalisé que celui qui permet, grâce aux travaux de l'Ecole française et de l'Ecole allemande, avec KEHR, de combiner la CHOLÉDOCOTOMIE et la CHOLÉCYTECTOMIE, toujours suivies du DRAINAGE de l'HÉPATIQUE.

INDICATIONS TIRÉES DES ÉLÉMENTS ANATOMIQUES

Dans la *cholécystite hydropique*, le traitement médical (repos absolu, lait écrémé, médication antiphlogistique locale) sera tenté d'abord, mais on arrivera bien vite, s'il n'y a pas d'amélioration, au traitement chirurgical.

Dans la cholécystite scléro-atrophique, tentez toujours le traitement médical.

S'il paraît avoir réussi, ordonnez pendant quelques jours une série de purgations à l'huile de ricin.

Si, à la suite de ces purgations, la sensibilité vésiculaire disparaît, vous pouvez continuer le traitement médical. Si, au contraire, la vésicule reste douloureuse, conseillez l'intervention chirurgicale (KEHR).

Malgré un état semblable, disent CHIRAY et CASTAIGNE, on se gardera d'opérer un sujet de 50 à 60 ans, lithiasique de vieille date, obèse, à ventre adipeux et flasque, à myocarde hypotonique, à veines variqueuses, surtout s'il s'est albuminurique ou glycosurique.

Dans la cholécystite suppurée, le traitement médical ne durera pas plus de 24 heures.

En admettant même qu'il donne quelque répit, on profitera de la régression pour conseiller l'opération.

L'ictère par rétention, la cirrhose biliaire calculeuse, les angiocholites suppurées soulèvent des questions complexes sur le moment de l'intervention chirurgicale. Nous les avons résumées plus haut.

Nous avons dit que dans les *angiocholécystites suppurées*, l'opération était inutile, l'issue étant fatale. KEHR ne souscrit pas à cette opinion pessimiste.

La pancréatite aiguë indique l'intervention chirurgicale d'urgence.

La *pancréatite chronique* n'est justiciable que des moyens chirurgicaux dirigés contre la lithiase du cholédoque

Les péritonites généralisées et *l'abcès péritonéal périhépatique* indiquent l'intervention chirurgicale.

Le calcul biliaire. — Nous aurons à signaler, dit FONSSAGRIVES, une fois de plus, l'ingérence abusive de la chimie en thérapeutique : de ce que la cholestérine se dissout dans l'éther et dans l'essence de térébenthine, de ce que les alcalins concentrés dissolvent le mucus et les matières colorantes biliaires qui forment les couches corticales de ces calculs, s'ensuit-il que ces mêmes substances, diluées par les liquides de l'estomac ou du duodénum, plus diluées encore quand elles n'arrivent à la bile que par les voies détournées de l'absorption, exerceront sur les concrétions hépatiques la même action destructive ? Il n'est nullement permis de le penser.

INDICATIONS THÉRAPEUTIQUES TIRÉES DES ÉLÉMENTS ÉTIOLOGIQUES

La lithiase biliaire est souvent héréditaire.

L'hérédité est similaire ou dissemblable.

C'est vers l'âge mûr que la prédisposition héréditaire peut se transformer en syndrome confirmé. Donc, les sujets dont les ascendants ont été en butte à la lithiase, ou qui sont *des arthritiques, des hépatiques, des cholémiques familiaux* doivent, à cette période de leur vie, être placés dans les conditions hygiéniques d'alimentation, d'exercice, qui semblent les plus propres à prévenir la formation des calculs biliaires.

L'hygiène du prédisposé sera générale et alimentaire.

Hygiène générale. — Le prédisposé ne doit pas être un sédentaire. Il faut lui conseiller un exercice régulier, la marche, la bicyclette, la gymnastique suédoise, l'escrime.

La lithiase est plus fréquente chez les femmes à cause de la sédentarité. Les prisonniers et les hommes de lettres, ces prisonniers volontaires du cabinet, comme les appelle FONSSAGRIVES, semblent également disposés aux calculs biliaires, par leur inaction corporelle.

Le fonctionnement de la peau sera activé par les frictions sèches ou alcooliques, les bains alcalins, les douches tièdes, écossaises, en jet brisé.

L'obésité, si elle existe, nécessitera la cure de réduction des solides et des liquides et le massage.

Hygiène alimentaire. — Elle forme la base du traitement prophylactique.

GILBERT, chez les *cholémiques familiaux*, n'hésite pas, au début d'une cure, à prescrire le régime exclusif du lait écrémé. Ce régime peut être recommandé pendant trois semaines environ, à condition qu'on y joigne une cure de repos, car c'est là un régime de sous-alimentation, incompatible avec un exercice physique actif.

Au lait, il est parfois utile de substituer le kéfir, plus particulièrement digestif.

Dans un second temps, le régime peut être élargi et plusieurs petits repas, dont le lait écrémé forme encore la base, sont conseillés au malade ; on joint à celui-ci, à midi et le soir, des potages au lait, des œufs peu cuits, des fruits cuits.

Puis le régime est encore élargi, tout en restant surtout lacto-végétarien.

Le troisième régime peut souvent, à moins de troubles trop marqués, être prescrit d'emblée. Il doit être modéré en quantité, le foie supporterait mal une alimentation trop intensive, et un régime trop riche en albuminoïdes et en matières hydrocarbonées serait mal toléré ; les graisses surtout seraient mal assimilées. Il faut donc recommander de ne les employer que modérément, même dans la préparation des aliments. Les œufs ne doivent être conseillés qu'en quantité limitée, surtout les jaunes.

Parmi les viandes, on doit préférer les viandes blanches, bien cuites, ordinairement mieux digérées.

Réserve faite de celles-ci, des œufs, des poissons frais légers, le régime est exclusivement lacto-végétarien.

La plupart des légumes peuvent être autorisés, toutefois certains aliments indigestes doivent être écartés (choux, oseille, tomates, truffes, champignons), de même que les épices, les acidités, les crudités.

La cholémie, déjà utilement modifiée par le régime, peut être réduite par certaines cures de diurèse, telles que celles d'Evian ou de Vittel, faites à domicile ou à la station, auxquelles on peut joindre de grands lavements d'eau de guimauve à conserver.

A côté d'Evian et de Vittel, Contrexéville, Pougues, Vichy, Châtel-Guyon, Aulus, Le Boulou, Ginoles, La Fou peuvent être recommandés.

Ce qui importe plus encore que le choix des aliments, c'est la *sobriété*.

Les boissons seront plutôt abondantes, peu alcooliques, sans vin pur, ni liqueurs, usage habituel des eaux alcalines légères, comme certaines sources de Vals, des eaux bicarbonatées calciques comme celles de Pougues, des eaux diurétiques comme la Grande-Source de Vittel, les eaux de Ginoles et de La Fou.

Les causes prédisposantes locales nécessiteront la suppression des corsets et leur remplacement par des ceintures, des bretelles chez les hommes, des ceintures abdominales, sur le modèle des ceintures de Glénard chez les femmes.

On recommandera la vie active en plein air, les promenades ; on interdira le sommeil prolongé, les vêtements trop serrés.

Par ces moyens, on luttera contre la *stagnation de la bile*.

Mais celle-ci sera surtout combattue par les médications cholagogue et purgative

Nous savons que les agents de ces médications sont les alcalins, le calomel, les pilules bleues, les diverses préparations salicylées, le benzoate de soude, le cascara, la rhubarbe, l'aloès, la bile de bœuf, les sels neutres purgatifs.

Pour combattre l'*infection endogène* de la vésicule biliaire, on s'adressera aux mêmes médications cholagogue et purgative ; de plus, on leur adjoindra l'anti- sepsie intestinale, dont les agents sont les lavages intes- tinaux chauds ou froids, suivant les méthodes de Mos- LER et de KRULL, le podophyllin, l'aloès, la rhubarbe, le séné, le calomel, le benzonaphtol, le salol, le char- bon.

C'est la chasse biliaire qui assure le mieux l'asep- sie des voies biliaires ; on la réalisera à l'aide des cho- lagogues, dont les meilleurs sont la bile, les sels biliai- res, l'extrait frais de fiel de bœuf, la choléine Camus, le calomel, le salicylate de soude, le benzoate de soude, la boldine, la teinture de boldo.

L'alimentation, telle que nous l'avons tracée, introduit le minimum de poisons dans l'intestin et ne risque pas d'augmenter la virulence des microbes des voies biliai- res.

On pourra faire huit à dix jours de régime lacté exclusif.

La chasse biliaire sera faite d'une façon intermittente mais régulière, tous les quinze jours, tous les vingt jours, tous les mois, suivant les sujets.

Quand elle est *exogène*, l'infection sera combattue suivant la voie d'entrée.

Quand cette voie sera celle de la veine porte, l'anti- sepsie intestinale, la bactériothérapie, les ferments lac- tiques, l'opothérapie pancréatique, les ferments intestinaux, avec une alimentation exempte de toxines et surtout lacto-végétarienne, seront de mise.

Si l'infection arrive par le sang, c'est le traitement de la bacillémie, spécifique ou banale, par les injections de métaux colloïdaux, les injections sous-cutanées de sérum physiologique, les abcès de fixation.

Si l'infection arrive par la bile elle-même, les chasses biliaires à l'aide des cholagogues, des purgatifs intestinaux, rendront les plus grands services.

Ces indications sont d'une capitale importance. Bien remplies et en temps opportun, elles devraient prévenir la lithiase. En tous cas, comme le pense CHAUFFARD, elles permettraient le seul traitement médical. Il ne devrait pas y avoir de traitement chirurgical de la cho-lélithiase. Il y en a un parce que, nous, médecins, nous soignons trop tard nos lithiasiques, ou d'une façon intermittente et écourtée (CHAUFFARD).

Quand la lithiase est confirmée, il faut non seulement observer le régime précédemment indiqué, préventif et prophylactique, mais encore y joindre un traitement interne, qui éloigne ou supprime les accidents aigus de la lithiase.

Pendant dix à vingt jours environ, le malade absorbe quotidiennement, 1 à 2 grammes de salicylate de soude et autant de benzoate de soude, ainsi que 2 grammes de sel de Carlsbad tous les matins

Une fois tous les huit jours, et le soir au coucher, le malade prendra vingt gouttes d'huile de Haarlem.

Pendant dix autres jours, alcalins, lait, lavages intestinaux, Vals et Vichy.

Pendant les dix derniers jours, calomel, purgatifs,
Evian et Contrexéville.

Pendant dix jours, tous les mois, régime lacté exclusif ; puis régime lacto-végétarien pendant dix jours,
avec quelques viandes blanches pendant les cinq derniers jours.

La théorie pathogénique humorale inspire le traitement qui a pour base :

1° La proscription des aliments riches en cholestérine, jaunes d'œufs, cervelles, boudin, viandes ;

2° La proscription des aliments riches en chaux, fari-
neux et eaux séléniteuses ;

3° Un régime de boissons abondantes et délayantes
vis-à-vis de la bile ;

4° Des repas fréquents pour provoquer l'expulsion
de la bile.

La théorie pathogénique infectieuse étend les indications diététiques.

Elle a pour but :

1° D'empêcher l'infection de la vésicule. Le régime
lacto-végétarien s'opposera aux infections intestinales,
qui, par ascension, vont atteindre les voies biliaires. Il
conviendra surtout d'empêcher les excès alimentaires ;

2° D'empêcher la stagnation de la bile dans la vésicule. Il est bon de multiplier les repas. L'exercice régu-

lier, la prohibition du corset chez la femme sont des moyens adjuvants ;

3° Les boissons abondantes en dehors des repas sont utiles pour diluer la bile dans la vésicule.

Prescription du régime. — D'après M. LABBÉ, faire quatre repas par jour ; manger en quantité modérée.

Petit déjeuner, 7 heures et demie.— Œuf à la coque ; pain grillé ou biscottes ; beurre frais ; une grande tasse de lait sucré.

Déjeuner, midi. — Hors-d'œuvre végétal. Un plat de viande (rouge ou blanche, maigre et dégraissée, de boucherie, volaille ou poissons) peu abondant.

Un plat de légumes secs, pâtes, riz, pommes de terre ou légumes verts ; cuits à l'eau ou additionnés de beurre frais, en petite quantité au moment de servir.

Un entremets (pudding, soufflé, tarte). Fruits cuits ou crus.

Pain grillé. Boisson peu abondante pendant les repas. Eau légèrement alcaline (Pougues, Saint-Galmier). Ou un petit verre de vin de Bordeaux coupé d'eau.

Après le repas, une infusion chaude de camomille ou d'orge diastasé.

Dîner, 7 heures. — Potage au bouillon de légumes. Œufs peu cuits. Légumes frais cuits à l'anglaise. Entremets. Fruits crus ou cuits. Pain grillé.

Le soir au coucher, 11 heures. — Une tasse de lait chaud. Un biscuit.

Sont défendus : viandes faisandées, viandes noires, charcuterie, poissons peu frais, coquillages, crustacés, fromages forts, épices, crudités, graisses, liqueurs, vins.

———

CHAPITRE IV

LES SYNDROMES ICTÉRIQUES HÉPATOBILIAIRES

Discussion. — La clinique, avec GUBLER et HAYEM, avait reconnu deux variétés d'ictères, tous les deux subordonnés à la production des pigments biliaires par la cellule hépatique, à leur rétention et à leur résorption dans le foie.

Les pigments biliaires pouvaient être normaux ou anormaux.

Normaux, fabriqués par une cellule hépatique saine, ils donnaient *l'ictère orthopigmentaire, biliphéique, bilirubinique*, franc, ordinaire.

Anormaux, fabriqués par une cellule hépatique insuffisante, ils créaient l'ictère *métapigmentaire, hémaphéique, urobilinurique*.

L'ictère était donc la traduction symptomatique de la résorption intrahépatique du pigment biliaire normal ou modifié (CHAUFFARD).

GILBERT et HERSCHER ont établi que ces deux variétés n'existent pas, tranchées dans leur nature. L'ictère est un dans son essence. Il est produit, que le
foie soit normal ou insuffisant, par les pigments ordinaires de la bile et ces pigments sont d'origine hématique, sanguine. Ils dérivent de l'HÉMOGLOBINE. De
l'hémoglobine sortent la *bilirubine et la biliverdine*, qui
sont les pigments biliaires. Celles-ci engendrent l'*urobiline*, dans l'intestin, qu'éliminent l'urine et les fèces,
sous formes d'urobiline et de stercobiline.

L'urobiline n'est donc pas le résultat de la mauvaise
transformation de l'hémoglobine par un foie malade.
Elle n'est pas d'origine hépatique. Elle est d'origine
intestinale. C'est un produit de réduction, qui prend
naissance dans l'*intestin* aux dépens de la bilirubine
contenue dans le sang et sécrétée par le foie. (Voyez
Fonction biligénique.)

Les aspects divers de l'ictère résultent uniquement
du degré de la *cholémie*, mais n'ont rien à voir avec la
nature des pigments.

Il y a une *cholémie normale*, qui n'est pas fixe à l'état
physiologique, et qui varie suivant le climat, les races,
l'âge, la saison, l'alimentation.

L'ictère métapigmentaire est dû à une *cholémie
moyenne*.

L'ictère orthopigmentaire à une *cholémie forte*.

L'urine, dite hémaphéique, est simplement une urine
rare qui renferme de l'urobiline, parce que le malade
qui l'émet est un cholémique.

L'ictère, dit hémaphéique, résulte d'une cholémie ordinaire légère ou moyenne. S'il présente un aspect particulier, c'est parce que l'urine est raréfiée.

La division classique des ictères en biliphéiques, biliaires, bilirubiniques et hémaphéiques, sanguins, urobilinuriques, ne peut donc être maintenue, puisque tout ictère est dû à des pigments biliaires normaux.

Faut-il conserver une division fondée sur la pathogénie, sujette à des remaniements subordonnés aux acquisitions plus précises de la pathologie expérimentale ?

Faut-il, à l'exemple de CASTAIGNE, ne tenir compte que des caractères cliniques ?

Selon le degré *de la cholémie*, la réduction totale des pigments biliaires contenus dans le sang est possible ou non.

Tant que la cholémie demeure modérée, la réduction est complète, et dans l'urine on constate seulement la présence d'urobiline ou de son chromogène : *l'ictère est acholurique.*

Si, au contraire, la cholémie devient plus intense, la réduction des pigments biliaires dans le sang n'est pas complète, la bilirubine, en partie tout au moins, pénètre dans l'urine : *l'ictère est cholurique.*

Ictère acholurique et *ictère cholurique*, telles sont les deux catégories dans lesquelles on peut classer tous les ictères (GILBERT et HERSCHER).

A l'état physiologique, le sérum contient 1 gramme de bilirubine pour 36.500 cc.

Chez l'ictérique acholurique, 1 gramme pour 15 à 20.000 cc.

Chez l'ictérique cholurique, 1 gramme pour 900 cc.

L'*hypercholémie* constitue le substratum de l'ictère pathologique qui, selon le degré croissant de la cholémie, et selon aussi le fonctionnement du rein, est, soit acholurique, avec diurèse normale, polyurie ou oligurie, soit cholurique, la cholurie pouvant d'ailleurs être pure dans les cas extrêmes, ou s'accompagner d'urobilinurie dans les cas intermédiaires.

Avec CASTAIGNE et MONGOUR, nous divisons les ictères en *typiques* et *atypiques*.

Dans les ictères *typiques*, les urines contiennent nettement, mais en proportion variable, des pigments biliaires. La coloration des téguments est d'un jaune franc très caractéristique.

Ils comprennent les *ictères toxi-infectieux bénins ; les ictères toxiinfectieux graves ; les ictères par obstruction.*

Dans les ictères *atypiques*, les urines ne contiennent pas de pigments biliaires, ou n'en présentent que des traces à peine sensibles. Ces ictères sont peu foncés, la coloration des téguments est à peu près celle du jaune chamois.

Ils comprennent la *cholémie familiale* de GILBERT.

Les ictères d'origine hépatobiliaire, à vrai dire, ne devraient comprendre que *les ictères toxiinfectieux bénins et graves et les ictères par obstruction*, dus à ce que l'écoulement de la bile vers l'intestin est entravé par un obstacle quelconque, situé au niveau des gros canaux, ou même des travées hépatiques.

Mais dans la *cholémie familiale*, ce sont les globules rouges, détruits en trop grande quantité, qui produisent une grande abondance de pigments biliaires. Ceux-ci s'écoulent bien normalement dans l'intestin, mais ils restent néanmoins en quantité considérable dans les tissus, qui en sont imprégnés. Ces ictères ne relèvent que d'une façon indirecte d'un trouble du fonctionnement du foie ou des voies biliaires. Ce ne sont pas des ictères hépatobiliaires. Ce sont des *ictères hémolytiques*.

Ce sont donc des syndromes qui devraient trouver place dans l'étude des maladies du sang.

Mais le foie joue un rôle dans la rénovation et la destruction globulaires : il intervient pour une part que l'avenir fixera dans la pathogénie des syndromes hémolytiques, soit ictériques, soit toxiinfectieux.

D'autre part, par la biligénie anormale, son action peut se retrouver encore dans l'établissement des mêmes syndromes.

Pour ce motif, et parce que la question n'est pas encore fixée, je garderai une place *aux ictères hémolytiques*.

Nous étudierons donc successivement dans un même chapitre :

1° Les ictères infectieux bénins et les ictères toxi-infectieux graves ;

2° Les ictères par obstruction,

et nous réserverons un chapitre spécial aux *ictères hémolytiques.*

Les ictères toxiinfectieux bénins et graves

Nous comprendrons sous cette dénomination l'*ictère catarrhal*, l'*ictère émotif*, l'*ictère infectieux bénin.*

En toute justice, l'ictère le plus bénin pouvant s'aggraver et réaliser le syndrome dit de l'*ictère grave*, un paragraphe particulier ne doit pas être consacré à ce dernier.

Sur le terrain de la thérapeutique clinique, les indications sont les mêmes.

Seule, se pose la question du traitement chirurgical de l'ictère grave. Elle n'implique pas le morcellement de ces syndromes.

ELÉMENTS SYMPTOMATIQUES

Ictère catarrhal. — Il évolue en deux phases.

Dans une première, dite *préictérique*, le malade présente uniquement un syndrome digestif, d'embarras

gastrique, de gastrite légère avec catarrhe gastroduo-
dénal : courbature, céphalée peu intense, légère ascension thermique le soir, inappétence, nausées, vomissements, langue épaisse, saburrale.

Puis, 5 à 6 jours après le début, l'*ictère* apparaît.
Il est d'abord léger, ne se retrouve qu'aux conjonctives,
puis il envahit les téguments et se généralise.

Le sérum sanguin contient de la bilirubine, l'urine
des pigments biliaires, de coloration verte, que décèle
l'acide nitrique.

Les fèces sont ordinairement décolorées.

Les malades se plaignent de prurit.

Objectivement, le pouls est ralenti, le foie douloureux
ou non ; il n'y a plus de fièvre.

Au bout de 8 à 10 jours, les selles se colorent à
nouveau, l'ictère disparaît, les urines deviennent abondantes.

Elles ne renferment plus de pigments biliaires, mais
de l'urobiline.

Une crise azoturique accompagne la crise polyurique.

C'est un syndrome d'hyperhépatie.

La terminaison est la guérison ; parfois, cependant,
cette guérison est précédée d'une longue convalescence ; les malades restent amaigris et ne reprennent
leurs forces que lentement.

Dieulafoy a décrit une *forme clinique prolongée*
pendant 2 et 3 mois, avec variation d'intensité de l'ictère, foie volumineux et douloureux, épistaxis, amai-

grissement et affaiblissement, forme qui guérit cependant sans laisser de traces.

Ictère infectieux. — Cliniquement, il se présente sous deux formes : la forme simple, la forme à rechutes.

a) *L'ictère infectieux simple* débute souvent brusquement, par un frisson, de la fièvre, de la céphalée, ou par un syndrome gastrique plus grave et plus marqué que dans l'ictère catarrhal.

Le malade est agité, vertigineux, insomnique. Il réalise le tableau clinique de l'infection, avec hyperthermie, urines rares, albumineuses, hypoazoturiques, épistaxis, herpès labial.

Puis, 5 à 6 jours après ce début, *l'ictère* apparaît avec son cortège de symptômes habituels : décoloration des fèces, cholémie, cholurie.

Les phénomènes d'infection générale tombent à ce moment. Mais l'atteinte hépatique prédominante se traduit par la diminution de l'urée, l'épreuve positive de la glycosurie alimentaire.

C'est un syndrome d'hypohépathie.

L'atteinte toxiinfectieuse a été plus forte, la cellule hépatique n'a pas eu le temps de se défendre par l'hyperfonctionnement réactionnel.

Au bout de 15 à 20 jours, une crise urinaire, polyurique et azoturique, se montre qui amène la chute de la température et la disparition des phénomènes généraux.

L'ictère diminue progressivement ; les selles se reco-
lorent.

Mais la convalescence est toujours très longue ; l'u-
robilinurie persiste longtemps.

Les fonctions hépatiques profondément troublées, ne
reprennent que peu à peu leur équilibre normal ; l'a-
maigrissement persiste longtemps.

Le malade reste faible, avec des masses musculaires
flasques, se fatigue au moindre effort, présente des
sueurs abondantes.

La crise urinaire peut ne pas apparaître ; la sidération locale, la sidération hépatique et générale peuvent
être telles que les défenses, insuffisantes, conduisent le
patient à l'ictère grave.

Ici encore, on a décrit une forme prolongée, dans
laquelle l'ictère persiste pendant plusieurs mois.

b) *L'ictère infectieux à rechutes* (maladie de MA-
THIEU-WEIL, typhus hépatique de LANDOUZY) est une
forme rare et grave.

Après une période d'incubation de 10 à 12 jours, le
début est brusque, marqué par une hyperthermie considérable, des vomissements, de la céphalée, des myal-
gies.

C'est toujours, comme pour l'ictère catarrhal et l'ictère infectieux, le syndrome de l'infection générale,
mais ici plus grande, plus profonde, comportant, de
la part du malade, des défenses plus marquées et plus
dramatiques : c'est en effet, en outre de l'hyperthermie,

le subdélire, l'albuminurie, l'aspect typhoïdique, avec épistaxis et herpès labial.

Puis, 5 à 6 jours après ce début, l'*ictère* se développe. Il est toujours foncé.

Les urines sont peu abondantes, très colorées, renferment de la bile et de l'albumine.

Les selles peuvent être décolorées ou garder leur coloration normale.

Les hémorragies sont fréquentes (épistaxis, hémorragies des gencives, de la rétine, purpura, hémoptysies, hématémèses, exanthèmes variés).

Le foie et la rate sont volumineux et douloureux à la pression.

Au bout de 8 à 10 jours de cette période d'acmée, au moment où l'état semble le plus grave, la défervescence se produit : une crise formidable a lieu, polyurie, azoturie, sueurs profuses. Les hémorragies s'arrêtent, l'ictère pâlit. Le malade paraît entrer en convalescence.

Au bout de 3 à 8 jours, les frissons reparaissent, l'hyperthermie se manifeste, les urines deviennent rares, la rate et le foie s'hypertrophient douloureusement, la glycosurie alimentaire est positive : un nouveau cycle semblable au premier va se produire et évoluer.

C'est la *rechute*.

La rechute dure un septenaire : après quoi, après une série de crises sudorales, urinaires, bilieuses, la convalescence s'installe lentement, et la guérison s'obtient enfin d'une façon définitive.

Ictère grave. — C'est l'expression la plus haute de la déchéance hépatique : il est la terminaison possible et l'aboutissant de toutes les hépatopathies.

Début. — Le début peut être progressif, rapide, ou brusque.

Progressif, il est insidieux ; il prend le masque clinique de l'embarras gastrique, de l'ictère catarrhal, de l'ictère infectieux bénin.

Progressif, il est noyé parmi les symptômes qui appartiennent à un syndrome ou à une maladie, qu'il vient compliquer ; l'ictère grave est alors consécutif à une septicémie, à une angiocholite descendante, à une cholécystite calculeuse infectée...

Rapide, le début se fait entre 4 et 6 jours, caractérisé par des frissons suivis ou non d'hyperthermie ou d'hypothermie, de vomissements, de céphalalgie intense, de rachialgie, de douleurs musculaires et articulaires, d'asthénie, d'épistaxis.

Brusque, le début se traduit par une extrême fatigue, des douleurs généralisées, violentes, marquées aux lombes et à la tête, et en 24 heures, conduit à la période d'état.

Période d'état. — Ictère, phénomènes nerveux graves (état typhoïde), hémorragies : tels sont les trois symptômes prédominants (JOMIER).

L'ictère. — Il se manifeste par la teinte jaune des téguments, par des modifications dans la coloration des urines, des fèces et du sérum sanguin.

La teinte jaune de la peau et des muqueuses est d'intensité variable ; tantôt marquée, tantôt, et plus souvent discrète, elle passe parfois complètement inaperçue.

Il n'existe d'ailleurs aucune corrélation entre le degré de la jaunisse et la gravité du syndrome. La dénomination d'ictère grave n'implique nullement l'idée d'ictère intense (DIEULAFOY).

Les urines ont une coloration foncée ; elles renferment tantôt des pigments biliaires non réduits (l'ictère est alors *cholurique*), tantôt de l'urobiline (l'ictère est *acholurique*).

Les selles, d'abord normalement colorées, parfois même hypercholiques, peuvent se décolorer ensuite complètement.

Lorsque cette décoloration coïncide avec une décoloration parallèle des téguments ou des muqueuses, c'est l'indice que la cellule hépatique ne sécrète plus de bile, que l'*acholie sécrétoire* (JACCOUD) est réalisée, et ce symptôme est des plus graves.

Le sérum sanguin contient une proportion élevée de bilirubine.

Il semble donc qu'il y ait un moment hypercholie fécale, vomitive, sanguine, urinaire, hypercholie en fonction d'une suractivité extrême de la cellule hépatique et précédant la déchéance définitive de celle-ci.

Syndrome typhoïde. — Le malade, comme un typhique, reste affalé sur son lit, plongé dans la stupeur, le visage sans expression, les yeux immobiles, enfoncés, le regard vague, perdu, la face animée de trémulations musculaires.

Atteint de carphologie, il cherche à ramener les couvertures sous le menton, à saisir des objets imaginaires.

Anéanti, prostré, il répond mal aux questions qu'on lui pose, et souvent reste insensible à toute excitation.

L'haleine est fétide, des fuliginosités encombrent les dents et les gencives, la langue est sèche, rôtie, noirâtre, tremblante ; les narines sont souillées de sang coagulé.

La sensibilité, la motilité, la réflectivité, l'intelligence sont plus ou moins profondément atteintes.

On observe couramment : le *délire*, qui se traduit en un marmottement incohérent dans le jour, en paroles plus bruyantes et tout aussi incohérentes pendant la nuit ; les *convulsions* partielles ou limitées, plus ou moins répétées et intenses ; enfin, après la phase de réaction plus ou moins violente et incoordonnée, le *hoquet* persistant, la dépression et le *coma*, avec incontinence de l'urine et des matières fécales.

Hémorragies. — Les hémorragies sont constantes : épistaxis, hémorragies gastro-intestinales, les plus fréquentes, suffusions purpuriques de la peau ou des muqueuses ; chez la femme, métrorragies, et en cas de grossesse ou de travail, hémorragies utérines entraînant hors de l'utérus le produit de la conception et constituant par leur abondance un danger immédiat.

L'économie tout entière est atteinte : du côté des voies digestives, la langue est sèche et fendillée, l'anorexie absolue, les vomissements fréquents, la constipation totale ; du côté de l'appareil cardio-vasculaire, le pouls est arythmique et accéléré, hypotendu ; les bruits du cœur sont sourds, mous, avec hyposystolie ; du côté de l'appareil respiratoire, on note une respiration haletante, suspirieuse, dyspnéique, avec de la congestion des bases.

La peau est le siège d'érythèmes multiples, polymorphes, scarlatiniformes, ortiés, roséoliques.

La courbe thermique est tantôt élevée, tantôt abaissée au cours du syndrome.

Le pouls fréquent, avec une température basse, le pouls normal avec une température haute, sont d'un fâcheux pronostic.

Les urines sont rares, riches en urates, en phosphates, en leucine, en tyrosine, en cylindres rénaux.

L'hypoazoturie, à la période d'état, peut être extrême, de même que l'hypochlorurie, l'hypophosphaturie.

Par contre, leucine, tyrosine, xanthine, hypoxanthine, créatine, sont abondantes : le foie ne transforme plus les produits qui lui arrivent.

L'albuminurie est constante et marquée, 2 à 3 grammes.

Les urines sont hypotoxiques.

Le sang coagule mal : le sérum reste laqué. Il contient peu d'urée mais beaucoup de matières extracti ves : leucine, tyrosine.

Evolution. — L'évolution de l'ictère grave est plus ou moins rapide. Constitué, ce syndrome ne se prolonge jamais plus d'une ou de deux semaines en l'état ; il tue parfois en 24 heures.

La guérison est possible : il n'y a pas d'*ictères pseudo-graves*, mais des ictères graves, qui, après une crise formidable sudorale, polyurique, azoturique (40 à 50 gr. d'urée en 24 heures), intestinale (diarrhée profuse) permettent une convalescence lente, pénible, mais qui mènera le malade à la guérison.

On a noté parfois que l'amélioration coïncide avec une suppuration locale (parotidite, otite), ou générale (érysipèle), comme dans les grandes pyrexies infectieuses.

La mort, dans le coma, dans les grands accidents urémiques, est la terminaison fréquente, hâtée par les hémorragies ou l'endocardite infectieuse.

Formes cliniques. — Symptomatiquement, la prédominance de tel ou tel groupe symptomatique peut créer des formes cliniques.

Ce seront les formes typhoïde, délirante, convulsive, ataxo-adynamique, toxique, hypothermique, hyperthermique, forme à grande insuffisance rénale (urémie, Cheyne-Stockes, myosis).

Quant à l'évolution, on retrouve une *forme foudroyante* qui, en 24 heures, conduit à la mort, une forme moyenne, une forme lente.

ÉLÉMENTS ÉTIOLOGIQUES

Les ictères, du plus bénin au plus grave, sont surtout, avant tout, secondaires.

L'atteinte de la cellule hépatique, entame légère, ou destruction brutale, ne se fait subitement qu'en apparence. Elle est précédée, préparée par un certain degré d'altération.

Cette altération, fonctionnelle ou organique, relève de l'*hérédité*, ou constitue une *prédisposition acquise*.

HANOT se demandait si, chez certains individus la cellule hépatique a la solidité, la résistance habituelle, et si une débilité congénitale de l'élément cellulaire ne fait pas l'appoint des causes occasionnelles intercurrentes.

GILBERT et LEREBOULLET rapportent la prédisposition héréditaire à la diathèse biliaire, *diathèse d'autoinfection*, dont le terrain est constitué par la *cholémie simple familiale*.

La notion d'*hépatotoxine*, fabriquée dans l'organisme de l'ascendant, transmissible de celui-ci au descendant, sous forme de lésion ou de trouble dynamique, cellulaire, et spécifique de la cellule hépatique, éclaire d'un jour nouveau et puissant les cas d'ictères familiaux, d'ictères héréditaires.

Acquise, la prédisposition se traduit par une altération cellulaire préalable, créée par l'infection, l'intoxication, l'autointoxication, ou la maladie hépatique elle-même.

L'alcoolisme antérieur, les grossesses répétées, les intoxications professionnelles ou digestives coutumières ou exceptionnelles, les écarts de régime, les rénopathies et les hépatopathies antérieures (lithiase biliaire, carcinomes) ont depuis longtemps modifié la cellule hépatique.

Les ictères ne sont qu'une phase, une étape, qui peut bien être la dernière de l'évolution morbide.

Ne pensez-vous pas, disait HANOT, que le typhus hépatique de Landouzy atteindra plus sûrement un égouttier alcoolique qu'un autre, vivant sobrement ?

Facteurs étiologiques directs. — *Les causes psychiques*. les perturbations nerveuses, *les désordres mécaniques*, *les intoxications*, *les infections*, sont les facteurs déterminants de l'ictère.

Les *ictères de cause mécanique* seront étudiés à part.

Les impressions morales intenses peuvent donner l'ictère. C'est l'*ictère émotif*.

Il vaudrait mieux dire les *ictères émotifs*, car il y a au moins deux variétés de ce genre d'ictère.

Dans l'une, le sujet est déjà un hépatique, lorsque l'émotion se produit.

Dans l'autre, il semble qu'il n'y a jamais eu de trouble fonctionnel cellulaire.

Dans le premier cas, c'est un ictère qui s'explique par l'infection, l'autointoxication, favorisées par l'émotion.

Dans le second cas, c'est un ictère de réaction nerveuse.

Dans l'un et l'autre cas, la prédisposition biliaire serait à la base. (GILBERT et LEREBOULLET.)

Causes toxiques. — Les poisons toxiques peuvent agir sur le sang ou sur la cellule hépatique.

Les poisons du sang sont la toluylène-diamine, l'acide pyrogallique, l'essence d'aniline, l'hydrogène arsénié.

Les poisons de la cellule hépatique sont le phosphore, l'alcool, le chloroforme, l'éther, le mercure, le cuivre, l'arsenic, le plomb.

Le phosphore, à l'autre extrémité, est le poison de l'ictère grave (STADELMANN).

L'ictère catarrhal reconnaît, pour causes occasionnelles, les écarts de régime, l'ingestion abusive des boissons alcooliques (ictère à *crapula*, *à potu immoderato*).

Les causes infectieuses sont celles qu'on rencontre le plus souvent en clinique.

Si, en la plupart des cas, chacune d'elles peut seule créer les ictères, le plus souvent elles s'associent les unes aux autres, et plus souvent encore, elles se prêtent, avec les autointoxications et les intoxications, un mutuel appui.

Les descriptions restent donc schématiques, et en clinique, les causes débordent de ces cadres étroits, et s'entremêlent.

Exogène, l'infection peut revêtir *l'allure épidémique.*

Les épidémies sont saisonnières, ou bien elles atteignent des groupes d'individus travaillant dans des milieux à émanations putrides (tanneries), par matières organiques en décomposition (rivières polluées, curage de ruisseaux infects, de fosses d'aisance, de marécages).

C'est la cause d'un certain nombre *d'ictères infectieux.*

D'autres s'expliquent par l'ingestion d'eaux souillées, absorbées en boissons ou prises dans les bains.

Les substances alimentaires avariées, les viandes et les charcuteries de mauvaise qualité, les poissons non frais, les moules altérées, apportent encore, soit des germes qui peuvent seuls donner naissance aux ictères, soit des troubles d'intoxication profonds, qui facilitent le développement et exaltent la virulence des microbes qui sont les hôtes latents des voies biliaires et intestinales.

Ce sont des exemples d'ictères qui, primitivement toxiques, sont devenus ensuite infectieux.

Exogène, l'infection peut être encore spécifique ou banale.

Spécifique, elle a pu reconnaître pour facteurs : le *bacillus icterogenes capsulatus* de BANTI ; le *bacillus botulinus* de van ERMENGEN, le *bacille d'Eberth*.

Certains ictères catarrhaux sont incontestablement d'origine infectieuse éberthienne (GILBERT et LIPPMANN). Et il est vraisemblable qu'en clinique, bon nombre d'ictères infectieux bénins, où à rechutes, ne sont que des ictères éberthiens.

L'*hématozoaire de Laveran* (fièvre bilieuse hémoglobinurique), le *tréponème*, l'agent de la *fièvre jaune*, l'agent de la *dysenterie amibienne*, les *bacilles paratyphiques*, sont encore les germes spécifiques qui peuvent les créer.

Parfois, c'est le microbisme latent aérobie et anaérobie des voies duodénales et biliaires qui devient pathogène.

Les *b. proteus, aureus, vulgaris, mirabilis*, les *staphylocoques aureus* et *albus*, surtout le *bacterium coli commune* sont les agents des ictères infectieux et jouent peut-être un rôle considérable dans l'apparition des rechutes.

Dans l'*appendicite* à forme grave, toxique, l'ictère grave ou l'ictère infectieux peuvent se montrer : c'est le *vomito negro appendiculaire* de DIEULAFOY.

Cliniquement, il y a donc toute une série d'infections dans lesquelles l'ictère est le plus frappant des symptômes.

On doit les distinguer d'un autre groupe, où l'atteinte du foie et les ictères ne sont qu'un épiphénomène au cours d'une infection générale, avec localisation secondaire bien caractérisée.

Toutes les *infections aiguës*, l'érysipèle, la scarlatine, le choléra, la fièvre typhoïde, la pneumonie, peuvent, par leurs toxines, créer l'ictère ou favoriser la virulence des germes saprophytes et anaérobies, intestinaux et biliaires, virulence à la faveur de laquelle se développerait l'ictère.

ELÉMENTS PATHOGÉNIQUES

Il n'y a pas de microbe spécifique de l'ictère, pas plus de l'ictère catarrhal que de l'ictère grave. Les ictères sont donc des syndromes anatomocliniques. Ils ne sont pas des entités morbides.

Théorie hépatique. — Les ictères seraient expliqués par une lésion du foie qui irait, anatomiquement, depuis la simple dislocation des travées, jusqu'à la destruction complète de la cellule hépatique, remplacée par des gouttelettes de graisse.

Cette lésion serait produite par les facteurs étiologiques énoncés.

Théorie rénale. — Dans tous les ictères, il y a sur-production d'éléments nocifs, comme dans toute infec-tion et dans toute autointoxication, et dans toute intoxi-cation. Ces produits, le rein doit les éliminer. Cette élimination adultère la cellule rénale, qui bientôt flé-chit et ne laisse plus passer les poisons. Ceux-ci, rete-nus, viennent léser la cellule hépatique.

Théorie de la toxiinfection générale. — Les ictères sont des syndromes. Ils n'ont pas d'étiologie, ni de symptomatologie, ni d'anatomie pathologique toujours identique. Ce qui les réunit, c'est qu'ils sont toujours provoqués par une toxiinfection sur un terrain prédis-posé. Celle-ci atteindra la cellule hépatique plus ou moins fort, et en même temps toutes les autres cellules de l'économie (rein, pancréas).

ELÉMENTS ANATOMIQUES

L'ictère, dans l'ictère catarrhal, émotif, avait été attri-bué à une oblitération du cholédoque par un bouchon muqueux.

En réalité, nul n'a constaté l'existence de ce bou-chon.

Il faut faire jouer un certain rôle au catarrhe irri-tatif des canalicules biliaires, dont les cellules, les unes boursouflées, les autres détachées, obstruent ces cana-licules, qui ne sont modifiés que par places.

Les lésions de la cellule hépatique sont en fonction de l'intensité du poison toxiinfectieux, depuis la *simple dislocation de la travée* (ictère catarrhal, infectieux) (HANOT) jusqu'à la *stéatose aiguë* de la cellule, complètement détruite et remplacée par des gouttelettes de graisse (intoxication phosphorée, ictère grave).

Il est des autopsies qui sont négatives : la cellule hépatique n'a pas de lésions.

On peut penser qu'elle a été inhibée, comme si la vie du lobule avait été suspendue fonctionnellement, ainsi que peut l'être par exemple celle du rein (J. RENAUT), à la suite d'un coup d'œdème qui ne laissera après la mort aucune trace, si ce n'est un peu d'infiltration des interstices conjonctifs.

Macroscopiquement, *dans l'ictère grave*, le foie, très diminué de volume, s'étale sur la table d'amphithéâtre, tacheté de plaques blanc jaunâtre, de forme et d'étendue variables, entremêlées de plaques rouge vif, moins larges et moins nombreuses ; il est d'une couleur *jaune safran* ou *ocre*, plus ou moins foncé, de là, le nom d'*atrophie jaune aiguë*, donné à la lésion par FRÉRICHS.

Dans la vésicule biliaire, aplatie, quelques cuillerées à café de bile sirupeuse, couleur jaune marron.

Reins, rate, pancréas, cerveau, cœur, sont atteints de dégénérescence granulo-graisseuse plus ou moins marquée.

Indications tirées des éléments symptomatiques
et des types cliniques

Syndrome gastro-intestinal. — Les *troubles gastriques* relèvent de la médication purgative.

On la réalisera à l'aide des purgatifs salins. On les donnera, dès le début des ictères, sous forme de sulfate de soude, de sulfate de magnésie, à doses fractionnées, 7 à 8 grammes, dissous dans un demi-verre d'eau, le matin à jeun.

La purgation saline est répétée trois ou quatre jours de suite.

Si les nausées et les vomissements sont à craindre, on mettra 25 à 30 grammes de sulfate de soude dans 400 grammes d'eau bouillie, et on fera prendre par 40 à 50 grammes, dans une matinée, avec un intervalle de dix minutes pour chaque prise.

On pourra encore remplir un verre par moitié d'eau minérale purgative (Montmirail, Carabana, Villacabra, Cruzy, Janos), et par moitié d'eau bicarbonatée sodique (Vichy, Vals, Le Boulou). On continuera la purgation pendant trois matins successifs.

Syndrome ictérique. — L'*ictère* indique le rétablissement de la perméabilité biliaire.

On y parviendra en faisant une chasse biliaire à l'aide des cholagogues et en utilisant des moyens mécaniques.

Le salicylate de soude est un cholagogue et un antiseptique biliaire. On en donnera de 2 à 10 grammes par
jour en cachets, ou mieux en potion. Le sirop de rhubarbe et le sirop des cinq racines (racines d'ache, de
fenouil, d'asperge, de persil, rhizome de petit houx),
complètent bien son effet.

Son succédané, le *salophène*, le remplacera souvent,
parce qu'il est mieux toléré, et ne provoque pas de
vertiges, de nausées, de bourdonnements d'oreilles.

Le *calomel* fut préconisé par HANOT. Il agirait surtout comme un cholagogue excréteur, qui provoquerait
la contraction des conduits biliaires. La dose quotidienne doit être de 2 à 4 centigrammes, en pilules ou
en paquets.

LEMOINE donne de 30 à 60 centigrammes, pendant
4 à 5 jours, chaque matin, et recommence à la même
dose, après quelques jours de repos.

Le *salol* a donné d'excellents résultats à ARNOZAN.
De faibles doses (1 gr. 50 à 2 gr.) peuvent être mainte
nues pendant plusieurs jours. DUJARDIN-BEAUMETZ recommande d'associer à parties égales le *salol*, le *salicylate de bismuth* et le *bicarbonate de soude*.

L'acide benzoïque et ses sels sont vantés par HAR-
LEY, PRÉVOST et BINET. On donne l'acide benzoïque à
la dose de 60 centigrammes à 1 gr. 50 par jour ; le benzoate de soude à la dose de 4 grammes et 10 grammes.

Le *podophyllin*, l'*évonymine*, l'*aloès*, la *rhubarbe*,
peuvent entrer dans des préparations utiles :

Cachets :

Benzoate de soude..............
Rhubarbe .... } ââ 5 gr.

Pour 20 cachets. 3 par jour.

Pilules :

Evonymine .... 0 gr. 40
Terpine .... 4 gr.
Savon médicinal.................. 1 gr.

Pour 20 pilules. 2 matin et soir.

Cachets :

Benzoate de soude................ 0 gr. 30
Salicylate de soude.............. 0 gr. 40
Poudre de rhubarbe............... 0 gr. 15

Pour 1 cachet. N° 20. 1 à 2 par jour.

Les *alcalins*, le bicarbonate de soude, les sels de Vichy, les eaux de Vals et du Boulou complèteront le traitement, dès que l'ictère s'atténuera.

Mécaniquement, on essaie d'activer la chasse biliaire par action réflexe.

KRÜLL, de Gustrow, a le premier traité systématiquement l'ictère catarrhal par les injections de 1 à 2 litres d'eau froide dans le rectum. La température est de 12 à 15°. Les lavements sont conservés le plus longtemps possible.

Le lavement de Krüll paraît surtout indiqué vers la fin de l'ictère catarrhal et de l'ictère infectieux bénin, au moment où la crise est attendue. Il semble la préparer, l'amener, la rendre plus rapide et plus profonde.

Mosler traite, au contraire, l'ictère catarrhal par des injections abondantes d'eau chaude dans le gros intestin. Celles-ci sont préférables, quand l'intestin est sensible et réagit par des coliques.

Le syndrome thermique. — Si la fièvre est fonction de l'infection, l'antisepsie des voies biliaires par les cholagogues et les lavements peut avoir une action heureuse sur elle.

Si, malgré l'antisepsie biliaire, et celle dirigée contre l'infection en général, l'hyperthermie est marquée, on aura recours à *la balnéothérapie*.

On pourra donner des bains chauds, des bains tièdes, des bains progressivement refroidis, des bains frais, des bains froids ; la température et la durée des bains, les lotions froides ou tièdes, qui peuvent les accompagner, sont subordonnées aux indications tirées de l'hyperthermie, de l'état des forces, de l'état du cœur.

Dans le bain, le malade boira de l'alcool et du café. Quand il en sortira, on le frictionnera à l'alcool à 70°, ou à l'eau de Cologne.

Les antipyrétiques vrais sont à éviter, surtout l'antipyrine, l'antifébrine, la phénacétine, l'exalgine. Le pyramidon en petites quantités paraît mieux supporté.

L'hypothermie est-elle due au bacillus communis et à ses toxines ? est-elle due, puisque la fièvre est un pro-

cessus de défense, à des réactions organiques troublées et insuffisantes ? Les deux opinions sont défen-
dables.

On la combattra par les injections de caféine et
d'huile camphrée, de sérum artificiel et par le chauf-
fage du malade.

Le syndrome nerveux est complexe : le collapsus sera
combattu par l'immersion froide très courte, par les
frictions, les piqûres d'éther, d'huile camphrée, les sinapismes, l'alcool à l'intérieur.

Le délire sera calmé au moyen d'applications de
glace sur la tête, et par le camphre, les lavements de
musc, d'hydrate de chloral, de valériane, de polybromures.

Le syndrome hémorragique comporte une thérapeutique locale et générale.

Localement, on emploiera les moyens d'action utilisés d'habitude suivant la région affectée : compression, tamponnement, glace ou eau chaude, astringents,
adrénaline et gélatine.

La médication hémostatique générale par le chlorure
de calcium, la *gélatine*, à l'intérieur, les injections
d'ergotine ne donnent pas de brillants **résultats**.

Peut-être l'opothérapie hépatique réussira-t-elle
mieux.

On se souviendra que l'organisme est envahi par les
poisons, que le sang les véhicule en masse, et l'on
sera sobre de médicaments.

Les injections de sérum de sang frais ou de sérum antidiphtéritique seraient à recommander.

Le syndrome rénal est toujours important. Jamais il ne doit être négligé au cours des ictères, même les plus bénins. Mais c'est surtout dans *l'ictère grave* qu'il acquiert toute sa valeur. CHAUFFARD, a pu, en effet, définir les ictères graves : « Ceux où la cellule hépatique est frappée plus ou moins rapidement dans sa vie fonctionnelle et organique, en même temps que la dépuration rénale devient insuffisante ».

Le rein peut être atteint primitivement, ou devenir insuffisant, après avoir essayé de lutter contre les conséquences de l'insuffisance hépatique.

On opposera au syndrome rénal la médication diurétique.

Le *régime lacté absolu* augmente la diurèse et diminue la toxicité du contenu intestinal. On le prescrira donc et on conseillera de mélanger le lait aux eaux alcalines (eau de Vichy, eau de Vals), par parties égales.

L'infusion de feuilles de digitale renforce l'énergie cardiaque et favorise la diurèse.

La lactose, la théobromine, la santhéose, la théobromose seront de précieux moyens de la médication diurétique.

Les sels de lithine (carbonate de lithine) seront donnés avec l'eau de Vittel, Grande-Source, d'Evian, à raison de 2 grammes par jour.

Dans les formes à *déterminations cardiques*, la caféine et la spartéine peuvent rendre des services. On fera 4 injections de caféine, à 25 centigrammes dans la journée.

La digitale est dangereuse, le strophantus incertain. L'huile camphrée les remplacera avantageusement.

Le bain froid et la caféine comportent des *contre-indications*, tirées de l'état des forces et des syndromes nerveux délirants.

TÉDENAT proscrit l'eau froide dans l'hypoazoturie, parce que l'organisme ne peut, vis-à-vis d'elle, exercer une suffisante réaction.

On peut donner des bains frais de 28 à 30°, pendant 10 à 15 minutes de durée, et les répéter deux ou trois fois par jour.

Les lavements suivant les procédés de KRÜLL et de MOSLER, les injections hypodermiques de solutions salines en petites quantités et isotoniques, les injections sucrées sous-cutanées et isotoniques pourront être, dans ces cas, utilisées.

Les manifestations cutanées, fréquentes au cours des ictères, les sudations abondantes, nécessitent une hygiène de la peau, que rempliront les bains tièdes ou chauds, simples ou alcalins, suivant la susceptibilité des malades, les douches, les lotions, les frictions.

Le prurit est un symptôme désagréable, tenace ; il faut le combattre, lui et les lésions de grattage qu'il provoque.

Contre le prurit, on emploiera une médication locale
par les lotions, les pommades, les poudres.

Les lotions seront faites avec du *vinaigre simple*
(1 à 4 cuillerées à soupe par verre d'eau chaude, ou
d'infusion de camomille, ou d'eau de son), avec du
vinaigre aromatisé, additionné d'une petite quantité d'*a-
cide phénique*, avec de l'eau phagédénique (1 à 4 cuillerées par verre d'eau), avec de l'*alcool camphré*, coupé
de trois parties d'eau chaude pour une partie d'alcool
camphré, avec des solutions d'*acide phénique* ou de
chloral au centième, avec de l'*eau chloroformée* ou de
la *liqueur de van Swieten*.

Lotion:

Sublimé	) ââ 0 gr. 30
Chlorhydrate d'ammoniaque........	)
Alcool camphré...................	30 gr.
Eau de laurier-cerise.............	300 gr.

Lotion:

Ichthyol	5 à 10 gr.
Alcool	) âa 40 gr.
Ether sulfurique.................	)

Pommade:

Glycérolé d'amidon	60 gr.
Acide phénique..................	1 gr.
Essence de menthe...............	V à X gouttes

Onctions deux fois par jour.

Poudre:

Poudre d'amidon.................	100 gr.
Sous-nitrate de bismuth......... ..	) ââ 25 gr.
Carbonate de bismuth...........	)

Les lavements d'eau froide soulagent le prurit des ictériques (CHAUFFARD).

Contre les lésions de grattage, les bains de vapeur, les bains à l'acide acétique, dans la proportion de 1/4 de litre pour 13 litres d'eau, les bains alcalins ; les enveloppements humides avec de l'eau d'amidon et taffetas gommé pour recouvrir.

L'irritation calmée, on emploie une pommade à l'oxyde de zinc au dixième ou au vingtième, ou bien les enduits imperméables de Unna.

La *médication thyroïdienne* a donné des résultats heureux à GILBERT et HERSCHER.

Le *suc hépatique* a réussi entre les mains de CASSAËT.

INDICATIONS TIRÉES DES ÉLÉMENTS ÉTIOLOGIQUES

La prédisposition héréditaire, la prédisposition acquise conduisent à des mesures prophylactiques.

Ces mesures seront les mêmes, et également justifiées, chez tout malade qui aura présenté un syndrome hépatique, ictérique, cirrhotique, lithiasique, en apparence guéri : CHAUFFARD considère même comme malade tout hépatique qui présente de la glycosurie alimentaire et de l'urobilinurie.

Chez tous ces malades, il faut écarter avec soin toute cause d'infection, d'autointoxication, de surmenage quelconque de la cellule hépatique.

Le prédisposé fuira les foyers épidermiques ; la propreté de la peau sera sauvegardée par des bains fréquents ; les préoccupations morales, le travail intellectuel, seront évités ; la vie sera exempte d'émotions et vécue au grand air avec un exercice modéré.

L'alimentation sera surveillée attentivement.

On préconisera un régime composé d'aliments facilement digestibles et qui diminue au maximum l'apport des toxines au foie.

Suivant l'intensité de la prédisposition ou de l'atteinte hépatique antérieure, on variera, depuis un régime alimentaire complet jusqu'au régime réduit exclusivement au lait.

Dans le traitement de la cholémie familiale, j'exposerai ce régime alimentaire.

J'ajoute qu'il faut attentivement surveiller l'intestin, que la médication purgative et antiseptique tiendra en état de non nocivité.

Tous les 15 ou 20 jours, tous les mois, suivant les sujets, et suivant l'état digestif, ou la congestion douloureuse du foie, donnez du calomel, du salicylate de soude, des purgatifs salins.

Faites un lavage du rein fréquent, par les boissons abondantes et aqueuses, dans l'intervalle des repas, donnez même de la lithine ou de la théobromine, pendant 8 à 10 jours du mois, et plusieurs fois par semaine, faites faire un grand lavage intestinal chaud ou froid.

L'*ictère émotif* comporte les médications antiseptique, purgative et diurétique que nous avons exposées. Mais il convient d'agir sur l'élément nerveux en prescrivant des bromures, de l'éther, de l'eau chloroformée, des sels de zinc, de la belladone.

Chez les prédisposés hépatiques, chez les hépatiques guéris, chez les ictériques actuels, l'éloignement de toutes *les causes toxiques* s'impose, urgente : quand l'intoxication est professionnelle, il faut changer la profession.

L'alcool, sous toutes ses formes, sera rigoureusement interdit : de même, les gros repas, les excès de table, les viandes de boucherie, les viandes noires, les conserves, les sauces grasses, les gâteaux, les mets sucrés en excès, relevés par des vinaigres et des condiments, les moules, les poissons gras.

En cas d'*épidémie et de contagion*, l'isolement s'impose, et aussi l'assainissement des régions et des lieux qui sont le point de départ de l'agent toxique, volatil ou microbien.

Et comme il n'agit que parce que les troubles digestifs le lui permettent, et par fléchissement de l'organisme, c'est l'état général qu'il faut soutenir, chez les égouttiers, les vidangeurs, les tanneurs, chez tous ceux qui respirent de l'air vicié, ou manipulent des produits toxiques.

L'asepsie générale par les bains et les savonnages de tout le corps, l'asepsie de la bouche, des cavités

nasales, des mains et des vêtements sera très rigoureuse.   ,

Toute indisposition, surtout gastro-intestinale, sera
une contre-indication de travail.

Dès *qu'une intoxication alimentaire* surgit, après ingestion de viandes avariées, de moules altérées, voire
après une simple indigestion, recourez à la médication
purgative et antiseptique. Continuez-la plusieurs jours.
Mettez le malade au lait et rien qu'au lait. Laissez-le
au régime lacté et lacto-végétarien jusqu'à ce que toute
possibilité d'infection biliaire soit écartée.

Songez que le microbisme latent du duodénum et des
voies biliaires n'attend qu'une occasion propice pour
devenir manifeste et virulent.

Faites des chasses biliaires avec le calomel, la rhubarbe, les grands lavages intestinaux.

Donnez du benzoate et du salicylate de soude associés.

La constatation d'un *bacille spécifique* conduit à la
médication spécifique. Or, celle-ci n'est pas toujours
possible.

L'ictère syphilitique guérira par le traitement mixte,
injections de sels solubles de mercure et iodure à l'intérieur ; l'ictère des dysentériques, celui des paludéens, bénéficieront du traitement de la dysenterie et
du paludisme, l'ipéca, la quinine, l'arsenic, les ferrugineux, le quinquina, donneront de bons résultats.

Il sera cependant parfois nécessaire de faire le traitement des ictères.

Contre le bacille d'Eberth, les paratyphiques, le microbe de Sanarelli, nous ne pouvons dresser que la thérapeutique générale antiinfectieuse.

De même, lorsque nous sommes en présence de bacilles qui, de saprophytes, sont devenus pathogènes, et des microbes d'infection banale.

Contre ces infections nous devrons essayer de neutraliser l'agent infectieux et ses produits solubles, les rejeter hors de l'organisme, les empêcher de s'y reformer.

Au cours d'*un ictère grave primitif*, ARNOZAN a injecté à un malade, en divers points de son tissu cellulaire, 0 gr. 01 d'acide phénique dilué dans un demi-centimètre cube d'eau distillée. ARNOZAN recommande d'adjoindre à l'acide phénique, comme antiseptique général, suivant la méthode de TEISSIER, le sulfate de quinine, à la dose de 1 gr. 20 par jour, ou 4 grammes de salicylate de soude, *pro die*, pendant la durée de la maladie.

On pourrait donner l'acide phénique en lavements.

CARREAU, de Pointe-à-Pitre, administre dans l'ictère grave infectieux l'essence de térébenthine, soit par voie buccale, soit par voie hypodermique.

Injection :

Essence de thérébentine............ 10 gr.
Vaseline liquide................. 50 gr.

Dix à quinze injections sous-cutanées de 1 cc. chaque par vingt-quatre heures.

CHAUFFARD conseille de n'y recourir qu'avec une extrême prudence. L'essence de térébenthine est nocive pour l'épithélium rénal et l'abcès de fixation n'est plus l'indice d'un procédé défensif suffisant.

Les injections de métaux colloïdaux, collargol, électrargol, argosol, les frictions avec les pommades colloïdales, pourraient, nous semble-t-il, répondre à l'indication.

Pour rejeter hors de l'organisme microbes et toxines, il faut s'adresser à la médication diurétique et purgative.

Or, l'état général, les contre-indique souvent, et l'atteinte quasi constante du rein impose de sérieux motifs de se garder de toute médication trop active ; mais les lavages, suivant les procédés de KRÜLL et de MOSLER, les injections sous-cutanées de solution saline avec lavage du sang, les injections intraveineuses de ces mêmes solutions, ou de solutions sucrées isotoniques, présenteront plus d'avantages et moins de dangers.

Le régime lacté absolu, exclusif, du lait écrémé, du koumis, du kéfir, remplit la troisième indication.

Si l'infection est telle que l'*état des forces* soit profondément atteint, c'est la médication tonique qu'on mettra en œuvre, *malgré sa nocivité.*

On donnera du champagne frappé, de l'alcool, du punch ; on fera des injections d'huile camphrée, des frictions aromatiques, on ne ménagera pas l'acétate d'ammoniaque, le quinquina.

Lorsque l'ictère surgit au cours d'*une toxiinfection générale*, il est justiciable, non seulement du traitement dressé contre cette maladie, mais encore de celui qui lui appartient en propre.

C'est au clinicien à hiérarchiser les indications et à les mettre en rang d'importance immédiate ou secondaire pour le malade.

Cependant, en tous ces cas, l'ictère marque une infection profonde et grave, et ceci indique l'usage des toniques, du quinquina, de la quinine et des métaux colloïdaux.

INDICATIONS TIRÉES DES ÉLÉMENTS PATHOGÉNIQUES

Les médications cholagogue et opothérapique, les extraits de bile, et la bile desséchée roulée dans le salol, les extraits hépatiques, l'opothérapie hépatique, les médications diurétique et purgative, les médications antiinfectieuses générales, remplissent les indications.

INDICATIONS TIRÉES DES ÉLÉMENTS ANATOMIQUES

Localement, sur le foie, les compresses froides et chaudes, les applications de glace ou de sachets brûlants, les ventouses sèches, exceptionnellement les sangsues, seront employées.

L'opothérapie hépatique seule, ou associée à l'opothérapie rénale et pancréatique, rendra des services.

Régime alimentaire. — Quand l'ictère est réalisé,
catarrhal, infectieux, à rechutes, grave, le seul aliment permis est le lait, souvent même le lait écrémé.

Pour prévenir l'ictère, le régime le plus recomman-
dable est le régime ovo-lacto-végétarien.

De temps à autre, un peu de viande de volaille ou de
viande rouge de mouton grillée sera permise à midi.

Les œufs seront peu cuits, brouillés.

Le lait sera pur ou écrémé, pris chaque fois par
petites quantités, cru ou bouilli, lait de chèvre, de vache ou d'ânesse, lait stérilisé, lait additionné de citrate de soude, ou d'eau seconde de chaux, pour le rendre digestible.

Les légumes seront verts ou secs, toujours très cuits,
avec peu de sel et encore moins d'épices.

On ajoutera du beurre frais au moment de servir.

Les légumes secs seront toujours en purées, bien ta-
misées. Les uns et les autres seront copieusement arro-
sés d'huile d'olive.

On conseillera les fruits bien mûrs, surtout les figues
et les raisins, tous les autres seront cuits.

Les pâtes alimentaires avec les farines d'orge, de
malt, d'avoine, de lentilles, seront fréquemment ser-
vies.

Les repas seront espacés de 8 heures.

Les boissons permises ne seront que de l'eau pure,

ou de l'eau diurétique d'Evian, de Vittel, Grande-Source, pendant 10 jours du mois. On ne dépassera pas 200 grammes par repas. Dans l'intervalle des repas, boire des infusions chaudes d'oranger, de tilleul, de camomille, de sauge, de boldo (2 grammes de feuilles par jour en deux tasses), additionnées d'une cuillerée à café de bicarbonate de soude, d'un mélange, par parties égales, de bicarbonate de soude, de phosphate de soude, de sulfate de soude.

Suivant l'atteinte antérieure et les troubles digestifs, on aura recours aux purgations fréquentes, à l'antisepsie par le salicylate de soude, le calomel, le charbon le naphtol β, et il sera bon de se mettre pendant une semaine, tous les mois, au régime lacté.

« Vous conseillerez, écrivait HANOT, *le régime diététique* qui *fatigue* le moins le foie, en insistant surtout sur l'abstinence des boissons alcooliques, des condiments, des graisses, des viandes faisandées.

Vous remonterez le taux de la nutrition de l'organe par les reconstituants généraux, en particulier l'hydrothérapie. La douche locale hépatique, suivant le procédé de LANCEREAUX, vous rendra d'incontestables services.

Vous vous opposerez à l'invasion des agents infectieux par l'administration du calomel, qui est le meilleur médicament antiseptique du foie, à la dose plus ou moins prolongée de 0 gr. 01 le matin, suivant la méthode du professeur BOUCHARD.

Dans le même but, vous recourrez à l'antisepsie intestinale dirigée contre le danger menaçant du côté de l'appareil digestif, qu'il s'agisse d'une infection intercurrente quelconque ou de l'infection colibacillaire, toujours prête à se réaliser et à entrer en scène dès que le foie n'a plus l'influence inhibitrice que vous savez.

Enfin, vous agirez aussi *a fortiori*, et dans la mesure du possible, quand la maladie hépatique sera confirmée. »

Les ictères par rétention
ou par obstruction

Ils comprennent tous les ictères causés par un obstacle permanent à l'écoulement de la bile dans le duodénum, l'obstruction siégeant au niveau des gros canaux biliaires.

Eléments étiologiques

La cause d'obstruction n'est envisagée que pour les gros canaux biliaires. Or, elle peut être intracanaliculaire, extracanaliculaire, siéger dans la paroi du canal lui-même.

a) L'obstacle intracanaliculaire est constitué presque toujours par les calculs biliaires.

Nous avons étudié ce syndrome en même temps que celui de la lithiase biliaire.

Exceptionnellement, ce sont des hydatides, des ascarides, des pépins de raisins.

b) Les obstacles extracanaliculaires sont constitués par des tumeurs malignes, cancer de la tête du pancréas, pancréatites chroniques ; assez rarement, par des tumeurs du rein droit, du côlon, de l'estomac, des kystes hydatiques, des brides péritonéales.

c) Les canaux biliaires peuvent être atteints de rétrécissement congénital (il serait intéressant de chercher, en ces cas, si l'ictère est hémolytique et s'il est héréditaire et familial), ou de rétrécissement acquis.

Acquises, les sténoses sont causées par des ulcérations consécutives à la présence de calculs biliaires, ou très exceptionnellement consécutives aux plaies et contusions accidentelles ou opératoires.

Nous savons que le *bouchon muqueux* qui constituait l'obstacle dans les ictères infectieux bénins et dans l'ictère catarrhal n'est pas constant, et qu'il s'agit d'une inflammation réactionnelle à l'infection.

Les voies biliaires peuvent être atteintes de cancers, cancer du cholédoque et cancer de l'ampoule de Vater.

Eléments symptomatiques

Ictère, cholurie et *cholémie* sont les trois signes fondamentaux, et tous trois très accentués.

Le tableau clinique prend sa signification précise

d'obstruction par adjonction du dernier signe : *la décoloration des matières fécales.*

Les selles sont fétides, pâteuses, d'un blanc grisâtre,
argileuses, ne contenant pas de stercobiline, ni de pigments biliaires. Elles sont de volume diminué, de réaction acide, d'aspect graisseux.

Objectivement, un seul signe est constant.

C'est le grand volume du foie, qui dépasse toujours
les fausses côtes.

La palpation méthodique de la région hépato-pan-
créato-biliaire est d'importance capitale.

Si elle révèle une *vésicule dilatée,* il s'agit d'une obstruction des voies biliaires *par le cancer du pancréas*
(BARD et PIC). Si la vésicule n'est pas perçue, il s'agit
d'une obstruction lithiasique du cholédoque (COURVOI-
SIER et TERRIER).

La rate est hypertrophiée.

ELÉMENTS ANATOMIQUES

Je rappelle (voyez *Angiocholécystites* et *Angiocholites*) que le cholédoque se distend d'une façon énorme en
amont de l'obstacle.

Le foie est augmenté de volume, rempli de bile ; à
la coupe, il peut présenter des dilatations et des cavités ampullaires remplies de bile, de boue bilieuse, de
calculs biliaires.

ELÉMENTS PATHOGÉNIQUES

Lorsqu'un obstacle, au niveau des voies biliaires, empêche l'écoulement de la bile, la sécrétion biliaire persiste, et la bile produite, s'accumulant derrière l'obstacle, distend de proche en proche toutes les voies biliaires. Puis, à l'intérieur de ces voies biliaires dilatées et des tubes hépatiques qui leur font suite, la pression du liquide emprisonné augmente jusqu'à dépasser la pression du sang dans les vaisseaux du foie, et alors, la bile, gagnant le lieu de pression minima, transsude à travers la paroi du tube hépatique et se déverse dans les vaisseaux sanguins : la *cholémie* est constituée (CASTAIGNE et CHIRAY).

TRAITEMENT

Les indications tirées des symptômes, des lésions et du mécanisme sont celles que nous avons exposées dans le traitement des ictères bénins et graves, dans celui des angiocholites et des cholécystites, surtout dans le traitement de la lithiase hépato-biliaire.

Au cas d'obstruction par *cancer du pancréas*, par *pancréatite chronique*, par *cancer des voies biliaires*, le traitement est purement palliatif. Il relèvera l'état général du malade par la médication tonique et calmera les douleurs par la médication analgésique.

L'indication majeure, *dans la lithiase du cholédoque*, est de rétablir la perméabilité des canaux biliaires. Les cholagogues sont les moyens de la remplir. On utilise tous ceux que nous avons indiqués.

Entre tous, l'huile d'olive rendra des services.

WEXLER a préconisé le massage de la région hépatique, GERHARDT la faradisation.

L'absence de bile favorise *les putréfactions intestinales et la non digestion des graisses*.

Il y aura indication à faire une antisepsie soignée de l'intestin. On la réalisera par le charbon naphtolé, le charbon iodoformé, le sulfure de carbone.

Solution :

Sulfure de carbone pur........... 25 gr.
Essence de menthe............... XXX gouttes
Eau .... 500 gr.

(DUJARDIN-BEAUMETZ.)

2 à 3 cuillerées à bouche par jour et même solution pour lavages intestinaux.

Les ferments digestifs, la papaïne, la pancréatine, les entérokinases, la pepsine, les ferments lactiques et la médication opothérapique par les extraits de pancréas, de foie, et l'ingestion de bile de bœuf et de porc, de bile desséchée roulée dans le salol, favoriseront la digestion des graisses.

Le point difficile, dans le traitement des ictères par rétention, est celui qui précise l'opportunité de l'intervention chirurgicale.

Quand, à quel moment, faut-il renoncer au traitement médical, qui toujours devra être mis en œuvre, pour tenter le traitement chirurgical ?

CHAUFFARD, DIEULAFOY, LEJARS, soutiennent que le diagnostic fermement établi d'obstruction calculeuse du cholédoque comporte la suppression du corps étranger obstructeur.

MONCOUR a parfaitement et sûrement précisé les indications opératoires de l'ictère.

A la formule de QUÉNU, qui laisse écouler 4 ou 5 semaines nécessaires pour établir un diagnostic certain, laisser tomber les phénomènes aigus et agir à coup sûr, MONCOUR oppose la formule suivante : dans l'obstruction lithiasique aseptique du cholédoque, l'opération s'impose lorsque la permanence, la diminution d'intensité ou l'aggravation de l'ictère coïncident avec une persistance de l'oligurie.

Lorsque l'obstruction biliaire se complique d'infection, l'hésitation n'est plus permise, quelle que soit la durée de l'obstruction, le malade appartient au chirurgien dès le premier jour.

Ces indications générales peuvent être acceptées pour tous les ictères par obstruction.

La nature de l'obstacle doit entrer en ligne de compte ; elle peut hâter l'intervention, dans le cas de kyste hydatique par exemple ; elle peut également contre-indiquer toute intervention. Ainsi, je ne crois pas légitime, conclut MONCOUR, d'intervenir dans l'ictère chronique consécutif à une lésion du pancréas, même pour dériver le courant biliaire. Mais toutes les fois que la cause d'obstruction est incertaine, il me paraît sage de proposer une laparotomie exploratrice qui, le plus souvent, peut seule fixer le diagnostic.

La cholémie simple familiale

(Gilbert et Lereboullet)

Elle est caractérisée par la présence d'une cholémie variable mais modérée, s'accompagnant communément d'un teint bilieux plus ou moins accusé, tout en n'entraînant pas ordinairement le passage des pigments biliaires vrais dans l'urine.

Eléments symptomatiques

Symptômes fondamentaux. — Ce que l'on voit habituellement chez le cholémique, ce sont des *xanthodermies*, associées au non aux *mélanodermies*, aux *xanthélasma*, aux *nœvi*, lesquels peuvent aussi exister isolément.

a) La xanthodermie est un *ictère léger et fruste*, sans coloration des conjonctives ; le teint est jaunet, jaunâtre, verdâtre, olivâtre ; les cholémiques ont le teint bilieux ; on les compare à des Créoles, des Orientaux, des mulâtres.

Cet ictère peut rester partiel et se limiter surtout à la paume des mains et à la plante des pieds.

Les *mélanodermies* consistent, soit en pigmentations généralisées donnant au visage un aspect gris ou terreux, soit en pigmentations localisées.

Celles-ci sont alors des *nœvi pigmentaires* (grains de beauté), des taches pigmentaires disséminées, et notamment des taches de rousseur, des placards pigmentés, et surtout la pigmentation périoculaire, formant lunette pigmentaire, souvent caractéristique.

Le *xanthélasma des paupières* constitue un autre signe révélateur, sous la forme du petit xanthélasma plan de l'angle interne de l'œil, volontiers méconnu, et qui est un stigmate de cholémie présente ou future.

Enfin, les *nœvi artériels et capillaires* ne sont pas rares et complètent les éléments du *facies cholémique.*

b) L'examen des urines ne donne pas la preuve de l'ictère, car *l'acholurie pigmentaire* est habituelle. Mais il fournit un signe de haute valeur, en permettant de constater une *urobilinurie* plus ou moins accentuée, urobilinurie qui n'est pas un signe d'insuffisance hépatique, mais en relations avec la cholémie.

Il fournit encore la preuve fréquente de l'*hypoazoturie* et de la *glycosurie alimentaire.*

c) La présence de pigments biliaires dans le sérum est le plus souvent facilement constatable. La cholémie est un signe capital.

d) Le foie et la rate sont normaux.

Symptômes secondaires. — a) *Syndrome digestif.* — Les cholémiques sont habituellement des *dyspeptiques hypersthéniques*, ils présentent des *hématémèses* (pseudo-ulcère stomacal), des *flux bilieux*, périodiques ou non, précédés ou non, de migraines gastriques ou intestinales.

Parfois ces troubles dyspeptiques s'accompagnent de fièvre, de crises hépatalgiques ou splénalgiques et peuvent reproduire le tableau des vomissements périodiques de l'enfance.

Ils font des *entérites*, *des entérites membraneuses*; sont sujets à la *constipation*, plus rarement aux crises diarrhéiques ou à des flux biliaires intestinaux; très fréquemment aux *hémorroïdes*.

L'appendicite, enfin, est rencontrée.

b) *Syndrome nerveux.* — Il peut n'y avoir que des *troubles du caractère*.

Actifs ou somnolents, irritables ou apathiques, les cholémiques ont tendance aux idées noires, à la tristesse, à une *sensation de malaise psychique (dysphorie)*.

L'hypochondrie, la mélancolie, la neurasthénie avec aboulie, lassitude et impuissance génitale, s'accompagnent de migraines, celles-ci complétées de flux bilieux et de *somnolences digestives*.

c) Plus que d'autres, les cholémiques, et sur des causes futiles, ont du *prurit*, de l'*urticaire*, de l'*albuminurie*, *passagère*, intermittente, cyclique, des *dou-*

leurs rhumatismales, des *hémorragies* (hémorragie ré-
tinienne), de l'*hémophilie*, de la *bradycardie*, l'*inversion thermique* et la *monothermie* (égalité des deux
températures matinale et vespérale), des accès fébriles
intermittents, rémittents (*pseudo-paludisme biliaire*).

d) *Les antécédents familiaux* des cholémiques montrent leur parenté morbide avec toutes les hépatopathies, colique hépatique, ictère catarrhal, cirrhoses hépatobiliaires.

e) La cholémie est plus un tempérament qu'une maladie.

Aussi le cholémique peut-il poursuivre sa vie sans
présenter rien d'autre que l'un ou plusieurs des symptômes indiqués. Mais qu'une infection surgisse, que,
chez la femme, la grossesse se réalise, la cholémie
orientera vers le foie les effets nocifs de l'infection ou
de la grossesse.

Sur le terrain cholémique naissent et se développent
la plupart des syndromes hépatobiliaires : lithiase biliaire, cirrhoses biliaires, ictère chronique simple avec
sa forme splénomégalique, cirrhoses alcooliques, kystes hydatiques, cancer du foie.

Eléments pathogéniques

Cliniquement, la cholémie doit être regardée comme un état préparant l'infection et réalisant le *terrain
biliaire*.

Elle est un des éléments de la *diathèse d'autoinfection*, prédisposition aux autoinfections digestives, qui expliquent les appendicites, les crises de rhumatisme articulaire chronique ou aigu, le syndrome diabète chez les pancréatiques.

Les syndromes par quoi elle se traduit s'expliquent par la *cholémie*, par l'*insuffisance hépatique*, par l'*hypertension portale*, par les *toxiinfections biliaires* et par les *autoinfections glandulaires associées*.

Elle-même s'explique-t-elle par une infection biliaire, une angiocholite infectieuse ascendante minime ?

S'explique-t-elle par un simple trouble fonctionnel de la cellule exagérant la fonction biligénique ?

Peut-on la rattacher à une hémolyse excessive ?

Ce serait l'opinion à laquelle je souscrirais.

La cholémie familiale servirait de chaînon pour relier les ictères par trouble biliaire initial aux ictères par troubles de la fonction hémoglobinique.

Les ictères hémolytiques congénitaux et acquis compléteraient le syndrome ictérique hyperhémolytique.

C'est une hypothèse qu'il reste à vérifier par l'expérimentation.

INDICATIONS TIRÉES DES ÉLÉMENTS SYMPTOMATIQUES

Les symptômes, nous les avons tous rencontrés au cours des chapitres antérieurs consacrés aux cirrhoses hépatobiliaires, aux lithiases et aux ictères infectieux bénins ou graves.

Ils sont commandés :

Par la *cholémie* : or, l'hygiène alimentaire et quelques agents cholagogues suffisent le plus souvent à l'améliorer et à en empêcher les complications ;

Par l'*insuffisance hépatique* : nous avons appris à la traiter ;

Par la *tension portale* : nous avons étudié ce syndrome et son traitement ;

Par la *toxiinfection biliaire* : nous savons la combattre par les médications cholagogue, purgative, antiseptique, opothérapique, médications qui visent également les *infections glandulaires associées*.

Nous n'avons donc qu'à esquisser l'*hygiène alimentaire* du cholémique familial, qui sera également de mise contre l'*autoinfection digestive et les troubles fonctionnels du foie*.

La cure, au début, comporte *le régime exclusif du lait écrémé*, pendant trois semaines environ, mais à condition qu'on y joigne une cure de repos. Car, c'est là, disent GILBERT et LEREBOULLET, un régime de sous-alimentation incompatible avec un exercice physique actif.

Au lait, il est parfois utile de substituer le kéfir.

Dans un second temps, la *cure peut être élargie et plusieurs repas* sont conseillés au malade, repas dont le lait écrémé forme encore la base ; on joint à celui-ci, à midi et le soir, des potages au lait, des œufs peu cuits, des fruits cuits.

Puis, le régime est encore élargi, tout en restant surtout lacto-végétarien.

Ce troisième régime peut souvent, à moins de troubles trop marqués, être prescrit d'emblée. Il doit être modéré en quantité, le foie supporterait mal une alimentation trop intensive, et un régime trop riche en albuminoïdes et en matières hydrocarbonées serait mal toléré ; les graisses surtout seraient mal assimilées ; il faut donc recommander de ne les employer que modérément, même dans la préparation des aliments.

Les œufs ne doivent être conseillés qu'en quantité limitée (surtout les jaunes).

Parmi les viandes, on doit préférer les viandes blanches bien cuites, ordinairement mieux digérées.

Réserve faite de celles-ci, des œufs, des poissons frais légers, le régime est exclusivement lacto-végétarien.

La plupart des légumes peuvent être autorisés ; toutefois certains aliments indigestes doivent être écartés, choux, oseille, tomates, truffes, champignons, de même que les épices, les acidités, les crudités.

La cholémie, déjà utilement modifiée par le régime, peut être réduite par *certaines cures de diurèse*, telles que celles de Vittel ou d'Evian, faites à domicile ou à la station, auxquelles on peut joindre de grands lavements d'eau de guimauve à conserver dans l'intestin le plus longtemps possible.

L'opothérapie hépatique modifie heureusement les

signes d'insuffisance hépatique, et notamment les hémorragies.

L'*opothérapie biliaire* est efficace contre les troubles de la fonction biliaire intestinale, et l'action de l'extrait pancréatique est manifeste, excellent, contre quelques accidents digestifs secondaires.

Enfin, l'*opothérapie thyroïdienne* est parfois susceptible de modifier utilement le prurit.

Les agents médicamenteux peuvent trouver leurs indications. Le calomel ou les pilules bleues, la quinine, les diverses préparations salicylées agissent sur la toxiinfection biliaire.

Les alcalins, la cure de Vichy, de Contrexéville, de Pougues, de Martigny, de Vittel, du Boulou stimulent le fonctionnement hépato-rénal.

On conseillera les *frictions* sèches ou aromatiques sur le corps, l'*hydrothérapie*, le *massage général*, et parfois aussi, le *massage direct* du foie qui, employé avec très grande prudence, agit sur le chimisme hépatique et modifie l'hypertension portale.

Les lavements chauds peuvent de même tendre à la diminuer.

Les syndromes ictériques hémolytiques
(Castaigne)

A l'état normal, les globules rouges du sang subissent une destruction et une usure continuelles qui mettent en liberté de l'hémoglobine. Aux dépens de l'hé-

moglobine se forment les pigments biliaires qui s'é-
coulent dans l'intestin avec la bile.

Si cet écoulement de bile est entravé par un obstacle
siégeant dans le foie ou dans les canaux biliaires, la
bile est retenue, résorbée, passe dans la circulation
générale et imprègne les tissus : *Ce sont les syndromes
ictériques hépatobiliaires.*

Si, sans lésion du foie, ni trouble de sa cellule, ni
obstacle à l'écoulement biliaire, les globules rouges
sont détruits en trop grande quantité, une grande abondance de pigments biliaires, bilirubine et biliverdine, va
en résulter. Ces pigments s'écouleront en partie dans
l'intestin, mais une grande quantité restera dans les tissus, qu'ils vont imprégner et colorer : *ce sont les syndromes ictériques hémolytiques.*

Éléments symptomatiques

*Tous les ictères conditionnés par une destruction
exagérée des globules rouges, quelle qu'en soit la cause, seront des ictères hémolytiques.*

Caractères communs à tous les ictères hémolytiques

1° L'*ictère* est variable suivant la fatigue, les émotions, le travail, les troubles gastro-intestinaux ; il
teinte en jaune la peau et les muqueuses.

Les urines sont tantôt acholuriques, tantôt urobilinuriques.

Elles ne contiennent pas de pigment biliaire vrai.

Les matières fécales ne sont jamais décolorées : elles sont verdâtres et contiennent en excès de la stercobiline.

Il n'y a aucun symptôme d'intoxication cholémique, ni prurit, ni bradycardie, ni asthénie générale.

2° *L'anémie* est habituellement parallèle à l'ictère. Les malades sont essoufflés par un effort minime, ont des palpitations, des vertiges ; souffles anorganiques au cœur. Les globules rouges descendent à 3 millions et au-dessous.

3° *La splénomégalie* est constante ; la rate est appréciable par le palper et douloureuse.

Le foie est normal et jamais douloureux, s'il est par encontre légèrement hypertrophié.

La recherche des signes de l'insuffisance hépatique (hypoazoturie, glycosurie alimentaire) est négative.

L'urobilinurie est un signe de cholémie familiale mais non d'insuffisance rénale.

4° *Des crises abdominales douloureuses,* spléniques ou hépatiques, annoncent le renforcement de l'ictère.

5° L'examen du sang caractérise le diagnostic. *Lui seul permet d'affirmer l'ictère hémolytique,* s'il y a diminution de nombre et de grandeur des globules rouges, présence d'hématies granuleuses au taux d'au moins 10 %, fragilité globulaire et pouvoir hémolytique du sérum.

Caractères propres à l'ictère hémolytique congénital
(CHAUFFARD)

Syndrome congénital et familial, peut-être hérédo-infectieux, hérédo-syphilitique, se traduisant, dès les premiers jours ou les premiers mois de l'existence, se précisant pendant l'enfance, augmentant encore pendant l'adolescence, et restant ensuite d'une remarquable fixité, mais parfois à début tardif, vers l'âge de 8 ou 10 ans, ou même plus tard.

Cliniquement, il est constitué : par un *ictère marqué*, sans phénomènes d'intoxication biliaire, ni décoloration des matières fécales ; par la *splénomégalie* ; par le *foie* normal ; par une *anémie peu marquée*, ces sujets sont plus ictériques qu'anémiques (CHAUFFARD), par des hématies granuleuses très abondantes ; fragilité globulaire très marquée.

Les ictériques congénitaux étant à peine des malades, l'évolution est longue, coupée parfois de paroxysmes douloureux abdominaux, avec vomissements, ictère plus marqué et selles plus bilieuses encore.

Caractères propres aux ictères hémolytiques acquis
(WIDAL)

L'anémie est le symptôme capital. La pâleur des téguments et des muqueuses est très apparente. Les malades sont essoufflés, fatigués, avec des palpitations. Il y a hypoglobulie (2 millions de globules rouges et même moins).

L'ictère est peu accentué. Les malades sont plus pâles qu'ictériques (CHAUFFARD).

Splénomégalie constante ; constantes et violentes, les *crises douloureuses abdominales ; autoagglutination des globules rouges ; hématies granuleuses* très abondantes ; *signes de rénovation sanguine au maximum :* tels sont les phénomènes cliniques.

L'évolution est extrêmement variable, jamais immuable comme dans l'ictère congénital.

La *f. chronique* peut conduire à des rémissions, à des guérisons ou à l'ictère grave.

La *f. aiguë* peut mener à l'ictère grave, et celui-ci n'est pas toujours mortel.

La *f. aiguë passagère se retrouve dans l'ictère des nouveau-nés.*

ELÉMENTS ÉTIOLOGIQUES

1° *Infections* : paludisme ; pneumococcie ; infection par le bacille d'Eberth ; infections gastro-intestinales ; syphilis ;

2° *Intoxications* : chloroforme ; plomb ; cancer ; grossesse ;

3° *Anémies* post-hémorragiques ; par ankylostomiase ; anémie pernicieuse ;

4° *Cirrhoses veineuses.*

Eléments anatomiques

Rate hypertrophiée, congestionnée. Infiltration de pigment ocre dans la rate, le foie et les reins.

Moelle osseuse en pleine reviviscence.

Foie normal.

Voies biliaires normales.

Eléments pathogéniques

Un fait est acquis par l'expérimentation ; l'hémolyse exagérée explique l'ictère, la splénomégalie, l'anémie, l'apparition de la réaction myéloïde et l'infiltration des organes par le pigment ocre.

Quelle est la cause de l'hémolyse ? Jusqu'ici nulle explication n'est suffisante.

Les globules rouges de la mère sont-ils atteints pendant la grossesse ?

S'il en était ainsi, il y aurait deux hypothèses à vérifier.

D'une part, en effet, il faudrait démontrer que la cellule hépatique maternelle lésée, transmet au produit de la conception une cellule hépatique, diminuée, troublée, dynamiquement ou organiquement.

D'autre part, il faudrait démontrer que la cellule hépatique maternelle lésée produit une hépatotoxine. Celle-ci non seulement atteint la cellule hépatique du descendant, mais encore le globule rouge de ce descendant : l'hépatotoxine serait en même temps une hémolysine.

Si cela est démontré, c'est un argument sérieux en faveur de la théorie de WIDAL sur l'origine hématogène de l'hémolyse.

INDICATIONS THÉRAPEUTIQUES

Les cholagogues et les antiseptiques biliaires (huile, glycérine, extrait de bile, benzoate de soude, salicylate de soude, calomel) ne donnent aucun résultat satisfaisant et ne doivent pas être employés.

L'intervention chirurgicale sur le foie a donné des résultats nuls ou déplorables.

La médication arsenicale et l'opothérapie médullaire n'ont pas amené d'amélioration notable, mais elles ont créé parfois de l'insuffisance hépatique qui n'existait pas jusque-là.

La *médication ferrugineuse* est jusqu'à présent la seule médication de choix. On l'emploiera sous forme de protoxalate de fer, à dose quotidienne de 20 à 40 centigrammes. On voit alors diminuer et même parfois disparaître les symptômes de l'ictère hémolytique.

LIVRE TROISIÈME

TRAITEMENT DES HÉPATOPATHIES SPÉCIFIQUES

CHAPITRE PREMIER

HÉPATOPATHIES ÉCHINOCOCCIQUES

Kyste hydatique du foie

Le tænia échinocoque envahit l'organisme et y réalise l'*échinococcose*. C'est le foie qui est la localisation la plus fréquente. Le parasite se crée dans le foie une place qui, par réaction conjonctive du tissu hépatique, prend l'aspect et la forme d'un kyste rempli d'eau de roche ; c'est le kyste hydatique.

ELÉMENTS ÉTIOLOGIQUES

A l'état adulte, un ver cestode vit dans l'intestin des chiens, exposés à ingérer les tissus kystiques des bœufs,

des moutons, des porcs, des chiens de boucherie, des
chiens d'abattoir, des chiens vivant errants dans la
campagne, des chiens de bergers, de bouchers, de char-
cutiers.

Ce tænia *échinococcus* a trois anneaux qui se renouvellent après segmentation de la tête armée d'une double
rangée de quatorze à quinze forts crochets, ainsi que
de quatre ventouses.

L'anneau, détaché et mûr, renferme 500 œufs environ, contenant chacun un embryon, dit hexacanthe,
parce qu'il porte six crochets, au niveau d'un des hémi-
sphères.

Cet anneau est expulsé avec les matières fécales du
chien sur le sol, sur les herbes, sur les légumes et les
plantes.

L'homme et les animaux se nourrissent avec ces
plantes et ces légumes souillés.

L'œuf sera amené dans les voies digestives, sa coque
digérée et l'embryon, mis en liberté, cheminera de l'intestin au foie par voie veineuse.

Au foie, il se fixera, perdra ses crochets et donnera
naissance à une vésicule séreuse qui, s'invaginant, devient le kyste stérile d'abord (acéphalocyste), fertile ensuite (céphalocyste).

A côté de ce cycle, un autre plus simple ne comporte qu'un seul hôte : le kyste peut se développer chez
le même sujet aux dépens des scolex et des vésicules
contenues dans son intérieur.

Le traumatisme et la cholémie familiale seraient une cause prédisposante.

ELÉMENTS SYMPTOMATIQUES

En dehors de l'*urticaire*, c'est le syndrome d'une tumeur qui siégerait en avant, en bas, au centre du foie.

Les *kystes antérieurs* déforment la région hépatique en une voussure limitée, régulière, non douloureuse. La tumeur est ferme et élastique, mate ; exceptionnellement, elle est le siège du *frémissement hydatique*.

La main gauche enserre exactement le kyste. Le bord cubital de la main droite donne un coup sec et rapide sur la main gauche ainsi disposée : la main percutée perçoit un frémissement analogue à celui que donnerait un siège élastique, un sommier à ressorts, percuté de la même façon.

L'état général reste bon, avec quelques troubles digestifs, jusqu'au moment où deux accidents graves se peuvent produire : *la rupture et la suppuration.*

La rupture, traumatique ou spontanée, peut passer inaperçue et permettre l'ensemencement insidieux de la cavité péritonéale par des échinocoques ; ou se révéler par des phénomènes douloureux, plus ou moins brusques, atroces, avec sensation de déchirement et état syncopal.

Le malade peut mourir de *péritonite aiguë,* ou résorber l'*épanchement kystique,* faire une réaction cutanée urticarienne très grave, et se remettre pour un temps, le temps nécessaire à l'envahissement pelvien par échinococcose secondaire, ce qui le conduit à la *cachexie hydatique.*

La suppuration se marque par de la fièvre, de la douleur, une tuméfaction pesante à l'hypochondre : le kyste peut venir s'ouvrir à la peau.

Jadis, c'était d'un pronostic grave. L'asepsie et l'antisepsie actuelle ont relevé appel de cette fâcheuse éventualité.

Les *kystes inférieurs* se développent dans la cavité abdominale, sans donner lieu à aucune déformation apparente du ventre.

Non compliqués, ils se traduisent par un syndrome à peine indiqué de compression biliaire et portale, ictère léger ou franc, ascite, œdème des membres inférieurs.

Le kyste peut se rompre.

Il se vide dans le *péritoine* (péritonite aiguë, subaiguë) ; *dans la veine cave inférieure* (mort) ; *dans les voies biliaires* (syndrome de la colique hépatique, douleurs hépatiques, vomissements, ictère avec ou sans fièvre ; débris kystiques dans les matières fécales) ; *dans les cavités intestinales* (longue période de symptômes douloureux conduisant à une brusque déchirure, suivie d'une débâcle intestinale purulente) ; *dans l'estomac* (mort).

Cette évacuation, en cas de survie, peut être suivie d'ensemencement kystique des séreuses et des organes abdominaux (Devé).

La suppuration prend les allures de la péritonite aiguë généralisée, ou de la péritonite chronique, avec douleurs vagues, fièvre intermittente, mauvais état général, accompagnant la formation d'adhérences défensives et préparant l'ouverture du kyste dans le péritoine ou l'intestin (côlon transverse et ascendant).

Les *kystes supérieurs sont thoraciques*. Ils donnent le syndrome pleuro-pulmonaire.

En plaçant la main gauche en travers au-dessous de l'épine de l'omoplate, tandis que la main droite percute, légèrement et au même niveau, la paroi thoracique antérieure, on sent une ondulation vibratoire très nette. C'est *le signe du flot transthoracique de Chauffard*.

Le kyste récent peut s'ouvrir dans la plèvre, après une douleur subite, déchirante, suivie de dyspnée, d'urticaire.

Suppuré et ancien, le kyste, entouré de tissu conjonctif épaissi peut s'ouvrir dans les bronches et les poumons. *C'est la vomique*, avec angoisse subite, et rejet, au milieu de phénomènes douloureux et asphyxiques, d'un liquide purulent, marmelade de prunes, pouvant contenir de petits corps analogues à des grains de raisin sucés (débris de la poche et des hydatides affaissées).

Les kystes centraux sont de diagnostic impossible, jusqu'au jour où ils s'ouvrent dans les milieux voisins, avec ou sans suppuration préalable. Ce sont alors les symptômes que nous venons de décrire.

Le *précipito-diagnostic* de l'échinococcose est basé sur la recherche dans le sérum du malade de précipitines vis-à-vis du liquide hydatique.

Dans un mélange déterminé de liquide hydatique et de sérum à examiner, on voit apparaître un précipité, très net lorsque le sérum provient d'un individu échinococcique. Rien de semblable ne se produit avec le sérum d'un individu indemne d'infection hydatique (FLEIG et LISBONNE, *Presse médicale*, 20 novembre 1909).

ELÉMENTS ANATOMIQUES

Les kystes sont uni ou multiloculaires.

Ils ne provoquent des réactions de défense conjonctive, sous forme d'adhérences avec les organes voisins, que s'ils sont suppurés. Leur paroi est complètement privée de néoformations vasculaires (DEVÉ). Elle rencontre et englobe dans son épaisseur de grosses branches veineuses portes ou sushépatiques.

De là, la difficulté de l'énucléation.

Uniloculaire, le kyste peut renfermer une ou plusieurs hydatides — ou un nombre énorme de petites hydatides, hydatides filles et petites-filles.

Dans le premier cas, la ponction donne issue à une grande quantité de liquide qui vide presque complètement la poche.

Lorsque le nombre des hydatides filles est considérable, elles viennent rapidement oblitérer le trocart aspirateur, et c'est à peine si on peut retirer quelques grammes de liquide.

Quand l'hydatide est vivante, le liquide ne contient pas d'albumine ; il est limpide comme de l'eau de roche, très légèrement opalescent.

Dès que l'hydatide est morte, l'albumine se trouve dans le liquide kystique.

Suppuré, le kyste contient un liquide louche, purulent, avec des lambeaux de membranes opaques, jaunes, friables, des grains de raisins sucés ; tandis que, non suppuré et mort, il peut se transformer en une poche cicatricielle, fibreuse ou calcifiée.

Suppuré, le kyste s'entoure de fausses membranes, devient le siège d'invasions microbiennes nombreuses et de réactions variables, suivant les organes atteints par la suppuration (péritoine, intestins, voies biliaires, voies rénales).

INDICATIONS TIRÉES DES ÉLÉMENTS ÉTIOLOGIQUES

La première mesure prophylactique serait la destruction de tous les viscères des animaux infestés, après une visite sanitaire du vétérinaire à l'abattoir.

Pour la compléter, les chiens ne seraient pas admis dans les abattoirs, les boucheries..., les chiens de bergers réduits au minimum, les chiens errants étant détruits

Le chien peut souiller l'eau et les légumes : de là, la nécessité de faire bouillir l'une et les autres. Les légumes frais mangés crus sont très dangereux, même après lavages répétés.

. Les chiens d'appartement, très surveillés et nourris dans la maison, sont moins dangereux que les chiens de la campagne, mais l'habitude de laisser ces animaux lécher plats, assiettes et ustensiles culinaires est toujours mauvaise.

Il est dangereux même de faire lécher les blessures et les plaies par ces animaux, bien que cette pratique soit assez répandue dans nos milieux ruraux.

INDICATIONS TIRÉES DES ÉLÉMENTS SYMPTOMATIQUES

Elles ne sauraient être exposées avec quelque développement, car toute la symptomatologie du kyste hydatique est empruntée et de seconde main.

La *rupture* détermine des accidents parfois redoutables qui nécessitent une médication stimulante, tonique, par les injections d'éther, d'huile camphrée, de spartéine. C'est le traitement des syncopes.

La *suppuration* retentit sur l'état général et conduit à la cachexie et à la dégénérescence amyloïde des organes et des viscères abdominaux ; les injections de sérum artificiel à petites doses, les injections de sels arsenicaux, de métaux colloïdaux, pourraient rendre des services.

INDICATIONS TIRÉES DES ÉLÉMENTS ANATOMIQUES

La première indication, d'ordre étiologique, serait de tuer le parasite et de l'expulser ensuite.

Tous les efforts faits pour atteindre dans les tissus les éléments parasitaires sont demeurés bien peu efficaces.

Sans doute, JACCOUD, HAWKINS, ont préconisé l'iodure de sodium et l'iode ; LAËNNEC, l'eau salée ; d'autres auteurs, la teinture de kamala, la rhubarbe, le sous-carbonate de soude, la teinture d'eucalyptus, les mercuriaux, l'extrait de fougère mâle ; on a même essayé de tuer les hydatides au moyen de décharges électriques, mais sans résultat.

La médication est purement palliative.

La médication curative est toute chirurgicale. Depuis l'introduction de l'antisepsie, elle est passée de la médecine à la chirurgie.

Et la *ponction*, simple, avec ou sans injection de liquide parasiticide dans le kyste, doit, à l'heure actuelle, disparaître devant la laparotomie.

La *laparotomie* répond à tous les cas ; elle permet

de voir mieux et bien ; elle permet de parer aux complications ; elle est sans danger.

La ponction. — Elle doit être faite avec un trocart
fin adapté sur l'aspirateur de POTAIN ou de DIEULAFOY.
Un bandage de corps serré fera remonter le kyste et
le mettra en contact avec la paroi.

Après asepsie de la région, de l'appareil et de l'opérateur, l'aspirateur est enfoncé et la poche est vidée
complètement, à siccité.

Le trocart est retiré. L'ouverture fermée au coton
collodionné, le malade est laissé au repos, de la glace
sur le ventre.

Cette ponction simple donne quelques succès, mais
beaucoup d'insuccès. De là le progrès réalisé par
MESNARD, de Bordeaux, qui ajoute à la ponction l'*injection d'un liquide parasiticide.*

Méthode de Mesnard. — Après tous les soins antiseptiques nécessaires, ponction à l'aide du trocart ou
de l'aiguille n° 2 de POTAIN ; aspiration du liquide,
qu'on pousse jusqu'à vider aussi complètement que possible la poche.

Sans changer l'aiguille de place, et en utilisant le
même appareil, mais cette fois en se servant de la
pompe foulante, on injecte une solution antiseptique,
puis on retire tout le liquide introduit, et comme quelquefois cette soustraction de liquide est difficile, on
emploie de l'eau alcoolisée ou de l'eau salée pour
obtenir ce résultat.

On a injecté 500 grammes, 200 grammes, 125 grammes de liqueur de van Swieten et l'on a eu des accidents redoutables d'hydrargyrisme.

Au sublimé, on substituera la solution de sulfate de
cuivre à 5 %, la solution de naphtol à 2 %, la solution
de formol à 2 %.

Procédé de Bacelli et de Sennett. — C'est avec une
seringue à injections hypodermiques que l'on opère, et
l'on ne soutire qu'une quantité minime de liquide hydatique, 20 à 30 grammes. Puis, après avoir fait cette
soustraction de liquide, on injecte une très faible quantité de liqueur de van Swieten, 10 à 20 grammes.

Procédé de Hanot. — HANOT vide la poche aussi
complètement que possible. Il injecte 15 à 20 grammes
de liqueur de van Swieten ; mais il laisse cette quantité de liquide dans la poche et ne la retire pas.

Indication des procédés. — Si les hydatides ne sont
pas mortes, le liquide est clair, transparent et facilement aspiré : procédé de MESNARD-DEBOVE ou de HANOT.

Si, malgré l'aspiration, on ne retire qu'une minime
quantité de liquide ; procédé de BACELLI et SENNETT ;

Si le kyste est suppuré, c'est la laparotomie.

Les accidents consécutifs à la ponction et à la laparotomie sont l'urticaire, l'empoisonnement par les produits parasiticides, la transformation purulente du contenu kystique, la possibilité d'ensemencer sur le péri-

toine et les viscères, des échinocoques, nouveaux
foyers qui conduisent à des kystes multiples.

Si le kyste récidive, si l'état général est mauvais, s'il
y a de la fièvre, il faut passer tout de suite la main
au chirurgien : mettez de la glace sur le ventre, donnez
de l'opium et du laudanum, immobilisez votre malade.

CHAPITRE DEUXIÈME

HÉPATOPATHIES PALUDÉENNES

Eléments étiologiques

La *cause* efficiente, c'est l'hématozoaire de Laveran, répandu dans le sang.

A lui seul, il ne suffit pas à justifier la localisation hépatique. Une *prédisposition naturelle ou acquise (l'hépatisme* de Glénard), souvent l'intoxication alcoolique, sont les causes favorisantes.

Syndromes anatomo-cliniques

Les formes d'hépatopathies paludéennes sont au nombre de deux : une *aiguë*, une *chronique*.

A. *Dans la forme aiguë* : La congestion est active, la bile est en excès.

Les leucocytes mélanifères, libres, ou accolés aux parois des capillaires, sont bourrés de *pigment noir ;* les cellules hépatiques sont remplies de *pigment ocre.*

Cliniquement : urobilinurie, glycosurie alimentaire, et c'est tout, du moins chez les Européens.

Aux pays chauds, on observe : 1° la *forme gastro-bilieuse*, avec léger subictère, vomissements, diarrhée abondante, frisson intense, hémorragies diverses sans gravité (purpura, pétéchies).

Voilà pour le début de l'accès.

Puis, hypertrophie du foie, ou de la rate, qui deviennent douloureux.

Les urines sont chargées de pigments biliaires normaux ou modifiés. Après quoi, l'accès se termine.

On observe encore : 2° La *forme bilieuse hémoglobinurique*, qu'on a voulu imputer bien à tort à l'abus du quinquina et de la quinine.

L'ictère domine. Des hémorragies graves peuvent se produire. L'hémoglobine passe dans les urines.

En quelques jours, tout rentre dans l'ordre, après une débâcle bilieuse gastrique et intestinale. La guérison survient ainsi le plus souvent, à moins que, le malade cachectique et affaibli, ne soit emporté par l'*ictère grave*, s'il n'a été rapatrié à temps.

B. *Dans la forme chronique*, il convient d'étudier plusieurs types anatomo-cliniques.

1° Une *forme subaiguë* de congestion hépatique : *hyperémie phlegmasique* de quelques auteurs ; le foie volumineux est rouge, congestionné.

Cette hypertrophie est douloureuse, spontanément et

au palper, et témoigne de la suractivité fonctionnelle du foie. Il y a du subictère, de la fièvre et des selles bilieuses.

2° Une *forme nodulaire : a)* avec *hyperémie ;* nodules plus ou moins volumineux entourés d'une zône de congestion. Le tissu s'oriente par rapport aux espaces portes, et le foie est « interverti » (Sabourin). Evolution lente vers l'ictère grave.

Nodulaire : b) avec *cirrhose ;* le foie s'atrophie, il est petit, il y a de l'ascite. Il n'y a que peu d'ictère, mais la rate est hypertrophiée. La mort arrive dans le coma.

Nodulaire : c) avec *adénome ;* le foie est parsemé de tumeurs volumineuses alternant avec des bandes de sclérose (Kelsch et Kiener).

3° Une *forme atrophique simple :* rare toute seule, qui peut être *ischémique* ou *hyperémique.*

4° Une *forme cirrhotique* pouvant être *pigmentaire* ou *non.* Forme toujours associée à des lésions d'hépatite parenchymateuse nodulaire ou diffuse.

Dans la *cirrhose pigmentaire,* le foie est gros, dur, scléreux, sa capsule est épaissie, sa couleur est jaune sombre.

La rate est de coloration rouillée ; elle aussi, est dure et volumineuse ; les ganglions du hile hépatique, ceux du hile splénique sont indurés et volumineux.

C'est une cirrhose diffuse et irrégulière, biveineuse

et surtout périportale. Les pigments bourrent les cellules et se mêlent au tissu fibreux. L'infiltration peut atteindre les autres organes.

Cliniquement, cette cirrhose aboutit à l'insuffisance hépatique.

Surviennent, au début, quelques troubles dyspeptiques, avec des douleurs à l'hypochondre droit.

L'état général décline, le malade maigrit.

Peu à peu, la peau devient de plus en plus bronzée, sans teinte jaune terreux, avec intégrité des muqueuses.

Le foie est gros, très gros, la rate aussi.

Il y a de la fièvre, mais pas d'ictère.

Les urines sont rares, urobilinuriques, hypoazoturiques.

C'est, cliniquement, le tableau complet de l'insuffisance hépatique. Mort rapide dans le coma, avec œdèmes, suffusions sanguines, etc.

Mais d'autres *formes de cirrhose* s'observent chez les vieux paludéens, alcooliques ou débilités.

Il y a toujours un *ictère*, mais un ictère subictérique avec teint bronzé, terreux ; de même on note de l'*ascite*.

Le foie est volumineux, mais pas toujours.

La rate est toujours hypertrophiée : c'est une hypertrophie constante et considérable.

Les urines sont rares, foncées, hémaphéiques. L'urée est diminuée. Les urates, augmentés.

La mort arrive en dix ou douze ans, à moins d'une maladie intercurrente.

Quoi qu'il en soit, le *foie paludéen* relève, *anatomiquement*, d'une congestion primitive de l'organe avec une accumulation de déchets pigmentaires dans les cellules hépatiques, congestion qui conduit à une cirrhose épithéliale, avec hyperplasie diffuse ou nodulaire.

Cliniquement, il correspond à une insuffisance progressive des fonctions biliaires (CLAUDE).

INDICATIONS THÉRAPEUTIQUES

Les indications majeures seront tirées de l'élément étiologique. Elles se résument en l'emploi systématique *du quinquina* et de *la quinine*.

Un facteur de gravité inattendue entrave ici la thérapeutique ; l'atteinte profonde du parenchyme hépatique, en compromettant les plus importantes fonctions de l'organe, glycogénie, biligénie, assimilation des matières nutritives, rôle antitoxique, oblige à des règles de diététique particulièrement prudentes.

INDICATIONS TIRÉES DES ÉLÉMENTS ÉTIOLOGIQUES

Hématozoaire, alcool, débilité congénitale du foie : telles sont les causes efficientes et les causes occasionnelles de l'hépatopathie paludéenne.

La *médication quinique* est, malgré l'assertion de certains, la médication spécifique de la malaria.

Que l'action, que le rôle du quinquina soit discuté, que la quinine agisse en tuant le protozoaire ou en excitant et renforçant la fonction antixénique des leucocytes du sang, il n'en reste pas moins que cette quinine et ce quinquina, pris suivant certaines doses et à certains intervalles, suffisent, à eux seuls, à traiter et à combattre, et surtout à guérir, maintes manifestations paludéennes rebelles, les hépatites en particulier.

Il fut un temps où l'emploi de la quinine était considéré comme dangereux, dans les formes continues du paludisme, et partout, on l'avait limité strictement aux fièvres intermittentes.

MAILLOT eut le mérite de montrer que cette doctrine était erronée : sous son heureuse impulsion, la quinine, administrée dans les continues palustres, comme dans les intermittentes, a donné les meilleurs succès (LA-VERAN).

Les hépatopathies paludéennes, aiguës et chroniques, relèveront donc d'un seul et même agent thérapeutique : le *quinquina.*

Le quinquina est un spécifique.

C'est un arbre de la famille des Rubiacées, tribu des Cinchonées, dont on connaît et dont on emploie plusieurs espèces. Le quinquina *Calisaya* est celui qui renferme le plus de quinine, alcaloïde, découvert, en 1820, par PELLETIER et CAVENTOU.

La forme pilulaire sera rejetée ; on donnera des solutions.

Par quelle voie, où, quand et comment administrerons-nous la quinine, à ces hépatiques impaludés ?

1° *Par quelle voie ?* — La quinine, ingérée à l'intérieur, même à faibles doses, irrite notablement l'estomac. Une sensation, parfois atroce, de brûlure, des nausées, des vomissements, peuvent suivre cette ingestion. Plus tard, des coliques, du ballonnement intestinal peuvent traduire les troubles produits sur le tube digestif inférieur. Il en résulte une hypérémie active qui conduit rapidement à une congestion du foie. Or, nous savons justement que c'est ce que nous désirons éviter.

Le docteur Liégeois (*Journ. des praticiens*, 16 janvier 1896), pour prévenir ces accidents possibles au niveau du tube digestif, conseille de faire prendre la quinine en deux ou trois prises, à une demi-heure d'intervalle, et de l'associer à moitié d'antipyrine.

En lavements, on n'est jamais sûr que le médicament sera absorbé, et absorbé dans le temps voulu, qu'il ne sera pas rejeté, avant d'avoir produit son effet.

On prescrira, pour un adulte, 1 gr. 50 à 2 gr. de *Chlorhydrate de quinine*, dans 120 grammes d'eau tiède ou de lait ; il sera bon d'ajouter XV à XX gouttes de laudanum pour que le lavement soit mieux toléré.

Le lavement quinique sera précédé d'un grand lavement tiède évacuateur.

Chez les enfants, on peut prescrire *les suppositoires* à la quinine, à la dose de 0 gr. 10 à 0 gr. 15, au-dessous d'un an ; de 0 gr. 15 à 0 gr. 20 de chlorhydro-sulfate de quinine, de 1 à 2 ans (Simon).

Cette voie rectale n'est utilisable que s'il n'existe pas de diarrhée.

Les hépatopathies paludéennes constituant, malgré tout, une forme grave de l'infection paludéenne, il importe avant tout d'agir vite, et de s'adresser à une voie d'absorption du médicament qui, tout en respectant l'intégrité du tube digestif, amène la quinine au contact du parenchyme hépatique.

C'est *donc à la voie hypodermique* que nous aurons recours. Elle seule présente des garanties.

Il y a longtemps que la *méthode endermique*, à cause des escarres et des douleurs intolérables qu'elle suscitait, a été jugée et abandonnée.

J'en dirai presque autant de la méthode *sous-cutanée hypodermique* qui, cependant, est mieux tolérée.

Mais, fréquemment, à la suite des piqûres, outre les douleurs consécutives aux injections, on voit survenir des plaques de lymphangite, voire même des abcès. Bien préférable est *la voie intra-musculaire hypodermique*, à laquelle nous aurons recours pour agir bien, sûrement et efficacement.

Depuis la découverte de Pelletier et Caventou

(1820), la quinine a supplanté le quinquina. C'est le *sulfate de quinine*, qui est, jusqu'à présent, le plus employé de ses sels.

Au sulfate de quinine, *le chlorhydrate* (LAVERAN) doit être préféré. Il contient plus de quinine, il est plus soluble, plus stable et obtenu plus pur.

On formule :

Bichlorhydrate de quinine.........	5 gr.
Eau distillée, q. s. p..............	10 cc.

(DE BEURMANN et VILLEJEAN.)

On fait une injection d'un centimètre cube. Cette injection est très douloureuse.

VINSON formule comme suit, en ajoutant de l'acide tartrique pour dissoudre :

Sulfate de quinine................	1 gr.
Acide tartrique...................	0 gr. 50
Eau distillée.....................	10 cc.

D'autres solubilisent le sulfate de quinine par l'adjonction d'eau de Rabel, ou par adjonction de solution saline à 1/20°

TRIULZI conseille d'y adjoindre l'antipyrine qui augmente la solubilité et donnerait un composé nouveau, « la quinopyrine, qui serait dénuée des propriétés irritantes de ses dérivés ».

On prescrit :

Chlorhydrate de quinine.............	1 gr.
Antipyrine	0,40 ou 0,50
Eau distillée.....................	2 cc.

Dissoudre à 25° ou à 30°. 1 cc. par injection.

GAGLIO (*Archivio di Farmacologia e Terapeutica*, 1899, p. 309), dans le même but, propose l'uréthane :

> Chlorhydrate de quinine............   3 gr.
> Uréthane ....   1 gr. 50
> Eau distillée.....................   3 cc.

F. S. A. (à chaud).

D'après GRIMAUX (Soc. de Biologie, 29 oct. 1892), on formule :

> Chlorhydro-sulfate de quinine:.....   5 gr.
> Eau distillée.....................   10 ou 20 cc.
> (*ad libitum* = Chlorure de sodium : 0 gr. 15)

Injecter 2 à 4 cc. par jour.

BACCELLI conseille *les injections intraveineuses* avec :

> Chlorhydrate neutre de quinine..   1 gr.
> Chlorure de sodium...............   0 gr. 75
> Eau distillée....................   10 cc.

Dont on peut injecter jusqu'à 5 cc. à la fois.

Cependant, cette pratique est délicate, peut même être dangereuse, n'est toujours pas à conseiller, l'injection en plein tissu donnant une absorption et une élimination presque aussi rapide.

2° A quel moment convient-il de donner la quinine ? — Dans les formes aiguës d'hépathopathies, les poussées fébriles, intermittentes ou non, nous guident.

Faut-il donner le spécifique immédiatement avant l'accès, comme le pensaient TORTI et CULLEN ?

Ou bien donnera-t-on la quinine entre les accès et à la fin du paroxysme, comme le voulaient Sydenham et Morton ?

Il faut donner le sulfate de quinine avant l'accès, mais à un moment tel qu'il ait le temps d'agir, que son action ne soit pas épuisée.

On doit donc commencer immédiatement après l'accès, et administrer 60 centigr. à 1 gr. de sulfate de quinine, dans 24 heures.

D'ailleurs, « il y a tout avantage, ainsi que le préconise Laveran, lorsqu'un malade est atteint de paludisme (et à plus forte raison de paludisme hépatique), à le traiter énergiquement, dès le début ; plus on attend, plus l'anémie se prononce, plus les parasites sont difficiles à détruire, plus s'aggravent aussi les *altérations viscérales* ».

On ira donc au plus pressé, et sitôt le diagnostic posé, on donnera la quinine, sans plus s'occuper s'il y a fièvre ou pas.

On peut, suivant une méthode excellente, et déjà ancienne, faire prendre un vomitif ou un purgatif, et au besoin, l'un et l'autre pour combattre l'embarras gastrique.

L'état bilieux et l'embarras gastrique compliquent presque toujours le paludisme dans nos régions méridionales.

Voilà pourquoi, à Montpellier et dans la région méditerranéenne, nous faisons toujours précéder l'administration de la quinine d'un vomitif.

D'après LIND, FODÉRÉ et MAILLOT, LAVERAN ne croit
pas cette prévision indispensable et pense même qu'on
perd, à ce faire, un temps précieux.

On se trouvera bien de l'administration de 1 gr. 50
d'ipéca en trois paquets, pris avec un peu d'eau tiède,
à demi-heure d'intervalle.

Le lendemain, on commence le traitement quinine :

Les 1er, 2e, 3e jours, on prescrira, chez un adulte,
0,80 à 1 gramme par jour de chlorhydrate de quinine
en injection intramusculaire.

Du 4e au 7e jour, pas de quinine.

Les 8e, 9e et 10e jours, 0,60 à 0,80 centigrammes de
chlorhydrate de quinine.

Du 11e au 14e jour, pas de quinine.

Les 15e et 16e jours, 0,60 à 0,80 centigrammes de
chlorhydrate de quinine.

Du 17e au 20e jour, pas de quinine.

Les 21e et 22e jours, 0,60 à 0,80 centigrammes de
chlorhydrate de quinine.

Telle est la méthode conseillée par LAVERAN, pour
combattre ces formes continues et chroniques du paludisme, que nous identifierons aux hépatopathies paludéennes.

On peut aussi se contenter, après un traitement intensif de quelques jours, de donner la quinine une fois
par semaine à dose assez forte. Ce traitement *des semaines paroxystiques* donne d'excellents résultats (CAR-
RIEU).

Il a pour but d'éviter les récidives.

Dans ces conditions, l'hépatite paludéenne doit céder.

La quinine ne réussit pas toujours, et après des essais infructueux, on voit souvent la lésion progresser sans cesse, et le malade s'acheminer dans le marasme, vers la cachexie.

C'est que la quinine, dans ces formes invétérées, chroniquement infectées, agit diversement. Elle prend ou ne prend pas. Si elle prend, tout est bien, et le malade doit guérir, dans un temps plus ou moins long. Si elle ne prend pas, il ne faut pas se hâter d'y renoncer, mais lui adjoindre d'autres médicaments, non pas plus actifs, mais favorisants ou vicariants de l'action de la quinine.

Bien que les sels de quinine aient remplacé le quinquina, en raison des facilités du dosage et du mode d'administration, c'est *au quinquina* qu'il faut revenir dans le traitement des formes chroniques paludéennes.

La quinine et ses sels ne sont pas du tout identiques au quinquina et à ses préparations. Les confondre, ce serait commettre une erreur aussi grande que celle qui accorderait même valeur à l'opium et à la morphine, à la poudre de feuilles de digitale et à la digitaline. Il y a plus que des différences de doses : il y a des médicaments différents et des actions médicamenteuses adéquates à ces différences.

TROUSSEAU, DELIOUX, FONSSAGRIVES ont fait effort

pour tirer le quinquina de l'oubli immérité dans lequel il est tombé.

Le *quinquina jaune Calysaya* doit être préféré aux autres pour les effets antipériodiques.

Le *quinquina rouge* remplit l'action astringente et fébrifuge ; le *quinquina gris*, l'action tonique.

On peut le donner *en poudre*, sous forme de cachets.

On peut le délayer dans du café noir bien sucré.

On peut le mettre dans un mélange de chocolat à l'eau, additionné de café noir : on masque ainsi l'amertume du quinquina.

On peut, *par décoction*, préparer une tisane fébrifuge, qu'on acidule légèrement :

> Poudre de quinquina............. 15 à 30 gr.
> En décoction dans un litre d'eau.

> Acide sulfurique .... X gouttes.
> Réduire à 750 gr. et ajoutez 50 gr. de sirop d'écorces d'orange amère.

La teinture de quinquina est au cinquième : de 5 à 20 grammes.

L'extrait aqueux se donne de 1 à 5 gr. : aqueux, quinquina rouge, 6/100 alcaloïdes totaux.

L'extrait alcoolique de un à 5 grammes : alcoolique, quinquina jaune, 10/100 alcaloïdes totaux.

La résine de quinquina est une vieille préparation montpelliéraine. Elle est excellente. Elle est préparée avec du quinquina rouge et de l'alcool à 86°, on la donne à la dose de 2 à 4 grammes, on peut l'associer à la quinine.

> Résine de quinquina................ 6 à 8 gr.
> Sirop d'écorce .... 30 gr.
> Eau distillée .... 90 gr.

On peut ajouter 3 gr. de sous-carbonate de potasse pour solubiliser le rouge cinchonidique.

Vins de quinquina. Action adjuvante qui prolonge celle de la quinine. On a abusé des formules. Celles du Codex sont excellentes, plus particulièrement celle du vin de quinquina composé :

> 100 gr. Quinquina Calysaya Alysaya.
> 10 gr. Fleurs de camomille.
> 10 gr. Ecorces d'orange amère.
> 10 gr. Alcool de vin à 80°.
> 900 gr. Vin blanc généreux.

On a beaucoup parlé d'un grand nombre de substances, préconisées à titre de *succédanés* de la quinine.

Les uns ont employé ces médicaments concurremment à la quinine ; d'autres les ont employés seuls.

Je n'insisterai pas sur toutes les préparations qui, à un moment donné, ont pu jouir d'une certaine vogue et passer pour des antidotes infaillibles.

Je citerai tous les alcaloïdes qui, comme la quinine, sont extraits du quinquina : la *cinchonine*, la *cinchonidine*, la *quinidine*, la *quinoïdine*, l'*euquinine*, l'*aristochine*, qui ont tous eu leur phase de grandeur et de décadence.

Parmi les substances végétales, LAVÉRAN cite : « l'écorce de saule et la salicine, les écorces de chêne et de marronniers d'Inde, le buis, l'écorce de cascarille, le bois de *Quassia amara* et de *Quassia Simarouba* ; l'*Alkekenge* (*Physalis Alkekengi*), la gentiane (*Gentiana lutea*), la petite centaurée (*Gentiana centaurium*), le chardon bénit et le chardon étoilé, la chicorée sauvage, le persil, le tournesol, la noix vomique, la strychnine, la cupréine, etc., etc... ».

Ce sont là uniquement des amers et des toniques, qui, seuls, sont sans action sur le paludisme, mais qui, joints au quinquina, en activant les phénomènes digestifs, peuvent avoir les meilleurs résultats dans les formes hépatiques du paludisme.

C'est dans le même ordre d'idées qu'il faut placer l'action de l'acide *arsénieux et des composés arsenicaux*, de l'iode, du nitrate de potasse, de l'alun, de l'acide phénique, du phénocolle, du bleu de méthylène.

La médication arsenicale fut jadis fort vantée.

« Notre médication, écrit BOUDIN, ne consiste nullement dans la simple substitution des préparations arsenicales à la quinine, mais bien dans une médication complexe, dans laquelle l'arsenic est secondé par deux puissants moyens : les vomitifs et le régime alimentaire.

» Les vomitifs combattent l'embarras gastrique et hâtent le retour de l'appétit ; le régime alimentaire

abrège la convalescence, combat la tendance aux récidives et les accidents consécutifs multiples qui se lient
à l'appauvrissement du sang. » (BOUDIN, *Traité de Géo-
graphie et de statist. méd.*)

Encore que la vieille liqueur de BOUDIN :

Acide arsénieux.................... 1 partie
Eau et vin blanc (parties égales).. 1000 parties

soit encore, mais rarement employée, en nos campa-
gnes, on se trouvera bien d'adjoindre au quinquina l'arséniate de soude, ou mieux le cacodylate de soude, en
injections sous-cutanées, qu'on fera alterner avec les
injections de sels de quinine.

« C'est à tort que BOUDIN a préconisé la médication
arsenicale comme médication exclusive dans le paludisme, mais, à petite dose, l'acide arsénieux est un
excellent reconstituant, très indiqué dans le traitement
de la cachexie palustre. » (LAVERAN.)

Cette petite phrase de LAVERAN ne juge pas, sans
appel, la médication arsenicale.

Dès 1690 FUCHS, dès 1700 SLEVOGT ont vanté l'emploi
de l'arsenic contre les fièvres intermittentes, FODÉRÉ
cherche à faire prévaloir les idées anglo-allemandes.
Il n'y réussit pas. En 1843, BOUDIN remet en scène
l'arsenic : l'enthousiasme est général. L'oscillation de
discrédit qui lui succède est plus intense encore, et il
a fallu la retentissante faveur du 606 d'EHRLICH pour
rappeler l'attention sur l'arsenic.

Pour juger la méthode de BOUDIN, il faudrait se mettre dans les mêmes conditions expérimentales préconisées par lui. Ses détracteurs ne l'ont point fait.

FUSTER, FONSSAGRIVES ont bien fixé les indications de la médication arsenicale.

C'est une médication adjuvante. Elle sera tentée dans les cas rebelles à l'action de la quinine. Elle sera associée au quinquina, dans certaines formes rebelles de paludisme. Elle sera de mise surtout dans la cachexie palustre, et quand il y aura retentissement anatomique sur les grands viscères : foie, rate, ganglions.

Liqueur de Fowler :

La liqueur de Fowler contient de l'*arsénite de potasse*, de l'acide arsénieux et du carbonate de potasse. Un gramme représente un centigramme d'acide arsénieux. On la donne de 5 à 20 gouttes, en fractionnant les doses

Solution de Pearson :

Arséniate de soude, 1 gr. dans 600 gr. d'eau; 1 centigr. dans 60 gr. ; 3 gr. de solution représentent 1 milligr. de sel arsénical. 6 fois moins active que le Fowler.

Granules d'acide arsénieux :

1 milligr. par granule.

Arséniate de soude :

Arséniate de soude............... 5 centigr.
Eau distillée .... 300 gr.
Par cuillerée à bouche = 2 milligr. $\frac{1}{2}$.

Mixture de BACELLI, *antimalarique :*

Sulfate neutre de quinine.............	4 gr.
Acide arsénieux	6 centigr.
Tartrate ferrico-potassique	10 gr.
Eau distillée	300 gr.

Une cuillerée à café toutes les heures le premier jour de l'accès ; toutes les 2 heures le deuxième jour ; toutes les trois heures le troisième jour, et cuillerée à café matin et soir.

Arrhénal par la bouche, 5 à 6 centigr, pendant 10 jours, repos de dix jours ;

Le *cacodylate* de soude, arsenic organique constitue une excellente préparation en injections hypodermiques de 1 à 5 centigr. par cent. cube tous les jours, par éries de 10 à 12 jours

L'*hectine*, dérivé arsénical organique, est une excellente préparation, soluble et stérilisable, qu'on ne peut donner en gouttes et par injections intra-musculaires. C'est le procédé de choix en ampoules de·5 à 10 centigrammes.

Il y a une *prophylaxie* du paludisme hépatique qui s'adresse aux prédisposés de toutes sortes : hépatiques antérieurs allant aux pays chauds, paludéens débilités et alcooliques.

Aux uns comme aux autres, on prescrira une hygiène sévère : pas d'alcool, pas d'abus, pas de fatigues. Jamais de marche au soleil, surtout tête nue. Eviter de se coucher ou de se reposer à terre au contact du sol. Port de vêtements hygiéniques et d'une ceinture de flanelle sur le ventre. Exercices modérés, repas légers, variés.

On ne fera usage que d'eau soigneusement filtrée ou bouillie, de café, de thé ou d'infusion de quinquina.

On recommandera, en outre, les pratiques hydrothérapiques et tous les moyens qui activent la nutrition. En toute crainte du mal, on pourra sans danger prendre la quinine, à titre préventif, et cela durant tout son séjour aux pays chauds.

De retour au pays natal, il sera encore bon, qu'on ait été atteint de paludisme hépatique, ou non, et à plus forte raison si on en a été atteint, de continuer à suivre les règles de la plus parfaite hygiène et d'une grande sobriété.

En cas de poussées aiguës, on se trouvera bien du régime lacté exclusif, durant quelques jours, et du régime lacto-végétarien durant de longs mois.

INDICATIONS TIRÉES DES ÉLÉMENTS ANATOMIQUES

Il y a phlegmasie, hyperémie, congestion, à l'origine de toute lésion hépatique, dans le paludisme.

C'est *la médication antiphlogistique* qui répondra à cette indication. Par elle, nous combattrons efficacement l'inflammation et la congestion, voire même la douleur.

Cette médication peut agir sur l'inflammation, soit par voie interne, soit par applications externes.

C'est ainsi que, à la surface de la peau, au niveau de l'hypochondre droit, on a appliqué des agents auxquels on attribue des propriétés révulsives ou sédatives.

Les cataplasmes, les fomentations, furent fort en honneur chez nos pères, ainsi que les cautères.

Plus récemment, on préconisait, *loco dolenti*, les rubéfiants, topiques, à base de moutarde, les vésicants ou les emplâtres.

On préfère, aujourd'hui, employer, surtout dans ces formes lentes et chroniques d'hépatopathies, les révulsifs, dont l'emploi peut être renouvelé sans trop d'inconvénients.

Les badigeonnages à la teinture d'iode, ou les pointes de feu, trouvent bien leur indication.

On a préconisé (LABADIE-LAGRAVE) l'emploi de moyens *dérivatifs ou déplétifs*, sous forme de saignées locales ou générales, sous forme de sangsues et de ventouses sur la région hépatique, mais mieux sous forme de sangsues à l'anus, qui font plus rapide et plus grande, une déplétion du système porte.

Cependant, cette méthode, bonne et pratique dans les cas aigus d'un syndrome inflammatoire ou congestif, ne pourra être employée dans les formes chroniques, sa répétition faisant craindre l'anémie.

Les plus utiles de ces dérivatifs, ce *sont les purgatifs* qui produiront les meilleurs effets, « en raison des actions immédiates qu'ils possèdent à la fois sur la circulation porte et sur la sécrétion biliaire ».

Or, parmi les purgatifs, on en a distingué un groupe, les *cholagogues*. A eux, revient l'action réelle ou supposée sur la sécrétion biliaire.

Rappelons que la bile et l'urée sont les seuls que l'expérimentation ait montré être de vrais cholagogues ;

l'huile et les purgatifs huileux, plus que le calomel, le séné ou la rhubarbe, possèdent encore cette propriété.

Cependant les purgatifs salins, l'évonymine et le podophyllin, seuls ou associés, l'hydrastis canadensis, l'hyosciamine, peuvent être employés à ce titre.

Mais la congestion réitérée de l'organe et les troubles apportés à son fonctionnement aboutissent bientôt à une diminution du biochimisme, des éléments nobles du foie et à leur étouffement par le tissu hyperplasique cirrhotique exubérant.

Il importe donc de relever la nutrition, en activant les échanges, en favorisant les mutations organiques, en soutenant l'état général : ce rôle appartient à la *médication altérante*.

C'est la *médication alcaline* qui, si elle n'a pas ou si elle a peu d'action sur la sécrétion de la bile, relève l'activité du foie, en agissant sur la nutrition générale : l'urée augmente dans les urines, les urates diminuent.

Par leur action favorisante sur le suc gastrique, les alcalins luttent déjà contre la dyspepsie, si fréquente chez les paludéens, et surtout chez les hépatiques alcooliques.

Introduits dans le sang, ils fluidifient le milieu intérieur, rétablissent la composition normale du plasma, et activent la circulation intrahépatique.

Dans les formes invétérées et désespérément chroniques, où la cirrhose s'est établie lentement mais sûre-

ment, on fera appel aux *iodures*. Avec des doses faibles, et longtemps continuées, de 0,25 à 0,50 centigrammes par jour d'iodure de potassium, on pourra
tenter la résorption des produits de sclérose, la résorption du tissu conjonctif néoformé.

INDICATIONS TIRÉES DES ÉLÉMENTS SYMPTOMATIQUES

L'hyperthermie traduit la défense de l'organisme
contre l'hématozoaire. La quinine est l'agent spécifique ; nous avons déjà posé les règles de son administration.

La *douleur* hépatique, et souvent épigastralgique,
sera combattue par les applications chaudes, les badigeonnages iodés, les pointes de feu.

L'hydrothérapie sous forme de douches locales
(chaudes plutôt que froides, en jet brisé de demi-minute
de durée), sur la région du foie, peut dissiper la douleur.

Les *bains chauds* trouvent des indications plus nombreuses : ils sont sédatifs de la douleur et décongeS-
tionnants ; ils activent les échanges tissulaires.

Les *vomissements* et la *diarrhée* bénéficient de l'administration d'une prise d'ipéca qui, en diminuant l'état
saburral des voies digestives, supprime l'embarras gastrique, cause de ces perturbations.

La *tendance aux hémorragies* sera combattue par

une bonne hygiène, une alimentation reconstituante. Fruits et végétaux frais, jus de citron, sirop antiscorbutique.

On a préconisé l'eau de Rabel, le perchlorure de fer :

Solution d'acide sulfurique au 1/4
(Eau de Rabel)................... 2 gr.
Sirop de cerises................. 30 gr.
Julep, q. s. p................... 125 cc.

Une cuillerée toutes les deux heures.

Solution officinale de perchlorure de
fer .... 2 gr.
Sirop simple..................... 30 cc.
Eau distillée.................... 90 cc.

Une cuillerée à bouche d'heure en heure.

On a prescrit le chlorure de calcium :

Chlorure de calcium.............. 3 à 4 gr.
Sirop de framboise............... 30 gr.
Julep .... 90 cc.

D'heure en heure.

L'ergotine : 1 à 4 cc. en injection hypodermique de la solution au 1/10e, ou d'ergotine Rousseau, ou 1 à 2 cc. d'ergotine Yvon.

Les injections de sérum de cheval ou de lapin, et préférablement de sérum de Roux, qui se trouve tout prêt dans le commerce : on injectera 10 à 20 cc. en une ou deux fois, suivant les cas ; on pourra y revenir les jours suivants.

L'opothérapie hépatique donnerait peut-être, ici, comme pour les hémorragies en général, d'excellents résultats.

Contrairement à l'assertion en cours, *l'hémoglobinurie* ne contre-indique pas l'emploi de la quinine.

Le repos au lit, le port d'une ceinture de flanelle, une bonne hygiène évitant les écarts de température, surtout l'exposition au froid et à l'humidité, évitant les écarts de régime, en tout danger grave, le rapatriement d'emblée, auront raison de cette forme d'hépatite paludéenne.

L'*ascite*, si elle devient trop abondante et gênante, sera ponctionnée. On pourra tenter l'autosérothérapie, qui ne donne pas toujours de résultats encourageants.

Contre la *flatulence gastrique* réflexe, on donnera le charbon de Belloc, la craie préparée, etc., mais surtout les *alcalins*.

La *flatulence intestinale* sera avantageusement combattue par l'emploi des eaux sulfatées ou carbonatées calciques, Vittel, Aulus, Candilhac, ou sulfatées sodiques de Marienbad ou de Carlsbad.

Les eaux bicarbonatées mixtes et ferrugineuses trouvent bien leur indication, lorsque le malade est affaibli et dans un état voisin de la cachexie.

Les eaux de Saint-Nectaire, Pougues, Royal, Saint-Galmier pourront rendre des services ; mais les eaux purement alcalines de Vichy, de Vals, du Boulou, seront les plus employées avec les meilleurs résultats.

Contre l'affaiblissement, l'anémie et la cachexie, la *médication tonique* est indiquée.

Dans ces conditions, les potions acidulées, les limonades tartrique, citrique, chlorhydrique, l'eau de Rabel encore, le jus de citron rendent des services contre l'ictère simple et même l'ictère grave, avec tendance aux hémorragies.

Les préparations de quinquina, en infusions, celles de fer et de manganèse étaient recommandées par Po-TAIN.

Les amers entretiennent l'appétit. Ainsi seront indiquées les infusions de substances végétales dont nous avons déjà parlé et qu'on préconisait à tort comme succédanés de la quinine : le quassia amara, le quassia simarouba, la noix vomique, la badiane, la fève de Saint-Ignace, la gentiane, la strychnine, etc., etc...

Enfin, il sera bon d'avoir maintes fois recours *au régime lacté*, qui seul, dans les formes aiguës surtout, évite la surcharge toxique du tube digestif.

Il entrera d'ailleurs pour une grande part dans l'alimentation du paludéen hépatique pour éviter la congestion du foie *postprandium*, et favoriser les éliminations des déchets pigmentaires.

CHAPITRE TROISIÈME

HÉPATOPATHIES SYPHILITIQUES

J'envisagerai, en deux chapitres, distincts, la syphilis hépatique héréditaire et la syphilis hépatique acquise

1. Hépatopathies syphilitiques héréditaires

J'aurai surtout en vue, dans ce paragraphe, la syphilis hépatique héréditaire précoce, me réservant d'exposer, en quelques mots, le traitement de l'hépatopathie syphilitique héréditaire tardive, type de transition entre l'hépatite syphilitique du fœtus et du nouveau-né, et l'hépatite de l'adulte.

ELÉMENTS ÉTIOLOGIQUES

Comme dans toute lésion syphilitique, le tréponème pâle de Schaudinn et Hoffmann joue le rôle capital, spécifique.

Il y a des causes prédisposantes : de toutes les manifestations de la syphilis héréditaire précoce, les lésions hépatiques comptent parmi les plus importantes et les plus constantes.

D'autant plus fréquentes que la syphilis des générateurs est intense et récente.

D'autant plus à craindre que la mère est atteinte, et à plus forte raison, si les deux générateurs le sont simultanément. C'est la syphilis maternelle qui crée le plus grand danger pour l'enfant.

D'autant plus probable s'il existe chez les ascendants des tares, telles qu'alcoolisme, tuberculose, saturnisme (FOUQUET, *Annales des maladies vénériennes,* 1907).

Donc, *tréponème, hérédité, tares pathologiques,* telles seront les causes de l'hépatopathie syphilitique héréditaire précoce ou tardive.

ELÉMENTS PATHOGÉNIQUES

Le sperme ou l'ovule peuvent être initialement infectés. Le foie du fœtus est alors lésé, au même titre que les autres viscères, comme dans la syphilis acquise. (DEBOVE, ACHARD et CASTAIGNE.)

Le plus souvent, c'est le sang maternel qui apporte au fœtus le virus syphilitique.

Soit qu'ils traversent le placenta, qu'ils soient englobés par des leucocytes, ou qu'ils y arrivent, grâce à quelque rupture vasculaire, les tréponèmes gagnent la veine ombilicale, et de là, pénètrent dans le foie, tout au moins en partie, les autres, suivant le canal d'A-ranzi, vont dans la grande circulation, où on les a mis en évidence.

Ils peuvent ainsi, en suivant le cycle vasculaire, revenir au foie par le système artériel.

De toutes façons, dans le foie, les tréponèmes se multiplient activement, grâce à la suractivité fonction-nelle de l'organe à cette période de la vie, et des nom-breuses ramifications veineuses, qui leur permettent de diffuser rapidement dans toute la glande (HUTINEL et HUDELO.)

ELÉMENTS ANATOMIQUES

J'envisagerai les trois stades évolutifs de l'infection syphilitique du foie :

1° La congestion ;

2° La diapedèse leucocytaire et la gomme du foie ;

3° L'organisation ultérieure de ces inflammations, c'est-à-dire la sclérose ou cirrhose de l'organe.

D'ailleurs, ces processus ne sont point isolés et peu-vent se combiner sur le même individu.

Chez un nouveau-né hérédo-syphilitique, deux types se rencontrent : tantôt foie mou, friable, flasque, ridé ; le fœtus était mort et a macéré dans le liquide amnio-tique.

Tantôt l'organe paraît normal, mais présente des lésions histologiques.

Foie parfois un peu gros (150 à 180 gr. au lieu de 105 à la naissance).

A la coupe, l'un ou l'autre type présentent un *processus congestif* ou *scléro-gommeux*.

A. *Congestif* : le foie saigne à la coupe ; sa surface est rouge violacée.

A un faible grossissement, les traînées hépatiques sont normales avec des capillaires gorgés de sang.

B. *Hépatites simples et scléro-gommeuses* : dans cette forme on a décrit trois variétés qui ne sont que des degrés dans le processus infectieux : a) l'*hépatite interstitielle diffuse*, généralisée ou partielle ; b) l'*hépatite nodulaire gommeuse* ; c) l'*hépatite avec tumeurs gommeuses*.

Enfin, quelques auteurs groupent certains faits imprécis, dans une forme mixte, interstitielle et nodulaire à la fois.

Les trois dernières formes sont relativement rares et la forme commune est l'*hépatite interstitielle diffuse*, *hépatite gommeuse miliaire* de ACHARD, DEBOVE *et* CASTAIGNE.

a) L'hépatite interstitielle diffuse, c'est le *foie silex* de GUBLER, caractérisé par une coloration brune de la glande avec une certaine transparence analogue à celle de la pierre à fusil.

Généralisée : le volume du foie est énorme. Sa capsule est lisse, tendue ; sa surface est unie, sans granulations.

A la coupe, le parenchyme est *dur et élastique.*
« Un fragment s'échappe des doigts comme un noyau
de cerise. » (GUBLER.)

Partielle : variété plus fréquente, c'est le *foie bigarré*, où les îlots jaunâtres, couleur silex, alternent
avec des zones de parenchyme sain (HUTINEL).

Dans les deux cas, c'est une *cirrhose jeune* (CLAUDE),
c'est l'*induration plastique* du foie décrite par GUBLER.

Il s'agit d'une congestion marquée des capillaires
sanguins et surtout d'une infiltration embryonnaire diffuse.

Puis le lobule est dissocié et les cellules hépatiques
s'atrophient. La cirrhose devient monocellulaire (CHARCOT), les éléments embryonnaires ayant envahi tout le
lobule. Les lésions sont au maximum dans les espaces
portes, les veines sushépatiques restent intactes.

β) *Hépatite nodulaire gommeuse* (HUTINEL et HUDELO,
DARIER et FEULARD, BOSC). Rare chez le nouveau-né,
cette forme se trouve chez les enfants de plus d'un an.

Grosses gommes caséeuses (tumeurs gommeuses du
foie) ou granulations blanches, miliaires en général,
dures, saillantes, les *grains de semoule* de GUBLER.

Ce sont des nodules embryonnaires siégeant en plein
lobule, entre deux lobules, ou plus souvent, dans les
espaces portes.

Ces petits nodules (BRISSAUD), ces syphilomes miliaires (WAGNER) résultent de l'agrégat de cellules rondes
à gros noyau. Parfois, il y a des cellules géantes.

Les gros nodules occupent deux ou plusieurs lobules, sont durs et fibreux, ou caséifiés au centre. Le maximum des lésions est dans les espaces portes.

L'étude des frottis colorés au Giemsa montre de nombreux tréponèmes.

Eléments symptomatiques

La syphilis hépatique héréditaire précoce vaut surtout par sa description anatomo-pathologique. Les symptômes, lorsqu'ils existent, n'ont rien d'essentiel. Ils manquent le plus souvent.

1° *Au cours de la grossesse :* la syphilis hépatique détermine la mort du fœtus, une fois sur quatre, et l'avortement du sixième au huitième mois. (Fournier, Claude.)

Un symptôme la révèle : l'*hydramnios*, ou ascite extrafœtale, due à la gêne de la circulation hépatique et à l'hypertension de la veine ombilicale.

Du côté maternel, on note : compression des viscères abdominaux, vomissements, oligurie, douleurs.

Du côté fœtal : présentations vicieuses, procidence du cordon, etc.

2° *Chez le nouveau-né :* pas de signes nets.

Y penser si l'enfant, sain en apparence, présente un teint terreux bistré, s'il succombe peu de jours après la naissance. Si le ventre est gros, ballonné, avec circulation abdominale, hémorragies intestinales ; si le foie est gros, dur et lisse.

A plus forte raison, s'il présente un signe d'hérédo-syphilis assez constant, se traduisant par une éruption de pemphigus aux mains ou aux pieds, ou une roséole légère.

3° *Chez l'enfant*, les symptômes sont plus apparents : aspect vieillot, cachectique. L'enfant refuse le sein, ou bien vomit, et présente de la diarrhée alternant avec la constipation.

Gros ventre, météorisé. Veines susombilicales dilatées. Foie volumineux et dur. Sa surface hépatique est lisse, sa palpation est douloureuse. La rate est aussi scléreuse et hypertrophiée. Il y a peu ou pas d'ascite. Mais surviennent des hémorragies multiples : hématurie, hématémèse, melæna, épistaxis (LANCEREAUX), qui fixent le diagnostic.

L'évolution est rapide, vers la guérison, si l'on a appliqué un traitement intensif, le plus souvent vers la mort, par cachexie ou maladie intercurrente.

DEBOVE, ACHARD et CASTAIGNE distinguent les formes tuant le fœtus *in utero*, les formes permettant l'accouchement d'un enfant vivant qui succombe quelques heures ou quelques jours après (formes rapidement mortelles) et des formes moins graves sur lesquelles le traitement a le temps d'agir : forme *hépato-spléno-intestinale* (CHAUFFARD), forme *ictérique*, forme *hémorragique* et forme *anémique*, toutes formes dans lesquelles l'appellation résume les signes cliniques essentiels.

Traitement de l'hépatopathie syphilitique héréditaire

Indications tirées des éléments étiologiques

Tout enfant né de parents syphilitiques sera traité comme s'il était syphilitique lui-même. Ce traitement sera fait dès la naissance, et durant un temps suffisamment long.

Malgré la multiplicité des médications qui ont été préconisées à des titres divers, comme spécifiques de la syphilis, la médication *iodo-mercurielle* mérite seule cette dénomination. Mercure et iodure représentent les médicaments vraiment spécifiques de la syphilis.

Ce n'est pas à dire que mercuriaux et iodures soient de véritables succédanés.

L'*iode* est, peut-être, un résolutif, antilésionnel (nous y reviendrons).

Le *mercure* est antisyphilitique, antiinfectieux, antitréponémique (Nicolas, de Lyon).

Malgré les bons effets obtenus par certains observateurs avec des médications diverses, anciennes ou récentes, et tour à tour vantées ou décriées, le mercure reste le remède par excellence de l'*hépatopathie syphilitique héréditaire.*

Chez l'enfant, le traitement par le mercure est des plus simples.

Je le résume :

Contre la syphilis et le tréponème : le *mercure*. Même chez un enfant, sain en apparence, mais né de parents syphilitiques, ce traitement sera institué.

On prescrira le mercure, sous forme *de frictions*, de 1 à 3 grammes d'onguent napolitain. On fera tous les jours, avec la même dose, une friction durant 5 à 10 minutes, soit aux membres, de préférence au pli du coude, aux cuisses, aux mollets, ou à la plante des pieds, soit sur la région abdominale ou le thorax.

La friction terminée, on étend sur la région le morceau de flanelle qui a servi à frictionner, ou un linge imbibé d'eau tiède et recouvert d'un morceau de taffetas gommé pour faciliter l'absorption.

Au bout de huit à dix heures, le pansement est enlevé, la peau lavée soigneusement.

Après avoir séché, il est bon de saupoudrer avec une poudre inerte : talc, oxyde de zinc, amidon. La tolérance de l'organisme de l'enfant est extraordinaire.

On peut prescrire *les injections*, mais on fait mieux *absorber* à l'enfant X à XV gouttes de liqueur de van Swieten, deux à trois fois par jour, dans un peu de lait.

En cas d'intolérance gastrique, on peut, suivant la pratique de GAUCHER, remplacer le sublimé par une solution de lactate mercurique au 1/1.000e, solution dont on donne par jour, trois fois X gouttes.

Voici comment on instituera le traitement : pendant

la première année, *un mois* de traitement sur *deux*, en alternant, soit six mois de traitement.

Dans la deuxième année, *un mois* de traitement sur *trois*, soit quatre mois.

Dans la troisième, *un* sur *six*, soit deux mois.

L'enfant sera nourri par sa mère.

INDICATIONS TIRÉES DES ÉLÉMENTS PATHOGÉNIQUES

C'est la *prophylaxie* de la syphilis héréditaire, dont les règles ont été posées par PINARD, FOURNIER et GAUCHER :

a) Avant de procréer, tout générateur syphilitique doit faire un traitement intensif.

b) Pendant toute la durée de la grossesse, la femme syphilitique doit faire un traitement antisyphilitique.

INDICATIONS TIRÉES DES ÉLÉMENTS ANATOMO-CLINIQUES

1° *Au cours de la grossesse* : nous l'avons dit, traitement intensif chez la mère, tel que l'emploi des injections de sels solubles de mercure.

2° *A la naissance*, l'enfant sera mis au *sein de sa mère*. Il ne peut être confié à une nourrice, car il la contagionnerait.

D'autre part, l'allaitement artificiel est, chez lui, particulièrement néfaste.

D'ailleurs, la mise au sein ne présente aucun danger pour la mère.

« Une femme accouchant d'un enfant syphilitique et ne portant elle-même aucune trace de cette infection, pourra sans danger nourrir cet enfant, même s'il présente des lésions buccales » (*Loi de* COLLES). La mère est *immunisée*.

D'autre part, « un enfant, sain d'apparence, ne saurait être contagionné par sa mère présentant des lésions syphilitiques ». C'est la réciprocité de la loi précédente, connue sous le nom de loi de PROPHETA.

3° *Chez l'enfant*, on donne le mercure en frictions, en gouttes, ou en injections.

L'iode trouve son indication dans les formes anciennes d'hépatite syphilitique, où, sous forme de *sirop de raifort iodé*, il rend les plus grands services.

On donne une cuillerée à café aux tout petits, une cuillerée à dessert, le matin, aux plus grands.

On prescrit aussi le *sirop iodotannique*, dans les mêmes doses et mêmes conditions.

Mais on ne prescrit l'iode qu'au bout de trois mois. PARROT, chez les enfants sevrés, remplaçait l'iodure par la *teinture d'iode*.

> Teinture d'iode.................   1 gr.
> Sirop de gentiane.................   100 gr.

Une ou deux cuillerées à café par jour.

Pour le traitement mixte, on peut utiliser le *sirop de* GIBERT ou l'une des préparations suivantes :

Biodure de mercure................   0 gr. 025
Iodure de potassium.............   1 gr. 25
Sirop de quinquina..............   175 gr.

8 milligr. de biodure et 4 centigr. d'iodure par cuillerée à café.

ou :

Biodure de mercure...............   0 gr. 10
Iodure de potassium............. ⎫
Eau .... ⎬ ââ 5 gr.
Sirop simple....................   240 gr.

On donne, chez les enfants à la mamelle, un quart ou une demi-cuillerée à café de ce sirop en quatre ou cinq fois ;

A 2 ans, une cuillerée à café ;

De 3 à 5 ans, deux cuillerées ;

De 5 à 8 ans, trois cuillerées, etc. (Gaston LYON.)

BALZER utilise un sirop iodotannique au mercure :

Iode ....   2 gr. 50
Tannin ....   15 gr.
Eau ....   200 gr.

ajouter :

Bichlorure de Hg................   1 gr.
Eau, pour dissoudre.............   20 cc.

Si la liqueur reste louche, ajouter 1 gr. de IK. On complète le litre avec du sirop de sucre aromatisé. Chaque cuillerée à bouche contient 1 centigramme de tannate de mercure.

Chez les enfants athrepsiques, on ne peut instituer le traitement mixte qu'en faisant des frictions et en administrant l'iodure à la mère.

Quant aux différentes formes étudiées par DEBOVE, ACHARD et CASTAIGNE, *hépato-spléno-intestinale, ictérique, hémorragique, anémique,* c'est à elles surtout que s'appliqueront les divers traitements que nous avons passés en revue. Elles céderont devant le mercure, ou devant le mercure et l'iodure associés, et la guérison pourra s'obtenir, grâce à des soins continuels, à un traitement longtemps appliqué, et surtout à la faveur de l'allaitement maternel.

Traitement de l'hépatopathie syphilitique tardive héréditaire

Je placerai ici le traitement de l'hépatopathie syphilitique héréditaire tardive, qui est une forme de transition entre l'hérédo-syphilis et la syphilis acquise.

ELÉMENTS ÉTIOLOGIQUES ET PATHOGÉNIQUES

Elle se montre de trois ans à six, ou vingt ans.

Cette apparition tardive est-elle due à une atténuation considérable de la virulence des tréponèmes, dont l'action s'est produite sans cesse, mais de façon ralentie ?

Y a-t-il une période de latence ? On ne saurait le préciser.

ELÉMENTS ANATOMO-CLINIQUES

Sclérose, gommes, scléro-gommes : telles sont les lésions, tout comme dans l'hépatopathie syphilitique acquise. L'évolution est silencieuse au début. On note de la perte de l'appétit, de la constipation ou de la diarrhée, de l'amaigrissement.

Le ventre grossit ; le teint devient jaunâtre, subictérique. Le foie est douloureux. Une circulation veineuse complémentaire avec voussure sus-ombilicale se montre.

A la palpation, le foie est gros, irrégulier, bosselé et dur.

La rate aussi est hypertrophiée.

Une ascite libre est la règle, se reformant assez lentement après la ponction.

On a décrit une forme *hypersplénomégalique* avec gros foie, très grosse rate et ictère.

Une forme *cancéreuse* simulant le sarcome.

Une forme *anémique* analogue à celle de l'hérédo-syphilis précoce.

INDICATIONS TIRÉES DES ÉLÉMENTS ÉTIOLOGIQUES ET PATHOGÉNIQUES

Mêmes indications que dans la forme précédente, à cela près qu'on prescrira des doses plus élevées, suivant l'âge. C'est ainsi que, dans la seconde enfance, on donnera deux cuillerées à café de sublimé par jour en plusieurs fois (3 ou 4), dans une tasse de lait.

INDICATIONS TIRÉES DES ÉLÉMENTS ANATOMO-CLINIQUES

Ici encore, on se trouvera bien d'associer l'iodure au mercure et de prescrire un traitement mixte longtemps continué.

On y adjoindra l'hygiène de la bouche et des dents par les gargarismes chloratés.

On ponctionnera l'ascite, toutes les fois que, par son abondance, elle gênera la circulation ou la respiration.

On se souviendra que le cœur et les vaisseaux des syphilitiques sont fragiles et demandent à être ménagés ; toute gêne à l'hématose, toute résistance périphérique font de l'hypertension. Les vaisseaux de l'hérédo-syphilitique rongés par l'artérite ne peuvent résister longtemps à de fortes pressions.

Traitement de l'hépatopathie syphilitique acquise

Moins fréquente que la syphilis héréditaire du même organe, la syphilis hépatique se présente avec un appareil symptomatique qui en marque bien l'individualité.

ELÉMENTS ÉTIOLOGIQUES ET PATHOGÉNIQUES

Elle s'observe de 30 à 50 ans, plus souvent chez l'homme que chez la femme.

Il faut voir là la prédisposition que crée l'*alcoolisme*,

plus fréquent chez l'homme, ou l'*impaludisme* (GIL-
BERT et CARNOT).

Sauf à la première période, le foie peut être atteint
à toutes les phases de la syphilis.

Dans la période secondaire, le foie réalise une altéra
tion diffuse donnant un *ictère*, ictère simple, passager,
pouvant se terminer par un ictère grave.

Dans la période tertiaire, 10 à 20 ans après le chan-
cre, apparaissent les *gommes* et les lésions *scléro-
gommeuses*. Ce sont des manifestations tardives.

A l'inverse de l'hépatite de l'hérédo-syphilis, l'infection par le tréponème n'est point ici veineuse et portale, mais artérielle.

Au lieu d'être massive, elle est lente. Les germes
sont moins nombreux, ils sont moins virulents.

Les lésions n'auront pas même aspect.

ELÉMENTS ANATOMIQUES

1° *Lésions de la période secondaire* : c'est l'*ictère
simple*, dont les lésions nous sont mal connues, parce
qu'il est rare que le malade succombe.

Pour SÉZARY : congestion des veinules portes et infiltration embryonnaire des espaces portes dont les artérioles sont épaissies.

GUBLER avait pensé à une roséole interne du cholédoque.

LANCEREAUX et CORNIL invoquaient la compression

exercée par les ganglions du hile sur les gros canaux biliaires.

Pour GAUCHER, certains de ces ictères entreraient dans le groupe des ictères hémolytiques.

Ictère grave. — Ici, les lésions sont avancées. Hépatite interstitielle simple ou hépatite gommeuse.

Macroscopiquement, ramollissement du foie, correspondant aux lésions dégénératives de la cellule hépatique.

2° *Lésions de la période tertiaire* : à l'œil nu, le foie est gros, avec une capsule épaisse et adhérente ; il y a de la périhépatite fibreuse marquée. L'hypertrophie du foie est irrégulière ; l'organe est *déformé*, bosselé, creusé de sillons plus ou moins profonds, avec cicatrices fibreuses épaisses.

Son bord antérieur est irrégulier, échancré de profondes raghades.

C'est le *foie ficelé* ou *capitonné*.

Sa consistance est extrêmement dure.

A la coupe, il crie sous le couteau et présente :

Tantôt l'aspect de la dégénérescence amyloïde ;

Tantôt l'aspect cirrhotique.

Le tissu est sillonné de bandes de tissu fibreux jeune, rose, ou vieux, et alors d'aspect nacré.

De-ci, de-là, des noyaux gommeux creusent le tissu. Leur volume est variable, leur couleur grisâtre, rappelant le marron cru (CLAUDE). Les lésions peuvent s'étendre aux ganglions du hile, à la rate, aux reins (néphrite chronique, dégénérescence amyloïde).

Au microscope : *sclérose et gommes* s'enchevêtrent ; *cirrhose périportale*, mais aussi périlobulaire et intralobulaire (cirrhose hypertrophique biliaire).

Endopériartérite, péri et endophlébite, sont constantes et coexistent. Ici, la cirrhose est d'origine artérielle.

Les gommes n'ont rien de particulier. Au centre, masse caséeuse tendant à s'enkyster au milieu du tissu fibreux, qui leur forme une coque plus ou moins épaisse.

Elles peuvent se résorber et laissent à leurs places des cicatrices profondes, irrégulières et difformes.

Les cellules hépatiques subissent autour la dégénérescence graisseuse.

ELÉMENTS SYMPTOMATIQUES

1° *Syphilis hépatique secondaire*. — Elle se traduit par l'*ictère bénin, ictère simple, ictère secondaire*, qui peut aboutir à l'ictère grave.

C'est aussi, parfois, l'*ictère grave d'emblée*.

a) *Ictère secondaire bénin* (RICARD, GUBLER, RENVERS, RENDU) : il se voit chez les femmes. Le début est insidieux. Troubles gastro-intestinaux, vers le deuxième ou troisième mois, coexiste avec la roséole, les syphilides papulo-squameuses, les plaques muqueuses, la fièvre.

Ictère assez marqué. Prurit, décoloration des fèces. Pigments biliaires dans les urines. Foie tuméfié et douloureux ainsi que la rate.

Dure trois à quatre semaines, mais guérit presque toujours.

b) *Ictère grave secondaire* : assez rare. Survient aussi, chez la femme, d'une façon précoce. Anorexie absolue, asthénie prononcée. Teinte spéciale de la peau, *atrophie du foie*, hémorragies diverses, signes d'insuffisance hépatique.

2° *Syphilis hépatique tertiaire.* — Survient vers la troisième année (FOURNIER), parfois beaucoup plus tard, rarement plus tôt.

C'est une syphilis scléro-gommeuse : elle donne la symptomatologie d'une cirrhose alcoolique.

Début insidieux. Troubles digestifs vagues : anorexie, météorisme, crises de diarrhée, douleurs à l'hypochondre droit (périhépatite), altération de l'état général.

Le facies devient terreux, plombé. Amaigrissement extrême, dépression nerveuse considérable, surtout nocturne (BOIX).

Lorsque la maladie a atteint sa période d'état : trois symptômes : *douleurs, ascite, ictère.*

Douleurs constantes, tantôt *continues*, mais *fixes*, sans irradiations ; tantôt intermittentes avec paroxysmes et avec fièvre.

Ascite : inconstante d'après LANCEREAUX, GERHARDT,

constante d'après FOURNIER, due à la gêne de circulation veineuse. Liquide citrin, parfois hémorragique. Arrive tardivement, progresse par poussées subaiguës (CAIRE). Circulation collatérale péri et sus-ombilicale. Œdème des membres inférieurs.

Récidive après ponction : c'est sa caractéristique (CLAUDE).

Ictère rare, très peu marqué.

Foie est *hypertrophié, déformé, dur.*

Rate grosse. Urines rares d'insuffisance hépatique. Albuminurie.

Le tout s'accompagne de *fièvre*, dans quelques cas d'*asthénie*, surtout vers le soir, avec frissonnements et sensibilité exagérée au froid.

Marche progressive du syndrome vers la cachexie et la mort, par ictère grave, ou par infection surajoutée.

Le traitement amène quelques rémissions suivies de rechutes ; jamais de guérison.

Les formes ne manquent pas : il y en a de *latentes*, rares.

GERHARDT distingue, en plus de la *cirrhose*, que nous avons étudiée, l'*hépatomégalie syphilitique*, une forme *pseudo-cancéreuse*, une forme *atrophique*, une *hypertrophique*, souvent latentes ; le *foie lobé.*

HANOT y a ajouté, en 1893, une *hépatite syphilitique hypertrophique avec ictère chronique.*

Ce sont là des formes variées de cirrhose hépatique où les lésions congestives, gommeuses et scléro-gommeuses se groupent diversement ; la prédisposition, l'alcoolisme antérieurs, les réactions individuelles, entrent aussi en jeu pour fournir une telle diversité.

Traitement de l'hépatopathie syphilitique acquise

Indications tirées des éléments étiologiques

Chez tout syphilitique, paludéen ou alcoolique, on prescrira une bonne hygiène : suppression de l'alcool, traitement quinique, alimentation légère et peu toxique. Le régime lacté sera institué dès le moindre signe d'atteinte hépatique. A lui tout seul, il peut suffire à éviter une localisation viscérale hépatique. Le plus souvent, il ne suffit pas.

Le mercure, seul ou associé aux iodures, est l'agent spécifique par excellence.

Je laisse de côté, de parti-pris, les innombrables produits dont la vogue, ou durable ou passagère, a supplanté pour un temps les composés mercuriaux.

Et le gaïac, et la salsepareille, qui, sous le nom de tisane de Faltz ou de décoction de Zittmann, se virent si longtemps employés, sans résultats, au cours des localisations hépatiques de la syphilis.

J'en dirai de même des tisanes de Vigarous, d'Arnout, de la décoction de Palhini, du sirop de Cuisinier, etc., etc.

Je cite, pour montrer jusqu'où l'esprit humain peut aller dans le choix de produits plus ou moins extraordinaires : la squine, le sassafras, le bois sudorifique (composé parties égales de sassafras, de squine, de gaïac et de salsepareille).

Je cite les dépuratifs végétaux : saponaire, chicorée, bourrache, fumeterre, scabieuse, dictame blanc, lobelia syphilitica, bois gentil, citron, orange, etc., ainsi que l'opium, qui eut, au XVIIIᵉ siècle, son heure de célébrité antisyphilitique.

Citons, plus près de nous, l'emploi du guaco, du saynya, du jaborandi, de la térébenthine, du condurango, du chaulmoogra, du cascara amarga, etc., etc., des drastiques, des eaux minérales, toutes et tous sans rôles importants comme agents thérapeutiques, peut-être auxiliaires indirects.

Parmi les substances d'origine minérale, on a employé l'uranate d'ammoniaque, le chlorhydrate de quinine, l'antimoine, le thallium, l'hyposulfite de soude, le bichromate de potasse, sans plus de succès.

Plus heureuses ont été les préparations arsenicales, depuis fort longtemps employées, associées à l'iodure et au mercure, et que quelques auteurs ont préconisées comme succédanés du mercure.

De ce nombre, l'atoxyl, l'arsacétine, l'hectine, l'hectargyre, la préparation « 606 » de BERTHEIM-EHRLICH-HATA jouissent actuellement d'une grande faveur.

La méthode est ancienne, les préparations sont récentes, douées de pouvoirs mal connus encore. Certains résultats sont encourageants, alors que d'autres vous terrifient par les dangers de la méthode.

Quoi qu'il en soit, le seul traitement vraiment éprouvé, vraiment spécifique, reste à l'heure actuelle le traitement mercuriel. C'est à lui que nous ferons appel dans la syphilis acquise du foie.

Laissez-moi vous dire que, de tout temps, nos Maîtres de Montpellier associaient l'arsenic au mercure dans le traitement de la syphilis. Laissez-moi vous rappeler encore qu'ils connaissaient des médicaments spécifiques, spécifiques d'organes et spécifiques d'agents étiologiques. Ils savaient que certaines substances ont une action élective sur certains tissus ou certains organes de l'économie.

La thérapeutique chimique actuelle, qui nous revient d'Allemagne, avec le retentissant « 606 » d'EHRLICH, n'est que la mise au point, par la Science actuelle, des idées favorites de nos pères.

En créant des médicaments dont les affinités chimiques ne sont dirigées que contre la cellule microbienne, en incorporant à des composés arsenicaux des groupements atomiques, qui, sans action sur les cellules organiques, forment, au contraire, avec le protoplasma des parasites des combinaisons qu'ils détruisent, EHRLICH s'engage, avec les données de la science chimique contemporaine, dans une voie que les Montpelliérains avaient pressentie non pas en spéculateurs, mais parcourue déjà en représentants de la médecine pratique.

Ces Montpelliérains s'appellent : BAUMES, GOLFIN, CHRESTIEN, FONSSAGRIVES.

A. *Voies d'introduction*. — 1° *Tube digestif* : on peut recourir soit à la voie buccale, soit à la voie rectale.

On doit abandonner, le plus souvent, la voie buccale, à cause des troubles digestifs que le mercure occasionne et de la lenteur de son action. Cependant, elle peut être essayée dans les cas légers ou moyens.

On pourra donner le *mercure métallique* sous la forme de pilules dosées à 0,05 par pilule (pilules bleues, pilules de SEDILLOT, de BELLOSTE), dont on donne une ou deux fois par jour, ou sous la forme de mercurium cum creta (33 % d'Hg, 67 % de craie), que VARIOT a récemment repris en thérapeutique infantile, à la dose de 2 à 6 centigrammes par jour, suivant l'âge, de 1 à 12 mois, associé à du sucre de lait.

Le *bichlorure de mercure*, sublimé, forme la base des pilules de DUPUYTREN et de la liqueur de VAN SWIETEN.

Bichlorure de Hg................ 1 gr.
Eau distillée, q. s. p............. 1 litre

(Liqueur de Van SWIETEN.)

Une cuillerée à soupe = 1 centigr. 5 de sublimé.

Une ou deux par jour pour adulte. Mal supportée, irrite l'intestin.

Bichlorure de mercure.............	0 gr. 01
Extrait d'opium..................	0 gr. 02
Extrait de chiendent.............	0 gr. 02
Poudre de réglisse...............	q. s.

(Pilules de DUPUYTREN.)

Pour une pilule. 2 à 3 par jour pour adulte.

GAUCHER préconise :

Bichlorure de Hg................	0 gr. 01
Extrait thébaïque...............	0 gr. 01
Poudre de savon médicinal.......	0 gr. 10
Glycérine neutre................	q. s.

Pour une pilule *molle*. 2 à 4 par jour.

Aux pilules de RICORD, trop riches en mercure :

Protoiodure de Hg................	0 gr. 05
Extrait thébaïque...............	0 gr. 016
Tridace	0 gr. 05
Conserve de roses...............	0 gr. 10

Pour une pilule. Une à deux par jour.

nous préférerons la formule donnée par NICOLAS, de Lyon :

Iodure mercureux récemment préparé	0 gr. 03
Exrait thébaïque................	0 gr. 01
Savon amygdalin................	0 gr. 10
Glycerine neutre...............	q. s.

Pour une pilule *molle*. Une à trois par jour.

Ceci est mieux toléré par l'estomac et l'intestin que le bichlorure.

Le *biiodure de mercure* est associé à l'iodure de potassium dans le sirop de GIBERT et le sirop de BOUTIGNY.

Le *protochlorure*, le *lactate neutre de mercure*, le *tannate*, sont moins employés.

Il semblerait plus logique d'essayer, dans de tels cas, les *suppositoires mercuriels*, car le mercure, directement absorbé par l'intestin et conduit au foie par la veine porte, serait ainsi plus vite et plus complètement amené à la région malade (DEBOVE, ACHARD et CASTAIGNE).

Cette voie rectale a été récemment préconisée par le professeur AUDRY (de Toulouse), qui injecte de petits lavements de *bichlorure de Hg*, à 0 gr. 01 dans 7 cc. d'eau salée, ou de *biiodure de Hg* à 0 gr. 01 dans 3 cc. d'eau salée. Ces lavements sont mal supportés et peu recommandables (ténesme, épreintes, diarrhée).

Au contraire, les suppositoires à 0,02 ou 0,04 de *mercure métallique, sous forme d'huile grise à 40 %*, un ou deux par jour, sont bien tolérés et d'une réelle efficacité (NICOLAS, de Lyon).

2° *Voie cutanée*. — Les *frictions* sont très recommandables et sans dangers. Elles se font, comme chez l'enfant, avec de l'onguent napolitain (parties égales d'axonge benzoïné et de mercure), employé *frais* (moins irritant).

Dose, 4 à 5 grammes chez l'adulte. On procède comme pour les enfants.

On peut faire absorber le mercure par les muqueuses (MILLIAN).

3° L'introduction de vapeurs mercurielles dans les *voies respiratoires* semble avoir une certaine action, mais cette action est faible.

4° Avant tout, dans l'hépatopathie syphilitique acquise, il faut agir vite, agir longtemps et agir beaucoup. Rien de tel, dans ce cas, que la pratique des *injections sous-cutanées et mieux intramusculaires.*

Les *injections hypodermiques* sont en général douloureuses, suivies de nodosités et de réactions inflammatoires plus ou moins intenses, pouvant aboutir à la formation d'une escarre avec élimination d'un pus bourbillonneux et gommeux, formation d'une plaie anfractueuse à bords taillés à pic.

Les *injections intramusculaires* sont mieux tolérées.

B. *Préparations et doses.* — On distingue :

1° Les injections de préparations solubles ;
2° Les injections de sels insolubles.

1° Les sels mercuriels *solubles* sont nombreux et employés avec succès.

Le biiodure peut être injecté, soit en solution huileuse (PARROT), soit en solution aqueuse.

Biiodure de Hg.................... 0 gr. 004
Huile d'olive purifiée et stérilisée
q. s. p........................ 1 cc.

En une ampoule stérilisée.

Très douloureuse et faible.

Biiodure de Hg.................... 0 gr. 02
Iodure de sodium................ 0 gr. 02
Eau distillée stérilisée, q. s. p..... 1 cc.

(EMERY et DRUELLE.)

Injecter tous les jours 1 cc. pendant 20 à 25 jours.

LEFAY et LÉVY-BING formulent :

Biiodure de Hg récent............ 0 gr. 02
Iodure de Na pur et sec........... 0 gr. 02
Chlorure de sodium pur.......... 0 gr. 0075
Eau distillée stérilisée, q. s. p...... 1 cc.

Pour une ampoule.

On injecte de même, pendant 20 jours, 1 cc. tous les jours.

Pour diminuer l'intensité des douleurs occasionnées par ces injections, LAFAY et DESMOLLIÈRES, se basant sur les résultats des expériences de FLEIG dans les injections de solutions sucrées isotoniques, ont imaginé d'adjoindre du saccharose à leurs préparations.

Ils formulent, d'après GAUCHER :

Benzoate de Hg................... 1 gr.
Chlorure de Na.................. 1 gr. 50
Eau distillée.................... 100 cc.

la formule suivante :

Benzoate de Hg....................	1 gr.
Chlorure de Na....................	1 gr.
Saccharose	10 gr.
Eau distillée	100 cc.

Faire 100 ampoules de 1 cc.

M. Slizewicz (Paul), de Montpellier, formule le bi·
iodure et le bibromure de la façon suivante :

Biiodure de Hg....................	2 gr. 27
Iodure de Na pur et sec..........	2 gr. 50
Saccharose	10 gr.
Eau, q. s. p.....................	100 cc.

Pour 100 ampoules.

Bibromure de Hg..................	1 gr. 80
Bromure de Na pur et sec.........	1 gr. 40
Saccharose	10 gr.
Eau distillée, q. s.	100 cc.

Pour 100 ampoules.

solutions qui, tout en étant indolores et isotoniques, donnent en volume une dose connue de mercure métallique.

1 cc. de la solution = 0 gr. 01 de mercure métallique

(Slizewicz et Gueit.)

Le mélange cacodylate et mercure a été préconisé : ce n'est pas un sel défini (*cacodylate iodo-hydrargyrique*).

Biiodure de Hg	0 gr. 15
Cacodylate de soude	0 gr. 50
Iodure de sodium	0 gr. 15
Eau distillée, q. s. p.	10 cc.

(LAFAY et LÉVY-BING.)

Injecter un à deux cc.

L'hermophényl ou mercure *disulfate* de sodium, en solution à 10 %, donné à la dose de 0 gr. 10 à 0 gr. 15 tous les trois ou quatre jours, peut rendre les plus grands services, car il est souvent mieux toléré que les autres préparations.

2° *Injections insolubles.* — Mercure métallique (huile grise), calomel, salicylate basique de Hg, sont les trois sels insolubles employés.

L'huile grise paraît être la meilleure des préparations insolubles.

La formule du nouveau Codex français a ramené la teneur de l'huile grise à 40 %, en volume.

Mercure purifié	40 gr.
Graisse de laine	26 gr.
Huile de vaseline	60 gr.

La formule de GAY (de Montpellier) est la suivante :

Mercure purifié	20 gr.
Lanoline	5 gr.
Vaseline liquide	35 gr.

Elle renferme 33,33 % de mercure.

M. Lafay donne la formule suivante :

Mercure purifié....................	40 gr.
Lanoline anhydre stérilisée........	12 gr.
Vaseline blanche stérilisée.........	13 gr.
Huile de vaseline médicinale stéri-lisée	35 gr.

Soit 40 % de mercure. 1 cc. pèse 1 gr. 25 et renferme 0,50 de mercure. La dose moyenne varie entre 5 et 10 centigrammes de mercure à injecter tous les huit jours. On fait une série de 4 à 6 injections et l'on met un intervalle de deux mois entre chaque série.

C'est une excellente préparation, mais qui n'est pas héroïque.

Bien plus énergiques sont les injections de *calomel* :

Calomel à la vapeur...............	1 gr.
Huile de vaseline pure stérilisée q. s. p.......................	10 cc.

dont on injecte 1/2 à 1 cc., soit 0,05 à 0,10 centigrammes tous les 8 à 10 jours. Malheureusement, ces injections sont atrocement douloureuses.

On y a ajouté, pour les adoucir, du gaïacol et du camphre à 20 % ou de l'orthoforme à 8 %, mais sans grand succès.

Tout traitement antisyphilitique, ici comme ailleurs, ici même plus qu'ailleurs, doit être dirigé d'une façon pratique.

Le traitement général ne doit pas être seulement énergique. Il faut continuer longtemps, et longtemps encore, à combattre l'infection latente par un traitement systématique, méthodique. Telle est la conception du *traitement de fond* de M. FOURNIER.

Il doit être, ce traitement, *énergique* au début, *suffisant*, il doit être *long* et enfin *intermittent* (NICOLAS). Chez l'adulte on prescrit :

Première année : deux mois de traitement mercuriel consécutifs ou séparés par quelques jours de repos, puis ensuite alterner un mois de traitement, un mois de repos.

La deuxième année : alterner un mois de repos, un mois de traitement.

La troisième année : ordonner un mois de pilules, un mois d'iodure, un mois de repos quatre fois l'an.

La quatrième année : trois fois, un mois de pilules, un mois d'iodure, deux mois de repos.

La cinquième année et la sixième, deux fois : un mois de pilules, un mois d'iodure, quatre mois de repos.

Plus tard, recommencer une ou deux fois par an, et cela indéfiniment, un mois de pilules et un mois d'iodure sous forme de *cure de renforcement* (NICOLAS).

Associer le traitement à une cure sulfureuse, à domicile, ou dans une station, comme Uriage, Luchon, Ax-les-Thermes, Aulus, qui permettra l'emploi de l'utilisation organique de plus fortes doses de mercure (ACHARD, DEBOVE et CASTAIGNE).

Prescrire les soins hygiéniques de la bouche et des dents, les gargarismes au chlorate de potasse contre la stomatite mercurielle.

Malgré tout, après ce traitement intensif, on peut voir le syndrome continuer son évolution et la lésion progresser ; c'est alors qu'il convient de recourir, sans abandonner le mercure, à toutes les préparations arse-nicales proposées, et depuis l'hectine et le « 606 » jusqu'à l'atoxyl, on peut chercher si la vieille liqueur de DONOVAN-FERRARI ne serait pas susceptible, par sa combinaison complexe, de susciter une réaction nou-velle de l'organisme pouvant aboutir à la guérison.

INDICATIONS TIRÉES DES ÉLÉMENTS ANATOMO-CLINIQUES

Des trois symptômes essentiels de l'hépatite syphili-tique acquise, la *douleur* pourra céder momentanément aux applications chaudes sur l'hypochondre droit, à la rubéfaction, à la vésication, aux applications d'emplâ-tre de Vigo, répétées tous les huit jours (QUINQUAUD).

Les pointes de feu, les ventouses scarifiées pourront être utilisées.

La piqûre de morphine ou de pantopon sera le séda-tif par excellence de la douleur devenue intolérable.

L'*ictère* indiquera le régime lacté, le repos au lit, les alcalins, les cholagogues.

L'*ascite*, trop abondante, sera ponctionnée ; on pourra tenter, mais sans grand espoir, l'autosérothérapie d'Audibert. Lorsque le liquide se sera reformé, ce qui est la règle, on reponctionnera, mais on enlèvera une petite quantité de liquide, au lieu de vider en une seule fois la cavité péritonéale.

Enfin, la fièvre marquera le repos et le régime lacté. L'anémie et l'asthénie nécessiteront la vie au grand air, l'hydrothérapie tiède (les bains au calomel).

L'adjonction de la médication arsenicale et le séjour dans une station sulfureuse relèveront l'état des forces du malade, lui permettront de faire plus avant les frais d'une maladie longue et pénible, sujette à récidives et bien rarement soulagée.

CHAPITRE QUATRIÈME

HÉPATOPATHIES TUBERCULEUSES

Eléments symptomatiques

En clinique, il est des formes aiguës ou subaiguës ; des formes chroniques, des formes latentes.

Leur diagnostic n'est pas toujours possible chez le malade, soit que la tuberculose de celui-ci soit certaine, soit qu'elle soit problématique.

A) **Formes aiguës et subaiguës.** — Le syndrome clinique rappelle celui de l'ictère grave dans la forme aiguë, de l'ictère infectieux dans la forme subaiguë.

Il y a de l'hyperthermie, du subictère et de l'ictère, de l'asthénie, des hémorragies, du délire.

Objectivement, il y a de l'ascite peu abondante, un foie gros, lisse, douloureux, une rate volumineuse, des râles et des craquements ou des souffles amphoriques traducteurs de cavernes aux poumons.

En cinq à dix semaines, la mort survient, dans l'état typhoïde ou le marasme tuberculeux.

B) **Formes chroniques**. — Elles revêtent deux formes, assez distinctes l'une de l'autre pour mériter une description spéciale ; *la forme cirrhotique veineuse simple*, *la forme cirrhotique cardio-tuberculeuse*.

a) *Forme clinique cirrhotique veineuse simple*. — C'est généralement un alcoolique avéré, déjà porteur de signes de tuberculisation aux sommets, ou ailleurs, ou qui paraît encore indemne, qui se plaint de douleurs abdominales, d'essoufflement.

Examiné, il présente : de *l'ascite* avec circulation veineuse abdominale complémentaire ; un *foie gros, dur*, à la période peu avancée du syndrome, mais, plus tard, *atrophié* ; une *rate* toujours volumineuse ; des *troubles intestinaux*, avec hypertension portale et hypotension sus-hépatique, le syndrome urinaire de l'insuffisance hépatique...

Cliniquement, c'est l'évolution du phtisique vers l'ictère grave et l'état de consomption, ou, inversement, c'est le tableau de l'alcoolique qui devient hépatique et finit dans la cachexie d'origine toxiinfectieuse tuberculeuse.

Nous ne pouvons distinguer, à l'heure présente, la part respective de l'intoxication alcoolique et celle de la toxiinfection bacillaire et tuberculineuse : le plus souvent, semble-t-il, un mutuel concours est nécessaire et en fait, réalisé.

b) *Forme cirrhotique cardio-tuberculeuse*. — C'est ici, non plus un adulte, à allure d'un toxiinfecté alcoolique ou tuberculeux, mais, un enfant, chétif et malingre, peu développé, pâle, *cyanotique* même, aux oreilles bleues, aux lèvres bleues, aux doigts violacés et renflés en leur extrémité en baguette de tambour ; longs, anémiés, porteurs d'une tête et d'un abdomen volumineux, ces enfants sont mal venus, arrêtés dans leur développement physique.

Ils ont l'aspect d'asystoliques, de cirrhotiques, de péritonitiques.

L'examen du cœur permet de noter que la pointe est fixe et immobile, la matité élargie (radioscopie souvent nécessaire), que le rythme est fœtal... c'est bien une symphyse cardiaque.

L'examen du ventre montre une circulation veineuse collatérale marquée, de l'ascite en quantité considérable, un foie énorme, une rate volumineuse, foie et rate étant durs et douloureux, des ganglions mésentériques abondants et gros : c'est donc bien la signature de la cirrhose hypertrophique avec péritonite.

Vous constaterez souvent encore tous les signes objectifs et subjectifs de l'adénopathie trachéo-bronchique, de la bacillose des séreuses pleurale, péritonéale, de la bacillose pulmonaire à des stades divers.

L'évolution conduit au terme fatal en 1 ou 2 ans, 3 ans au maximum : elle est coupée de crises d'asystolie, de poussées ascitiques, de paroxysmes tuberculeux qui conduisent à la mort par le cœur (syncope ou asystolie), par le foie (ascites récidivantes, insuffisance aiguë hépatique, ictère grave), par le poumon (tubercules, hémoptysies, cavernes, fièvre hectique).

C) **Formes latentes.** — Rien, pendant la vie du tuberculeux, ne vient indiquer que le foie est envahi par les tuberculines ou le bacille de Koch, et cependant à l'autopsie, on trouve *des tubercules du foie*, à tous les stades d'évolution, et à celui de cavernes, ou une *dégénérescence massive graisseuse de l'organe.*

Latente pendant un temps plus ou moins long, la tuberculose hépatique peut parfois se traduire par de l'insuffisance hépatique, un gros foie, des selles fétides, de l'hémolyse globulaire, des hémorragies, c'est la *forme cirrhotique graisseuse.*

D'autres fois, en même temps que le foie, la rate et d'autres organes, sont atteints, des localisations suppurantes, osseuses ou pleurales, ou articulaires, durent des mois et des années, l'état s'aggrave, la fièvre s'allume, la mort survient dans un syndrome typhoïdique. C'est la *forme amyloïde tuberculeuse.*

Éléments anatomiques

A) Dans les formes aiguës ou subaiguës, on trouve, à l'autopsie, *la cirrhose graisseuse hypertrophique ou sans atrophie,* ou encore, soit *la cirrhose hypertrophique diffuse,* soit une *hépatite nodulaire.*

B) *Dans la forme cirrhotique veineuse simple*, l'anatomie pathologique reste incertaine, puisque nous ne savons pas encore si la la tuberculose seule n'est pas capable de faire la cirrhose hypertrophique alcoolique du type Hanot-Gilbert. Elle est celle que nous avons décrite, lorsque nous avons décrit cette cirrhose.

Dans la forme cirrhotique cardio-tuberculeuse, on note des altérations hépatiques, dues simultanément à la congestion, à la tuberculose, à la périhépatite.

C) J'ai dit que dans les formes latentes, l'autopsie permettait de constater l'existence de tubercules, d'abcès tuberculeux périhépatiques, de dégénérescence amyloïde tuberculeuse.

ÉLÉMENTS ÉTIOLOGIQUES

Rarement primitive, la tuberculose hépatique est secondaire à la tuberculose pleurale, pulmonaire, péritonéale, intestinale. L'infection par le bacille de Koch étant universelle et sanguine, l'apport du microbe au foie peut se faire par des voies multiples, par la voie porte, par la voie artérielle, artère hépatique, par la voie péritonéopleurale, par la voie splénique.

Toutes les tares antérieures locales, traumatismes hépatiques, infections hépatiques, intoxications hépatiques professionnelles, exogènes, endogènes, prédisposent à la localisation du bacille de Koch et de ses tuberculines sur le foie.

L'intoxication alcoolique a paru jouer un rôle capital pour certains. Sans nul doute, ce rôle exclusif est exagéré : du reste le bacille de Koch, grâce à son polymorphisme, ce dernier étant commandé par le milieu, fait seul de la sclérose, et n'a nul besoin pour en faire de l'alcool.

Chez l'enfant, l'atteinte de la séreuse endo et péricardique serait une cause favorisante. Ne s'agit-il pas simplement d'une localisation extrêmement fréquente des tuberculines et du bacille, qui aime les séreuses ?

Eléments pathogéniques

Si l'anatomie pathologique est bien fixée, si l'expérimentation, même avec Gougerot, a pu préciser la physiologie pathologique de la tuberculose hépatique, ni l'anatomie pathologique, ni l'expérimentation n'ont apporté des données définitives en pathogénie.

Indications symptomatiques

Dans les formes aiguës ou subaiguës, nous sommes impuissants, on fera les médications opposées à l'ictère grave.

Dans la forme clinique cirrhotique veineuse simple, l'ascite fera indication, on sera obligé de faire des ponctions et des évacuations nombreuses.

Les troubles intestinaux seront combattus par les médications antiseptiques internes, dont les agents seront les antiseptiques insolubles, les cholagogues, les sels alcalins, par l'opothérapie hépatique.

Chez les enfants cirrhotiques cardio-tuberculeux, ce sera tantôt le traitement de l'asystolie, tantôt celui de la cirrhose avec ascite, tantôt celui de la péritonite tuberculeuse qu'il faudra instituer.

Chez les vieux tuberculeux, on s'abstiendra de préparations contenant de l'alcool, des vins généreux ; on s'abstiendra d'une alimentation carnée, abondante, excessive ; on surveillera les suppurations intarissables ; on combattra les foyers purulents.

INDICATIONS ÉTIOLOGIQUES ET PATHOGÉNIQUES

C'est l'indication tirée de la tuberculose même qu'il faudra remplir ; les tuberculines de Koch, de Marmoreck, de Denys, de l'Institut Pasteur seront tentées avec prudence, s'il n'y a pas d'atteinte du côté des reins.

Mais c'est par les toniques généraux, par les iodiques, par les arsenicaux, les tanniques qu'on pourra obtenir quelques appréciables résultats.

CHAPITRE CINQUIÈME

HÉPATOPATHIES NÉOPLASIQUES

Nous ne nous occuperons pas des tumeurs bénignes du foie, *angiomes, et kystes non parasitaires, congénitaux ou acquis.*

Leur extrême rareté, leur étude encore incomplète, ne nous permettent pas d'en faire un exposé utile à la médecine pratique.

Les tumeurs malignes, les cancers, épithéliomes et sarcomes du foie, retiendront plus longuement notre attention.

Or, les tumeurs malignes siègent dans le foie ou dans les voies biliaires.

Il y a donc lieu d'étudier séparément le traitement du cancer du foie et celui des voies biliaires.

Cancers du foie

Même obscurité en ce qui concerne les causes étiologiques du cancer du foie que pour celles du cancer en général.

Ici encore, le champ reste ouvert à toutes les hypothèses.

ELÉMENTS ÉTIOLOGIQUES

On distingue deux types de tumeurs : les unes *primitives*, développées aux dépens des cellules épithéliales (*cancers proprement dits*), ou des cellules conjonctives (*sarcomes*), et d'autre part, des tumeurs secondaires qui peuvent dériver d'épithéliums divers (*cancers secondaires*) ou de productions conjonctives spéciales (*sarcome mélanique en particulier*) [DEBOVE, ACHARD et CASTAIGNE].

Relativement fréquent, le cancer du foie peut se voir à tout âge, et dans les deux sexes, si l'on tient compte des deux formes, *massive et nodulaire*.

Avant trente ans, le *cancer primitif* du foie ne se rencontre pas, ou presque pas. Sa fréquence, même avec l'âge, est moindre que celle du cancer secondaire.

Les causes prédisposantes semblent mieux établies, et la lithiase biliaire, le paludisme, l'alcoolisme, ont été notés à l'origine d'un cancer du foie.

Quant au traumatisme, si souvent invoqué par les malades, son action n'est pas plus évidente que celle des émotions morales et des grands chagrins, que d'autres se sont plu à faire entrer dans l'étiologie du cancer.

Que le cancer du foie soit une manifestation inflammatoire tissulaire, due à un organisme inférieur encore inconnu, ou bien qu'il soit l'expression d'une diathèse cancéreuse, l'*hérédité* paraît devoir être mise en cause dans un certain nombre de cas, encore que ce nombre soit très restreint.

BAZIN et VERNEUIL veulent y voir une manifestation de l'arthritisme, amenant par méiopragie du foie, une telle localisation.

Il n'y a là rien d'absolu.

Le cancer secondaire est très fréquent et s'observe à la suite d'un cancer primitif d'un autre organe : du tube digestif, en particulier (estomac, intestin, pancréas, voies biliaires). Rarement, et même presque jamais, le cancer du foie est secondaire à un cancer du poumon ou des reins.

Les modalités cancéreuses secondaires se forment par implantation (THIERCH et WALDEYER).

Quelquefois, le foie, ce qui est exceptionnel, est envahi par contiguïté ; alors le cancer revêt la forme d'une masse.

L'infection ou l'inflammation se propage par la voie vasculaire, par la voie porte, ou par les artères, ou par les lymphatiques, quoique plus rarement.

ELÉMENTS ANATOMIQUES

A. **Néoplasmes primitifs**. — Trois variétés : le *cancer massif*, le *cancer nodulaire* et l'*adéno-cancer*, le cancer massif étant le plus typique.

Dans le *cancer massif*, toujours primitif, le foie est hypertrophié, en tout, ou en partie. De poids variant de 8 à 9 kilogr., sa surface est lisse, non déformée, sans bosselures. Sa couleur est normale.

A la coupe, une masse néoplasique blanche et lardacée, d'un blanc jaunâtre, molle, dont le raclage fait sourdre un suc cancéreux, remplace le parenchyme de la glande.

La capsule de GLISSON reste intacte et peut être séparée de la masse cancéreuse par une bande de tissu sain : *cancer en amande.*

La forme massive pure est rare, mais le plus souvent, à côté d'un gros noyau, quelques fins nodules, disséminés dans le parenchyme environnant. Ces derniers sont secondaires au premier foyer.

La vésicule biliaire reste intacte.

Il n'y a ni ascite, ni périhépatite.

Les ganglions du hile, ceux du petit épiploon sont pris, ainsi que ceux auxquels se rendent les lymphatiques du foie, ganglions péripancréatiques, médiastinaux, prévertébraux.

L'extension secondaire aux autres organes est rare et tardive.

La rate est hypertrophiée.

L'étude histologique montre qu'il s'agit le plus souvent d'un *épithélioma alvéolaire,* plus rarement *trabéculaire.*

Le cancer nodulaire étant plus fréquemment secondaire, nous l'étudierons comme type des néoplasmes secondaires du foie.

L'examen macroscopique ne permet pas d'ailleurs de décider si le cancer est nodulaire primitif ou nodulaire secondaire.

L'adéno-cancer (adénome hépatique de Sabourin) s'accompagne toujours de *cirrhose* ; type très spécial décrit par Hanot et Gilbert.

C'est un type de transition entre la cirrhose et le cancer.

Foie un peu gros, présentant, associés aux lésions de la cirrhose alcoolique, des nodules de volume variable, de celui d'une lentille à celui d'une noisette, de consistance d'abord ferme, puis molle, qui constituent des adénomes.

Nodules enkystés, non ombiliqués au centre, de couleur foncée vieil or : ces caractères les distinguent nettement des nodules du cancer secondaire (Claude).

Ils s'accompagnent de périhépatite, d'ascite, d'hypertrophie de la rate.

Les veines sont souvent envahies.

Il peut y avoir propagation à la plèvre et aux poumons.

Le *sarcome primitif du foie* est presque toujours confondu avec l'épithélioma massif et ne peut être reconnu qu'histologïquement ; il est constitué par des cellules rondes ou fusiformes. Il paraît naître dans la tunique externe des ramuscules hépatiques et des veines portes

B. **Néoplasmes secondaires**. — Le type en est le *cancer nodulaire.* Le foie est souvent adhérent aux organes voisins : il y a périhépatite et même quelquefois pleurite de la base droite.

Epithélioma : le volume du foie est augmenté, moins que dans le cancer primitif. Poids, 3 à 4 kilogr. Surface parsemée de nodosités miliaires, ou plus ou moins volumineuses et plus ou moins nombreuses. Elles sont caractéristiques : nodosités souvent ombiliquées au centre, et tranchant, par leur couleur, sur le reste du parenchyme. Elles ressemblent souvent à des taches de bougie. Leur volume varie d'une tête d'épingle à celui d'un œuf de dinde ou d'une orange. Consistance molle, de coloration blanc jaunâtre.

La coupe rencontre d'autres nodosités discrètes ou confluentes quelquefois, ramollies au centre (abcès cancéreux de CRUVEILHIER).

D'ailleurs, les nodosités cancéreuses présentent les mêmes caractères que les noyaux primitifs ; elles peuvent s'enkyster, devenir gélatiniformes, s'infiltrer de foyers hémorragiques.

Les lésions secondaires sont plus importantes que dans le cancer massif. La périhépatite, l'ascite, la pleurésie droite, l'hypertrophie de la rate sont presque de règle.

L'évolution est très rapide, alors même que le cancer n'a pour origine qu'une ulcération minime de l'estomac.

Dans cette forme, il s'agit le plus souvent d'un épithélioma cylindrique, alvéolaire ou lobulé, puisqu'il a pour origine l'estomac, l'intestin ou les voies biliaires.

Les *sarcomes secondaires* peuvent présenter les types les plus variés. Ils reproduisent le sarcome originel.

Le *mélano-sarcome* est infiltré ou nodulaire. Il a la structure du sarcome fuso-cellulaire ou globo-cellulaire avec des pigments noirs dans les interstices seulement ou dans les cellules. Mais il y a toujours quelques cellules infiltrées de pigments.

ÉLÉMENTS SYMPTOMATIQUES

Le *cancer primitif* du foie se présente le plus souvent sous l'aspect du cancer massif, rarement sous celui du cancer nodulaire ou d'adéno-cancer avec cirrhose.

Cancer massif. — *Début* : troubles digestifs vagues et cachexie progressive ; anorexie, dégoût de la viande et des graisses, pesanteur d'estomac, vomissements alimentaires ou bilieux, constipation et diarrhée.

L'état général s'altère : le malade s'affaiblit, maigrit et s'anémie.

Douleur sourde, inconstante, à l'hypochondre droit.

État. — A la période d'état, la maladie s'accuse par

un ensemble de signes somatiques, fonctionnels et généraux qui, s'ils sont au complet, imposent le diagnostic.

a) *Signes fonctionnels.* — Les douleurs hépatiques
sont peu marquées. C'est plutôt une sensation de gêne,
de pesanteur dans l'hypochondre droit, exaspérée seulement à l'occasion de mouvements et d'efforts de toux,
avec irradiations vers l'épaule correspondante.

Les troubles digestifs s'accentuent, la langue est saburrale, les vomissements prennent parfois une coloration noirâtre.

Les matières sont décolorées, fétides.

L'hypohépathie est considérable, du fait de la destruction d'une grande partie du parenchyme hépatique
C'est là, *l'acholie* vraie, par sécrétion absente (CLAUDE);
la décoloration des matières se montrant avec l'*absence
d'ictère.*

Les urines diminuent beaucoup de quantité. Elles
sont foncées, sédimentaires. L'urée diminue considérablement dans certains cas. Il n'y a ni albumine, ni
pigments biliaires.

b) *Signes généraux.* — La pâleur du malade est considérable par suite d'une aglobulie excessive (LABADIE-
LAGRAVE).

Le facies est spécial, indifférent et hébété (HANOT).

L'amaigrissement progresse, prédomine au visage,
aux membres et au thorax, tandis que le ventre paraît

conserver ses dimensions, et même augmente dans une zone, située au niveau des fausses côtes, au-dessus de l'ombilic, avec exagération bientôt dans l'hypochondre droit.

Les téguments prennent une teinte blafarde, la peau se sèche.

Il n'y a pas ordinairement de fièvre. Cependant, au début, elle peut apparaître, osciller entre 39°, 39°5, tandis qu'à la période terminale l'hypothermie prédomine, à moins qu'une légère fièvre de résorption et d'intoxication générale ne marque, vers 38°5, 39°, un type fébrile, continu ou rémittent.

c) *Signes physiques*. — Au début, nuls, ils se précisent peu à peu au cours de la période d'état.

Le ventre est augmenté de volume dans sa moitié supérieure.

Le thorax est évasé par en bas ; les fausses côtes droites sont déjetées en dehors.

Au niveau de la voussure hépatique, parfois, on note *un réseau de veines sous-cutanées* plus développé que normalement, ne dépassant pas la zone du foie.

A la percussion, *le foie est surélevé* (GILBERT) ; son bord inférieur descend plus bas que normalement : on trouve une matité de 15 à 30 centimètres, sur la ligne mamelonnaire.

On peut suivre, dans certaines formes rapides, l'augmentation d'étendue de cette matité au jour le jour.

La palpation montre ce bord inférieur descendant jusqu'à l'ombilic, jusqu'à l'épine iliaque antérieure et supérieure.

Ainsi le foie *est très hypertrophié*. Cette hypertrophie est uniforme, ou prédomine sur le lobe droit.

Le bord antérieur n'est pas déformé, mais la consistance de l'organe est dure et ligneuse.

La palpation de la surface accessible du foie la montre lisse, unie, pierreuse, avec son bord inférieur tranchant ou légèrement arrondi.

La rate n'est pas en général augmentée de volume.

L'ascite est très rare, jamais perceptible sur le vivant ou presque jamais, mais on note du météorisme abdominal par distension gazeuse de l'intestin, en rapport avec l'acholie.

La marche est rapide.

L'évolution parfois foudroyante ; ordinairement, le cancer du foie a une durée moyenne de 4 à 5 mois.

Mort par cachexie progressive, diminution des urines, diarrhée, œdème, coma

Une complication peut emporter le malade avant la fin de cette évolution.

B. **Cancer nodulaire**. — Très rarement primitif, il peut se voir cependant et présenter même symptomatologie que les formes secondaires.

Début. — Encore plus insidieux que le précédent, le cancer nodulaire s'annonce par des troubles digestifs persistants, mais sans état saburral marqué.

L'habitude extérieure est peu atteinte, l'ictère exceptionnel.

L'examen révèle des douleurs sourdes intermittentes ou continues, dans l'hypochondre droit, avec une augmentation de volume de l'abdomen.

État. — La maladie se trouve constituée quand la tumeur du foie est apparue.

a) *Signes fonctionnels et généraux.* — Amaigris, cachectiques, et néanmoins porteurs d'un ventre distendu, ces malades attirent l'attention.

Leur teint ictérique est peu marqué, avec une pâleur souvent extrême ; il relève d'un certain degré de rétention biliaire, comme en témoigne la décoloration des matières fécales. Mais l'ictère peut faire défaut. S'il existe, il progresse avec la maladie.

Douleurs constantes dans l'hypochondre droit, plus marquées que dans le cancer massif ; siégeant aussi au creux épigastrique, avec irradiations diverses, surtout vers l'épaule et le cou, le membre supérieur.

Tantôt sourdes, profondes, provoquées seulement par la palpation, tantôt très intenses, comparables au point de côté.

Les troubles digestifs varient d'intensité. Les vomissements, très abondants, deviennent parfois incoercibles par compression du pylore.

Les matières fécales sont incomplètement décolorées.

Les urines sont rares : l'urée y est normale. Il y a des pigments biliaires.

Il n'est pas rare d'observer de la dyspnée relevant d'une congestion passive des bases pulmonaires ou d'une pleurésie par propagation.

b) *Signes physiques.* — *L'ascite* survient, trois fois sur cinq, mais est peu abondante.

Séreuse, séro-fibrineuse ou hémorragique, elle relève de la compression de la veine porte, de la péri-hépatite ou d'une péritonite cancéreuse concomitante (CLAUDE).

Le foie est douloureux à la palpation, volumineux, mais moins que dans les cancers primitifs. Sa surface est déformée, bosselée de petits nodules cancéreux, son bord antérieur inégal et échancré.

Cet examen physique est en général facile.

Le météorisme de l'intestin et de l'estomac ne constitue qu'un obstacle intermittent.

Quant à *l'ascite*, si elle gêne, on la ponctionne. Mais même avec un peu d'ascite, en déprimant brusquement du plat de la main la paroi abdominale, on arrive très nettement à sentir la surface hépatique. C'est ce que LÉTIENNE a appelé le *phénomène du glaçon.*

Enfin, dans ce type de cancer, l'hypohépatie est moins marquée, moins intense.

Ici, « les troubles hépatiques sont, au moins dans la première partie de la maladie, surtout en rapport avec

les compressions qu'exercent les noyaux cancéreux
(compression vasculaire, d'où ascite et circulation sous-
cutanée abdominale) ; compression biliaire, d'où ictère ;
tandis que dans le cancer massif, les symptômes dérivent de la suppression de l'activité hépatique » (ACHARD,
DEBOVE et CASTAIGNE).

La fièvre peut apparaître continue ou intermittente.

La rate est le plus souvent normale, c'est là un
signe négatif important.

La marche est moins rapide que dans le cancer massif.

La mort survient de 3 à 6 mois par *cachexie*, par
ictère grave ou par *complications* (*phlegmatia alba
dolens*, broncho-pneumonie, péritonite cancéreuse très
fréquente, hémorragies, délire et urémie hépatique)
(DEBOVE).

« L'aspect clinique, en raison même de la variabi-
lité des lésions anatomiques, est souvent modifié par
la prédominance d'un symptôme, si bien que HANOT
et GILBERT ont pu décrire des formes *marasmatique*,
douloureuse, par névralgie du phrénique ou névrite,
fébrile, intermittente ou continue, *dyspeptique* et *ictérique*, qui montrent bien le polymorphisme clinique du
cancer nodulaire du foie. » (LEREBOULLET).

C. **Adéno-cancer avec cirrhose.** — Cette forme, le
plus souvent méconnue, se traduit par des symptômes
mixtes tenant de la cirrhose atrophique.

On y décrit des troubles digestifs communs aux syndromes hépatiques, de l'ascite, des hémorragies.

Des symptômes tenant au cancer.

On y décrit des phénomènes douloureux, des troubles généraux graves, un foie irrégulier, bosselé.

L'évolution serait rapide, l'ictère constant ; la mort arriverait en trois ou quatre mois.

Le *cancer secondaire* présente les symptômes du cancer nodulaire, qui s'ajoutent à ceux du cancer viscéral primitif (estomac, intestin, utérus, etc.).

Cette forme peut cependant rester latente et n'être découverte qu'à l'autopsie.

Dans d'autres cas, le cancer secondaire domine, par sa symptomatologie, le tableau clinique du cancer viscéral primitif, comme dans la forme hépatique du cancer de l'estomac.

Les *sarcomes mélaniques* ont une physionomie clinique un peu spéciale. Il s'agit le plus souvent de malades atteints de tumeurs mélaniques anciennes de l'œil ou de la peau.

Ils s'accompagnent de mélanodermie diffuse et de mélanurie.

Les urines, normales à l'émission, deviennent, à l'air, par oxydation, noires ou brunes.

La mort survient en 2 ou 3 mois par cachexie.

INDICATIONS TIRÉES DES ÉLÉMENTS ÉTIOLOGIQUES

La cause même du cancer nous étant inconnue, il n'y a pas de traitement spécifique des cancers du foie ; tout au plus peut-on essayer, par une diététique appropriée, de soulager les souffrances du malade sans espoir d'enrayer l'évolution rapide et fatale du mal.

Il n'y a même pas à proprement parler de prophylaxie véritable de cette affreuse maladie.

Les causes secondaires : hérédité, alcoolisme, paludisme, cholémie familiale, font certes indication, et les régimes les plus sévères devront être appliqués à ceux qui, sous le coup d'une telle hérédité, se laissent aller aux pires excès ou s'exposent à l'infection palustre.

Ici encore, ce sera un régime alimentaire aussi peu toxique que possible, n'entraînant pas, ou le moins possible, de congestion de la glande, qui sera prescrit. Le lait, qui n'en constituera pas, du moins au début, le seul élément, y aura cependant une large place, et, à la moindre alerte, deviendra le régime exclusif,

L'hygiène morale et physique, sans fatigues, ni excès, compléteront la prophylaxie.

Des cholagogues légers, des saisons à Vichy, au Boulou, à Vals, constitueront des adjuvants à conseiller pour faciliter les fonctions hépatiques.

INDICATIONS TIRÉES DES ÉLÉMENTS ANATOMIQUES

Les masses néoplasiques développées au niveau du parenchyme hépatique échappent à toute action théra-peutique.

Néanmoins, quelle peut être la conduite à tenir ?

Ici, se place, naturellement, la question de savoir s'il y a un traitement chirurgical du cancer du foie.

« Il est évident que si l'on peut arriver avec certi-tude au diagnostic du cancer du foie, il n'en faudra pas davantage pour proscrire toute intervention et évi-ter au malade une laparotomie exploratrice. » (J.-L. FAURE et LABEY.)

« De sorte, ajoutent FAURE et LABEY, que la question qui se pose n'est pas celle de savoir ce qu'il faut faire en présence d'une tumeur du foie préalablement recon-nue, — nous avons vu qu'il faut s'abstenir, — mais bien ce qu'il convient de faire, lorsque, au cours d'une laparotomie exploratrice, on se trouve en présence d'un néoplasme hépatique, lorsqu'on l'a pour ainsi dire sous la main et qu'il s'agit de compléter une intervention déjà commencée. »

Et après avoir montré tous les dangers de générali-sation rapide, l'atteinte grave portée à un organisme déjà affaibli et chancelant, par la simple laparotomie exploratrice, les auteurs auxquels nous empruntons ces lignes ajoutent : « Nous croyons qu'il est permis de penser que, lorsqu'une laparotomie exploratrice l'aura conduit sur une tumeur hépatique, le chirurgien sera autorisé à en tenter l'extirpation, au moins dans un certain nombre de cas. Ces cas sont ceux dans lesquels la tumeur semblera pouvoir être entièrement enlevée sans faire courir de trop grands risques aux malades. Si la tumeur est unique, isolée, si elle siège en un point facilement accessible à l'opérateur, si surtout elle ne tient au foie que par un pédicule, ce pédicule fût-il assez large et assez épais, nous ne voyons pas pourquoi on n'en tenterait pas l'ablation ».

Certes, nous nous rangeons à la façon de voir de MM. FAURE et LABEY et partageons amplement leurs conclusions ; mais nous constatons que les conditions nécessaires et suffisantes d'une telle ablation restreignent considérablement le nombre des cas opérables.

. En réalité, il résulte de tout ceci que l'abstention doit être la règle générale ; peut-être, peut-on tenter l'extirpation dans quelques cas. D'ailleurs, les progrès de la cachexie et l'apparition d'un nouveau foyer à brève échéance, soit dans le foie lui-même, ou dans tout autre organe, emportent rapidement le malade, qui ne peut plus être soumis à une intervention même minime.

INDICATIONS TIRÉES DES ÉLÉMENTS SYMPTOMATIQUES

Ce sont les troubles digestifs, les douleurs, l'ictère, l'ascite, qui, dans la majorité des cas, feront indication, mais à des degrés divers, suivant leur intensité. Dans le cancer massif, les troubles digestifs dominent, alors que, dans le cancer nodulaire, ce sont les douleurs, l'ictère, l'ascite, qui, dans l'adénome, avec cirrhose, atteignent leur maximum.

Contre *les troubles digestifs* du début, l'hygiène alimentaire produira de bons effets

On y ajoutera *quelques cholagogues* à doses diverses.

Pour favoriser l'excrétion de la bile, l'huile d'olive, à la dose d'une cuillerée chaque matin, le calomel et la glycérine sont des agents précieux.

Il faut y ajouter la bile et le suc hépatique, dont l'activité a été si bien mise en lumière par GILBERT et CARNOT et par GAUTIER.

Les alcalins seront aussi avantageusement employés et une cure à Vichy peut donner d'excellents résultats, du moins au début.

Les mercuriaux et les salicylates, s'éliminant par la sécrétion hépatique, réaliseront l'antisepsie des voies biliaires.

Il sera rare que *la douleur* soit assez intense pour nécessiter les injections de morphine, auxquelles on aura recours cependant, d'autant, qu'en endormant la douleur, le malade oublie le mal qui le ronge.

Les *vomissements* trop fréquents seront combattus par les boissons glacées, la glace, l'eau chloroformée, le champagne.

L'*ascite*, si elle devient gênante, sera ponctionnée, ainsi qu'une pleurésie concomitante menaçant de tuer le malade par son abondance.

La *déglobulisation*, l'anémie, seront combattues par les injections cacodyliques, par les toniques généraux, huile camphrée, quinquina ou quinine, sauf l'alcool.

Le lait, étant un aliment complet et peu toxique, deviendra l'aliment exclusif de ces malades.

Il sera rare qu'on ait à intervenir contre la *fièvre*, qui céderait facilement à la quinine, mais ne gênerait en rien les malades, et n'aurait pour inconvénient que de hâter vers la terminaison fatale.

A une époque plus avancée, *avec hémorragies diverses, diarrhée, marasme et cachexie*, toute thérapeutique devient illusoire, et ni les injections coagulantes d'ergotine ou de gélatine, ni les injections de sérum frais, ne feront cesser des hémorragies, souvent mortelles, pas plus que les médicaments intestinaux purgatifs ou constipants n'amèneront une sédation dans les phénomènes diarrhéiques.

Ainsi devant ce mal si fréquent et si répandu, qui est au-dessus des ressources de l'art, notre thérapeutique s'incline impuissante, vaincue, et traités ou non, ces malades meurent à brève échéance.

L'intervention chirurgicale, loin de l'enrayer, paraît au contraire, dans nombre de cas, avoir été l'origine d'une prompte généralisation et avoir hâté la marche inéluctable de la maladie.

Cancers des voies biliaires

Tumeurs de la vésicule et des voies biliaires

Les voies biliaires sont ordinairement atteintes de carcinomes ou d'épithéliomas.

Sous le nom de *cancers des voies biliaires*, nous étudierons les néoplasmes malins qui peuvent se développer sur le trajet des voies biliaires : *vésicule et canal cystique, canal hépatique et ses branches, canal cholédoque,* et enfin *ampoule de Vater.*

Les autres tumeurs, polypes muqueux, myxomes, sarcomes, fibromes sous-muqueux, papillomes, tumeurs kystiques, etc., ont été signalées, mais sont exceptionnelles.

Nous n'envisagerons ici, au point de vue thérapeutique, que les éléments anatomiques et symptomatiques de ces syndromes anatomo-cliniques, et les indications qui en découlent, renvoyant, en ce qui concerne les éléments étiologiques, à ce que nous avons déjà dit de l'étiologie du cancer en général et du cancer du foie en particulier.

Nous ne ferons ressortir ici que l'influence irritative prépondérante de la lithiase biliaire, par la présence d'un ou de plusieurs calculs, pour favoriser l'éclosion d'un cancer

D'après leur siège, on distingue :

1° Les cancers de la vésicule biliaire et du canal cystique.

Le plus souvent primitif, quelquefois secondaire, (DEBOVE, ACHARD et CASTAIGNE) il se développe surtout à un âge avancé et avec prédilection chez la femme.

Sa fréquence concomitante avec la lithiase, le fait considérer par beaucoup (RENDU, CHAUFFARD) comme une conséquence de celle-ci ; à moins qu'il n'en soit la cause, y prédisposant par suite de l'infection qu'il provoque ou augmente (DURAND-FARDEL, DÉMARQUAY).

Cancer primitif : Deux aspects :

a) *Tumeur fongueuse*, sessile ou pédiculée de la paroi ;

b) *Infiltration totale ou partielle*, constituée par un tissu squirrheux ou par un tissu colloïde contenant un suc laiteux.

La cavité est le plus souvent augmentée de volume.

Les parois sont hypertrophiées, surtout la tunique musculeuse.

Elle contient un liquide louche, incolore, visqueux, analogue au blanc d'œuf, ou une bile épaisse, brunâtre, renfermant des débris de tumeurs.

Très souvent, on y trouve des *calculs biliaires* de

grosseur variable, isolés ou enchatonnés dans la muqueuse.

Trois formes : 1° bourgeonnante ; 2° ulcéreuse ; 3° prolongée.

a) *Bourgeonnante* : elle peut remplir toute la cavité, formant une masse unie au foie ; aspect en chou-fleur, ou aspect villeux (cancer villeux de FRÉRICHS).

b) *Ulcéreuse* : succède à la forme précédente et est formée d'ulcérations à bords indurés, polycliques, irrégulières, et parfois profondes.

c) *Prolongée* : s'étend au cholédoque, en suivant le cystique, qu'elle oblitère en partie ou en totalité.

A côté, les ganglions du hile et de l'épiploon gastro-hépatique sont envahis.

LANCEREAUX a insisté sur la propagation fréquente au parenchyme hépatique.

Or, comme le cancer de la vésicule passe souvent inaperçu, ce *cancer massif secondaire* du foie peut en imposer par son aspect gros, lisse et dur, pour un néoplasme primitif.

Il peut se propager aux organes voisins, intestin, pancréas, estomac.

Fréquemment, le péritoine est atteint : c'est une péritonite cancéreuse avec ascite hémorragique qui traduit cette lésion secondaire.

On peut trouver une péritonite purulente libre ou localisée.

Cancer secondaire. — Beaucoup plus rare, il fait suite à un cancer de voisinage ou à un cancer éloigné.

De voisinage ? C'est un cancer par contiguïté de l'estomac, du foie, de l'intestin ou du pancréas qui lui a donné naissance.

Par propagation à distance ? Il se forme par réunion de nodules isolés métastatiques, qui infiltrent la paroi, puis se fusionnent.

2° Cancer de l'hépatique et de ses branches ; tumeurs du cholédoque.

Il coexisterait moins souvent avec la lithiase.

Il siège, par ordre de fréquence, sur le cholédoque, sur l'hépatique ou une de ses branches (CLAISSE), jamais sur le canal cystique seul (CLAUDE). Le plus souvent au carrefour hépato-cystico-cholédocien.

Il forme anneau complet ou incomplet autour des canaux biliaires, souvent haut de plusieurs centimètres. Il est formé d'un tissu blanchâtre plus ou moins dur.

Les parois du canal sont épaissies. La muqueuse est fongueuse ou ulcérée. La lumière, le plus souvent oblitérée, amène la *dilatation sus-jacente des voies biliaires* et de la vésicule jusqu'aux vaisseaux intra-hépatiques.

Propagation constante aux ganglions du hile et au foie.

3° Cancer de l'ampoule de Vater. — C'est un cancer rare qui peut naître :

1. A l'orifice du canal pancréatique (« *c'est un cancer pancréatique accessoire* (BARD et PIC), « *cancer wirsungien* » (DEBOVE et ACHARD).

2. Sur la muqueuse du cholédoque (ROBLESTON, DURAND-FARDEL), c'est un « *cancer primitif des voies biliaires* », « *cholédocien* ».

3. Sur la *muqueuse intestinale* (RENDU).

4. Il peut naître enfin de la paroi même de l'ampoule (HANOT), c'est « *un cancer pancréatico-biliaire* », « *ampullaire proprement dit* ». C'est le plus souvent une tumeur végétante faisant saillie dans la lumière du duodénum. Son volume variable peut avoir l'aspect d'une noix ou d'une noisette ou se présenter comme une plaque néoplasique légèrement surélevée (RENDU).

Le foie n'est pas envahi par le cancer, mais il est un peu gros, par suite de la rétention biliaire, et on y observe parfois un début de sclérose périportale (HANOT).

La vésicule, quelquefois distendue, contient exceptionnellement des calculs.

Les bourgeons cancéreux oblitèrent parfois les canaux pancréatiques et cholédoque, d'où dilatation des voies biliaires et pancréatiques. Il n'y a pas atteinte des ganglions de voisinage habituellement.

ELÉMENTS SYMPTOMATIQUES

A chacune des formes anatomiques étudiées ci-dessus correspond un type clinique différent.

1° **Cancer de la vésicule et du cystique.** — Du moins
à son début, le cancer de la vésicule demeure longtemps insidieux, ne donnant lieu à aucun phénomène
caractéristique. Souvent, ce n'est qu'à l'autopsie que l'on
reconnaît la cause de certains troubles observés et
ayant amené la mort par cachexie. ·

D'après DEBOVE, ACHARD et CASTAIGNE, lorsque les
signes seraient plus nets, ils se grouperaient suivant
deux types, dont l'un représenterait le cancer limité
à la vésicule, et l'autre le cancer propagé aux voies
biliaires ou à leur compression par la tumeur ou des
brides péritonéales.

Signes fonctionnels. — Troubles digestifs et douleurs à l'hypochondre ouvrent généralement la scène.

Les troubles digestifs sont constants : anorexie,
constipation, vomissements pénibles, alimentaires d'a-
bord, puis bilieux.

Les douleurs, sourdes d'abord, profondes, lancinantes, exaspérées par les digestions ou la pression du
point vésiculaire, présentent des paroxysmes avec irradiations vers l'épaule ou le creux épigastrique, comme
la colique hépatique. Malgré l'existence fréquente de
calculs, on ne peut considérer ces douleurs comme de
la colique hépatique vraie. Les calculs ne peuvent mi-
grer dans les canaux biliaires, le plus souvent obstrués
par les masses néoplasiques. Ils ne sont évacués, s'ils
le sont, que par des trajets fistuleux qui, à un moment
donné, font communiquer la vésicule avec les organes
avoisinants.

L'ictère est intense et progressif. Il est permanent et s'accompagne de prurit et de décoloration des matières. C'est un ictère par obstruction ou par compression des voies biliaires.

L'ascite est rare et ne s'observe guère que s'il existe en même temps de la péritonite cancéreuse.

Signes physiques. — L'exploration du ventre et de l'hypochondre droit fait percevoir une *tumeur*, de volume variable, globuleuse, en continuité avec le foie, arrondie ou fusiforme et légèrement bosselée, de consistance ferme, ligneuse, sans élasticité. Cette tumeur est douloureuse à la palpation, et mobile avec les mouvements respiratoires.

La percussion des flancs peut faire noter la présence de l'ascite, s'il y a péritonite concomitante.

Signes généraux. — C'est une cachexie progressive, accompagnée d'œdèmes, de diminution des urines, d'anémie intense par déglobulisation, d'émaciation. La fièvre peut s'installer, indice d'une angiocholite suppurée.

Des hémorragies peuvent souligner l'insuffisance hépatique. L'examen du sang montre la diminution du nombre des hématies, la diminution de leur valeur globulaire, ainsi qu'une polynucléose très marquée.

L'évolution est de courte durée, si ce n'est pour les formes squirrheuses, qui peuvent se prolonger 4 à 5 ans (STILLES).

Les troubles digestifs débutent, les douleurs et l'ictère apparaissent ensuite, la cachexie avec insuffisance hépatique fait suite.

La mort survient, du fait de la cachexie ou d'une généralisation cancéreuse, à moins qu'une perforation de la vésicule, une péritonite ou une angiocholite suppurée n'aient enlevé le malade avant ce terme fatal.

Les classiques, avec MORIN, distinguent deux formes de cancer des voies biliaires : la *forme hépatique* et la *forme biliaire.*

Dans la *forme biliaire*, c'est surtout l'obstruction des voies biliaires qui est le signe dominant.

Ictère initial et permanent, pas d'ascite. Douleur et dilatation de la vésicule, rénitente et empâtée, adénopathie à distance.

Dans la *forme hépatique*, plus rare, la vésicule est peu touchée et le foie considérablement altéré par la néoplasie. Peu ou pas d'ictère et d'ascite. Foie hypertrophié. Douleurs dans l'hypochondre. Vésicule dure, indurée, sans dilatation.

Certains auteurs (ALEX, MARCHAIS, DESSAIGNE), y ajoutent une *forme latente* avec cachexie progressive et léger ictère ; une *forme pseudo-pylorique*, dont les signes de sténose pylorique (vomissements, dilatation stomacale, ondulations épigastriques et clapotage) résument la symptomatologie. Il s'y ajoute un peu de douleur à la vésicule, avec pseudo-crise de colique hépatique et quelquefois ictère.

2° **Les cancers des gros canaux hépatiques et de l'ampoule de Vater** ont une symptomatologie très voisine, symptomatologie d'emprunt d'ailleurs, due à leur localisation.

Leur caractéristique n'est pas d'être des néoplasies rapidement infectantes et à grande prolifération, mais au contraire d'évoluer, lentement, sur place, tirant toute leur symptomatologie de la place qu'ils occupent, c'est-à-dire du canal excréteur de la bile, qu'ils obturent.

Début insidieux. Lentement, l'ictère apparaît. Ictère progressif parfois intermittent (HANOT et RENDU). Prurit, décoloration des fèces.

Les troubles digestifs s'y ajoutent : anorexie, dégoût pour la viande et les graisses, météorisme. Diarrhée légère, parfois vomissements.

Les douleurs lancinantes à l'hypochondre peuvent s'exacerber sous des causes diverses et simuler la colique hépatique.

Le foie est gros et douloureux. La vésicule est distendue, facilement perceptible sous le rebord des fausses côtes. L'état général est rapidement mauvais. La cachexie fait de rapides progrès.

Dans le cancer de l'ampoule de Vater, l'ictère, de plus en plus marqué, jusqu'à la teinte olivâtre, serait parfois intermittent, si un bourgeon cancéreux fait soupape (STOKES) ou par spasme de l'orifice du cholédoque (HANOT, BARD) ou par diminution de vascularisation de la tumeur (RENDU). Ce serait là un assez bon signe de la localisation vatérienne.

D'après Lancereaux, l'évolution serait assez lente et
se ferait en trois périodes : au début, *troubles digestifs* ; à la période d'état, *douleurs et ictère progressif* ;
à la période d'intoxication et de cachexie, symptômes
d'insuffisance hépatique et mort dans le coma.

Indications thérapeutiques

Au point de vue prophylactique, sans attendre pour
cela des résultats concluants, il sera bon de prévenir et
de combattre chez tout lithiasique la formation de
calculs.

On se rapportera ici au traitement de la lithiase hépatique.

Indications tirées des éléments étiologiques

C'est le traitement chirurgical qui répond à cette
indication et qui, malheureusement, est rarement cura-
teur.

La *cholécystectomie*, totale, plutôt que partielle, n'aura d'indications que lorsqu'il sera possible d'extir-
per la tumeur, en dépassant largement les limites du
néoplasme. Toutefois, malgré une opération large et
bien menée, alors même que les ganglions du hile ne
sont pas encore tuméfiés, le plus souvent, le cancer
récidive, se propage et le malade meurt.

Si l'intervention radicale est impossible, ce que l'on

ne peut guère prévoir que **pour les** formes déjà trop anciennes pour discuter l'intervention, il restera la ressource, pour conjurer les accidents de la rétention biliaire, de réaliser une *cholécysto-entérostomie*. Malheureusement, dans le cancer vésiculaire, elle ne pourra être employée, en raison de la friabilité du cholécyste et de la difficulté qu'il y aurait à pratiquer des sutures (FERRIER et AUVRAY).

La *cholécystostomie* (QUÉNU) et la *cholédocostomie* remplissent la même indication (SCHWARTZ et HARMANT), lorsqu'il faut agir vite et diminuer les risques traumatiques du malade.

L'ensemble des résultats obtenus par ces interventions est loin d'être brillant et même encourageant. Il est évident qu'un cancer de la vésicule, largement opéré, opéré précocément, pourra guérir. Mais comment faire une opération précoce, si le diagnostic n'est pas fait, et nous savons combien est difficile au début un pareil diagnostic. Peut-être conviendrait-il, par une laparotomie exploratrice extrêmement hâtive, tout à fait au début, au moindre signe, au moindre soupçon, de parfaire un diagnostic de cancer vésiculaire ou des voies biliaires (FAURE et LABEY).

Le cancer des gros canaux biliaires, encore qu'il soit souvent limité, avec peu de tendance à la généralisation, ne semble pas avoir jamais donné lieu à l'opération curative.

Il en est de même des cancers vatériens ; cependant
LETULLE déclare que, à cause de leur habituelle limi-
tation, la chirurgie recueillera une moisson de succès,
quand elle abordera leur traitement.

INDICATIONS TIRÉES DES ÉLÉMENTS SYMPTOMATIQUES

C'est le traitement médical qui correspond à ces
indications. Il est purement palliatif, pour ne pas dire
impuissant, à combattre les phénomènes de cet ordre.
Ici encore, on aura recours à une alimentation légère
et tonique. Le lait, les œufs, les purées, en petits
repas successifs, plus fréquents que copieux, rempliront cette indication.

On cherchera à faciliter les digestions à l'aide de
quelques médicaments, comme la pepsine, la pancréatine, l'acide chlorhydrique.

On prescrira par exemple des cachets avec :

Pepsine (titre 50)................	0 gr. 20
Pancréatine	} ââ 0 gr. 10
Maltine	

En un cachet pris avec chaque prise de lait.

Ou bien :

Pepsine (titre 50)................	0 gr. 50
Pancréatine	0 gr. 20
Poudre de noix vomique..........	0 gr. 05

En un cachet pris au milieu du repas.

ou encore :

Pepsine extractive............... ⎫
Acide chlorhydrique dilué........ ⎬ ââ 1 gr. 50
Laudanum de Sydenham.......... ⎭
Eau de menthe................... 1 gr. 20
Sirop d'écorce d'orange........... 30 gr.

Une cuillerée à bouche toutes les trois heures.

Contre les douleurs, on donne les calmants généraux :
opium, morphine, chloral, glace, ou applications chaudes.

On prescrira l'opium en poudre, cachets ou prises
de 0,05 centigrammes à 0,20 au maximum par jour.

L'extrait thébaïque ou l'extrait gommeux d'opium ·

Antipyrine .... 0 gr. 50
Extrait thébaïque................. 0 gr. 025

Pour un cachet. 2 à 4 dans la journée dans une tasse d'infusion chaude de feuilles d'oranger.

Poudre de feuilles de jusquiame.. 0 gr. 05
Poudre de Dower................. 0 gr. 20

En un cachet. De 4 à 6 par jour.

La poudre de Dower étant une poudre d'ipéca opia-
cée, 1 gramme équivaut à 0,05 centigrammes d'extrait
thébaïque

En application locale sur l'hypochondre, on peut
prescrire:

Liniment:

Laudanum .... ⎫
Chloroforme .... ⎬ ââ 10 gr.
Huile jusquiame................. ⎭ 80 gr.

M. S. A. et agiter. Frictions *loco dolenti*.

A l'intérieur, on peut faire prendre des pilules avec :

Extrait thébaïque..................	} ââ 0,01 à 0,02 cgr.
Extrait de jusquiame............	
Chlorhydrate de cocaïne...........	} ââ 0 gr. 005
Extrait de racine de belladone......	

Pour une pilule. N° 20. Une toutes les deux ou trois heures (jusqu'à six par jour). La dose de cocaïne peut être élevée jusqu'à 0 gr. 01 par pilule s'il est nécessaire.

On peut encore prescrire les suppositoires suivants :

Extrait de belladone.............	0 gr. 02
Extrait d'opium..................	0 gr. 03
Beurre de cacao.................	4 gr.

Pour un suppositoire. F. n° 12. Deux à trois dans les 24 heures.

Mais c'est à la morphine en injections hypodermiques que l'on aura recours dans les formes trop douloureuses, et au chloral, qui sont les vrais sédatifs de la douleur.

Chlorhydrate de morphine.........	0 gr. 10
Eau distillée de laurier-cerise......	10 cc.

Un centimètre cube à la fois. Jusqu'à 5 dans la journée.

Faire précéder l'injection d'une autre d'huile camphrée pour éviter l'action hypotensive excessive de la morphine.

Dans le même but, on peut faire des injections de pantopon, qui, à la dose de 0,01 à 0,03 cc. par jour, amène une sédation complète de la douleur sans compromettre la vitalité cardiaque ; elles évitent le plus

souvent les vomissements qui accompagnent les injections de morphine. Le pantopon contient tous les alcaloïdes de l'opium.

Le chloral à la dose de 1 à 4 grammes, par 24 heures
s'administre sous forme de potion, sirop, perles ou
capsules gélatineuses, ou sous forme de lavements, très
bien tolérés à la dose de 2 à 4 grammes par jour.

On prescrira :

Hydrate de chloral................	2 gr.
Sirop diacode....................	30 gr.
Julep	90 cc.

Dont on donera une cuillerée toutes les deux heures.

Hydrate de chloral...............	4 gr.
Hydrolat de laitue...............	150 cc.
Mucilage de gomme adragante..	q. s.

En un lavement à prendre en une fois.

ou :

Bromure de potassium............	
Hydrate de chloral...............	ââ 2 gr.
Jaunes d'œuf.....................	N° 2
Musc	0 gr. 50
Infusion de pavots...............	250 cc.

En un lavement en une fois. A administrer tiède.

On ne manquera pas de s'adresser aussi aux antiseptiques des voies biliaires, et les laxatifs, salins ou
cholagogues divers, trouveront leur indication.

Le calomel, l'acide salicylique, le salol, le benzonaphtol, seront tour à tour employés avec des succès différents. L'association du salicylate et du benzoate de soude, suivant la formule de CHAUFFARD, seront les principaux agents de cette médication.

Benzoate de soude................ 0 gr. 20
Salicylate de soude............... 0 gr. 40

Enfin, les bains tièdes répétés trouveront leur indication dans les cas d'insuffisance hépatique.

L'état général, rapidement altéré, demandera que l'on veille attentivement sur l'emploi des médicaments. Ceux-ci ne seront ni trop, ni trop peu, ni trop longtemps employés.

Les toniques du cœur, huile camphrée, caféine, quinquina et quinine auront leurs indications.

Le régime avant tout ne sera pas trop exclusif, évitant en cela de dégoûter complètement le malade, qui n'a que trop de tendance déjà à se soustraire à toute alimentation.

TRAITEMENT

DES

MALADIES DU PANCRÉAS

TRAITEMENT

DES

MALADIES DU PANCRÉAS

LIVRE PREMIER

PHYSIOLOGIE NORMALE DU PANCRÉAS

Le pancréas a une sécrétion externe certaine et assez bien connue ; une sécrétion interne problématique en sa pathogénie, mais généralement acceptée par les physiologistes et les cliniciens.

A. — Sécrétion externe

Le liquide pancréatique est incolore, limpide, visqueux et filant, de réaction alcaline. Il s'altère rapidement à l'air. La chaleur y produit la coagulation de matières albuminoïdes et l'analyse chimique y trouve des sels, chlorures, phosphates, carbonates.

La triple action diastasique du suc pancréatique était de notion classique, depuis les travaux de SANDRAS, BOUCHARDAT, et ceux de Claude BERNARD.

On savait qu'il peptonisait les protéiques par la trypsine ; qu'il saccharifiait l'amidon et le glycogène par l'amylase ou amylopsine ; qu'il saponifiait les graisses par la stéapsine ou lipase.

Les travaux récents permettent d'y ajouter des ferments nouveaux et nombreux : lactase, maltase, érepsine pancréatique (BAYLISS et STARLING), qui scinde les albumoses et les peptones et digère la fibrine et la caséine ; un labferment...

a) La *trypsine*, ou ferment protéolytique, agit sur les albuminoïdes, qu'elle transforme en peptones, acides amidés et bases hexoniques.

Le suc pancréatique, à lui seul, est inactif.

Le ferment protéolytique est sécrété à l'état de protrypsine ou trypsinogène.

C'est le suc intestinal qui transforme le ferment zymogène en ferment actif.

A un suc pancréatique inactif, il suffit d'ajouter un peu de suc intestinal, pour que le suc pancréatique acquière immédiatement une extraordinaire activité protéolytique.

La substance, contenue dans le suc intestinal, qui jouit de cette propriété, est un ferment, *l'entérokinase*.

Sans l'intervention de l'entérokinase, le suc pancréatique est totalement inactif vis-à-vis des albuminoïdes. Quant à son action intime, elle transformerait le zymogène inactif en trypsine (PAWLOW) ; pour DELEZENNE, la kinase, en se fixant sur l'albumine, la *sensibiliserait* à l'action de la trypsine, comme dans les phénomènes d'hémolyse la sensibilisatrice sensibilise le globule vis-à-vis de l'alexine.

L'entérokinase n'apparaît dans le suc intestinal que grâce à la présence du suc pancréatique.

Elle est surtout abondante au niveau du duodénum et du jéjunum supérieur. Elle fait presque complètement défaut au niveau de l'iléon. Elle est sécrétée par les leucocytes de la muqueuse, par les cellules des villosités, par les éosinophiles.

Le suc pancréatique inactif peut devenir actif, après addition de certains sels, chlorure de calcium, sels de chaux.

b) *L'amylopsine*, ou ferment amylolytique, comprend l'amylase, qui transforme l'amidon en dextrine ; *la dextrinase*, qui transforme la dextrine en maltose ; *la maltase*, qui transforme la maltose en glucose.

La salive, le suc gastrique, augmentent le pouvoir amylolytique du suc pancréatique.

c) *La stéapsine*, ou ferment lipasique, émulsionne les graisses et les saponifie.

La saponification, c'est le dédoublement des graisses

en glycérine et en acides gras. Les acides gras libérés (acide oléique, palmitique, stéarique) peuvent, en se combinant avec les bases des sucs intestinaux, donner des savons.

La lipase pancréatique est fortement activée par la bile.

Cette lipase dédouble un certain nombre d'éthers, le salol, en phénol et acide salicylique ; le succinate de phényl, en phénol et acide succinique.

Le suc pancréatique a un pouvoir bactéricide et anti-toxique démontré. Associé au suc entérique, il serait capable de digérer les bactéries (DELEZENNE).

MÉCANISME DE LA SÉCRÉTION EXTERNE. — La sécrétion pancréatique, intermittente, peut être produite par un mécanisme réflexe et par un mécanisme humoral ou chimique.

a) Mécanisme réflexe. — DOLINSKI a montré que la simple introduction d'acide dans l'estomac détermine l'écoulement du suc pancréatique.

Le point de départ du réflexe serait donc le contact d'un acide avec la muqueuse duodéno-jéjunale.

Les graisses, l'éther, les acides carbonique, borique, l'essence de moutarde, le chloral, seraient, au même titre que les acides, et l'acide chlorhydrique du suc gastrique, les excitants spécifiques de la sécrétion pancréatique.

b) Mécanisme humoral ou chimique. — BAYLISS et

Starling démontrent qu'il existe, normalement, dans les cellules superficielles de la muqueuse du duodénum, et de l'origine du jéjuno-iléon, une substance insoluble, la *prosécréline*.

La prosécréline, au contact d'une solution acide, se transforme en une substance nouvelle, *la sécréline*.

Cette sécréline, amenée au pancréas par voie sanguine, en provoque la sécrétion, par excitation chimique des cellules glandulaires de cet organe.

L'activité des ferments du suc pancréatique est renforcée, si l'on ajoute au suc pancréatique une petite quantité de suc intestinal : le renforcement est surtout prononcé vis-à-vis de la trypsine.

La bile exerce une action favorable sur les ferments pancréatiques, action surtout intense vis-à-vis de la lipase.

Le suc pancréatique a une action sur le fonctionnement du pylore. Une portion du contenu stomacal pénètre dans le duodénum. Sa réaction est acide, le pylore se ferme. Mais le suc pancréatique alcalin vient neutraliser cette acidité. Le pylore s'ouvre et une nouvelle portion de chyme acide pénètre dans l'intestin... Ainsi est assuré le passage, progressif et régulier, de la digestion gastrique acide à la digestion pancréatique alcaline.

Le suc pancréatique s'adapterait à la nature et à la quantité des aliments ingérés : une alimentation, surtout amylolitique (par le pain) augmenterait le ferment amylolitique ; une alimentation lipolytique (par le lait), le ferment lipolytique... Ce type d'adaptation ne se modifierait que lentement et progressivement. De là, les troubles digestifs qui surviendraient lors d'un brusque changement de régime exclusif.

Cette notion, exacte pour la lipase et l'amylase, a été démontrée fausse, par DELEZENNE, en ce qui concerne la trypsine.

B. — Sécrétion interne

L'existence de cette sécrétion interne est appuyée sur la clinique et l'expérimentation.

Faits cliniques. — Dès 1856, BOUCHARDAT note, chez quelques glycosuriques, une altération bien manifeste du pancréas et de ses conduits. Chez d'autres glycosuriques, et c'était le plus grand nombre, il ne trouva rien d'anormal dans le pancréas.

En 1877, LANCEREAUX montre que certaines formes de diabète se rattachent à l'atrophie totale du pancréas. Il y a donc un diabète pancréatique.

Résultat de la dégénérescence totale ou de la suppression fonctionnelle absolue de l'organe, le diabète pancréatique se rencontre dans les cas de kystes multiples, de calculs du pancréas, provoquant un processus de sclérose défensive totale, dans les carcinomes, la dégénérescence graisseuse, l'atrophie simple surtout (OSER).

Baumel (1882) affirme l'existence de lésions constantes dans le diabète maigre et dans le diabète gras : pour lui, le pancréas joue toujours un rôle dans la genèse des diabètes. Cette opinion paraît exagérée aux cliniciens.

Actuellement, en **pathologie humaine**, il n'est plus possible d'accepter la forme clinique spéciale, individualisée par Lancereaux.

Sans doute, il y a des diabètes pancréatiques, *dits diabètes maigres*, à début brusque ou rapide, avec soif excessive, appétit insatiable, polyurie exagérée, émission surabondante de sucre et d'urée, amaigrissement, cachexie et mort, dans l'espace de quelques semaines ou de quelques mois.

Mais le diabète pancréatique n'est pas, nécessairement et par définition, fatal, et la clinique observe tous les stades intermédiaires, qui vont de la glycosurie légère et passagère, au diabète massif, formidable, et très vite mortel, sans qu'elle en connaisse les raisons.

Faits expérimentaux. — Sandras et Bouchardat, chez l'animal, firent, en 1846, la ligature du canal pancréatique, et ils constatèrent la glycosurie et l'amaigrissement de l'animal.

C'est en 1899, que von Mering et Minkowski, bientôt suivis par Hédon, démontrèrent scientifiquement que l'extirpation complète du pancréas est suivie, chez le chien, d'une glycosurie réalisant le type clinique que Lancereaux avait individualisé sous le nom de *diabète maigre*.

L'extirpation complète du pancréas a été réalisée par
MINKOWSKI, VON MÉRING, HÉDON, THIROLOIX.

HÉDON, récemment, en a réglé la technique définitive
(*C. R. Société de Biologie*, 1909). La suppression totale
du pancréas entraîne le diabète d'une façon constante :
il faut que l'extirpation soit complète. L'extirpation
partielle donne, tantôt un diabète à forme légère, tantôt
un diabète atténué, se transformant graduellement en
diabète grave, tantôt l'absence totale de glycosurie (cela
dépend de la grosseur du fragment pancréatique conservé).

La conservation d'une partie insignifiante de la glande
suffit pour atténuer dans une mesure considérable la
glycosurie.

Ces faits sont définitivement acquis.

Si donc certains expérimentateurs ont pu récemment
les mettre en doute, c'est qu'ils ne se sont pas exactement conformés aux techniques, désormais classiques
de MINKOWSKI et de HÉDON.

La transplantation sous-cutanée d'un fragment de
glande, conservant ses connexions vasculaires et nerveuses, suivie de l'ablation totale du pancréas, empêche
l'apparition de la glycosurie.

Si l'on enlève ce fragment transplanté, la glycosurie
éclate aussitôt (MINKOWSKI et HÉDON).

Le fragment de pancréas transplanté conserve son
action empêchante sur la glycosurie, même après section de son pédicule vasculo-nerveux, lorsque le frag-

ment est suffisamment nourri par les vaisseaux de néoformation de sa loge sous-cutanée (HÉDON).

(Sur la technique de l'extirpation du pancréas chez
le chien. Critiques des résultats. *Arch. Internat. de
Physiologie*, vol. X, p. 350, 1911).

Les théories invoquées pour expliquer le diabète sont
entourées d'hypothèses et d'obscurité.

Des objections s'élèvent, irréductibles, contre toutes
celles qui sont fournies par la clinique et le laboratoire.
Et encore que rien ne démontre irréfutablement que
les îlots de LANGERHANS soient le siège certain et exclusif de cette sécrétion interne, cependant, considérant
comme infiniment probable l'existence de la sécrétion
interne, que des expériences nombreuses semblent établir, nous conservons l'étude du diabète pancréatique.

———

LIVRE DEUXIÈME

PATHOLOGIE ET THÉRAPEUTIQUE GÉNÉRALES

CHAPITRE PREMIER

LES SYNDROMES PANCRÉATIQUES PAR TROUBLES DES SÉCRÉTIONS EXTERNES

La sécrétion externe du pancréas peut être troublée par défaut relatif ou absolu, par excès, par viciation,

La clinique et l'expérimentation ne nous donnent encore aucun renseignement précis sur les troubles sécrétoires par excès ou par viciation du suc pancréatique.

Par contre, sont mieux connus les troubles qui relèvent de la suppression relative ou absolue de ce dernier.

Or, les trois ferments essentiels ont pour mission de

faciliter l'assimilation et l'absorption des graisses, des albuminoïdes et des hydrates de carbone.

Il convient donc d'étudier d'abord les troubles qu'apporte l'insuffisance d'action du suc pancréatique absent sur les trois variétés d'aliments.

Nous verrons ensuite le retentissement de ces troubles sur les divers appareils de l'organisme.

A. LES GRAISSES ET L'INSUFFISANCE PANCRÉATIQUE

L'expérimentation a établi que les lésions du pancréas n'empêchent pas l'absorption des graisses. Voire l'extirpation totale du pancréas diminue simplement l'utilisation des graisses, surtout des graisses non émulsionnées. Les graisses émulsionnées (lait) sont peu atteintes.

Ces résultats s'expliquent par *les suppléances digestives* qu'exercent, vis-à-vis des graisses, la lipase gastrique, la lipase intestinale, la bile, les bactéries.

La clinique distingue actuellement l'*hypostéatolyse* (HALLION), défaut de dédoublement des graisses, qui est un trouble qualitatif, de la *stéatorrhée*, défaut d'absorption, d'utilisation, d'où l'apparition d'un excès de graisse dans les selles, qui est un trouble quantitatif.

Avec René GAULTIER, elle établit un repas d'épreuve, en tenant compte des trois facteurs suivants :

1° Petite quantité de la graisse ingérée ;

2° État de digestibilité de la graisse ingérée ;

3° Point de fusion de celle-ci : l'utilisation des graisses étant en rapport inverse de leur point de fusion.

Repas d'épreuve de René Gaultier. — « Nous intercalons entre un repas ordinaire précédent, qui, sauf obstacle absolu à la bile, est rendu sous forme de matières brunâtres, et un régime lacté que l'on fait suivre immédiatement après le repas d'épreuve, régime lacté qui est rendu sous couleur de matières grises, le matin au petit déjeuner, un repas comprenant : une quantité variable de viande froide, maigre, préalablement pesée, de 40 à 50 grammes environ, et deux tartines de pain beurré avec 30, 40 ou 50 grammes de beurre, le tout arrosé d'eau de Vichy ou de thé léger. Ce régime est donné avec un cachet de carmin au début, et un autre au milieu du repas, et il est rendu sous forme de matières de coloration rosée des plus nettes. »

Il suffit alors de rechercher les graisses dans les matières rejetées, colorées en rose, et de les doser quantitativement et qualitativement.

Or, si l'on accepte que l'homme normal absorbe 95 % de la graisse qu'il ingère, on dira qu'il y a stéatorrhée quand, dans les selles, on retrouvera plus de 4 à 5 % de graisse

D'autre part, sur 100 parties de graisse contenues dans les selles, les graisses neutres sont représentées par 25, les acides gras par 38, les savons par 38.

On dira qu'il y a hypostéatolyse, quand, dans les selles, on retrouvera une proportion de graisse dédoublée inférieure à 75 %.

Ceci étant admis, la clinique établit nettement la coexistence des lésions du pancréas et de la stéatorrhée.

Mais elle établit aussi que l'absence de stéatorrhée est très fréquente avec des lésions non douteuses du pancréas, macroscopiques et microscopiques.

La stéatorrhée se rencontre, en dehors des syndromes pancréatiques, dans l'oblitération des conduits biliaires, dans les lésions de l'intestin, des lymphatiques intestinaux, des ganglions mésentériques (bacillose adénolymphointestinale et péritonéale).

La stéatorrhée n'est donc pas un signe certain d'un syndrome pancréatique. Elle décèle cependant l'existence probable de ce syndrome, si le malade n'a pas d'ictère, ni d'entérite, ni de lésions ganglionnaires mésentériques et intestinales.

Elle prend une importance encore plus grande, si le malade est diabétique, ou présente une tumeur abdominale péri ou paraombilicale.

L'hypostéatolyse a même valeur séméiologique que la stéatorrhée.

B. Les albuminoïdes et l'insuffisance pancréatique

L'expérimentation, avec Abelmann, retrouve l'azotorrhée, après l'ablation complète ou incomplète du pancréas.

Avec Oser, Gaultier, de Renzi, elle fait des constatations identiques, chez le chien dépancréaté, après ligature des canaux pancréatiques, ou fistule du canal de Wirsung.

Ce signe serait inconstant dans la ligature des canaux pancréatiques et la fistule du canal de Wirsung (Oser, Hédon).

L'azotorrhée, expérimentalement, n'a pas de valeur exclusive.

Le suc pancréatique, en effet, n'est pas absolument indispensable à la digestion des albuminoïdes.

C'est ainsi que la pepsine gastrique transforme les albuminoïdes et les solubilise ; que l'érepsine intestinale, les bactéries intestinales ont la même propriété...

La clinique recueille des constatations d'azotorrhée dans le cancer du pancréas, les kystes pancréatiques, la lithiase pancréatique, le diabète.

Mais elle a des observations négatives dans des lésions pancréatiques certaines.

Et comme l'azotorrhée peut exister dans les lésions de l'intestin et du foie, la clinique ne lui accorde une valeur séméiologique réelle, pour le diagnostic d'un syndrome pancréatique, que si l'azotorrhée se retrouve en dehors de tout ictère, de tout syndrome gastro-intestinal et coïncide avec la glycosurie.

Reconnaissance du signe. — A l'œil nu, on peut retrouver des débris de viande dans les fèces. Il faut compléter cet examen grossier par l'examen microscopique et l'analyse chimique.

Le microscope permettra de constater la présence de fibres musculaires striées dans les selles.

L'analyse chimique décélera la présence de peptones (réaction du biuret), l'existence et la quantité d'albumine restée à l'état solide

Il y aura azotorrhée lorsque l'azote fécal dépassera 5 à 6 % de l'azote alimentaire.

C. LES HYDRATES DE CARBONE ET L'INSUFFISANCE PANCRÉATIQUE

La salive, les bactéries de l'intestin grêle et du cæcum suppléent le suc pancréatique dans l'utilisation des hydrates de carbone.

La recherche de l'amylase dans les fèces pourra peut-être donner quelques résultats.

En l'état actuel de la science, le défaut d'action du suc pancréatique sur les hydrates de carbone est de valeur séméiologique nulle.

Tels sont les résultats des constatations expérimentales et cliniques qui permettent de fixer, à l'heure présente, les rapports de la sécrétion pancréatique insuffisante, vis-à-vis de l'élaboration des albuminoïdes, des graisses et des hydrates de carbone.

Il convient maintenant de montrer les manifestations cliniques qui sont la conséquence de cette insuffisance pancréatique, retentissement immédiat et retentissement à distance sur les divers appareils de l'économie et sur l'état général du malade.

ÉLÉMENTS SYMPTOMATIQUES

Ces éléments sont la douleur, la dyspepsie, la diarrhée, la stéarrhée, la lipurie, l'amaigrissement, l'hyperthermie et l'hypothermie.

La douleur est quelquefois difficile à différencier de
la douleur gastrique et de la douleur duodénale ; elle
peut, en effet, siéger à l'épigastre, siéger à droite ou à
gauche de la ligne médiane, dans la région sus-ombilicale ; parfois, elle a un point de départ appendiculaire,
bas, situé dans la fosse iliaque droite ; parfois, elle
siège un peu en dedans de la vésicule biliaire.

Il n'y a donc point à proprement parler de *point
pancréatique.*

Quel que soit son siège, la douleur se présente sous
des formes variables : sensation de barre transversale à
l'épigastre ; sensation de brûlure, de torsion, de crampe
profonde dans la région sus-ombilicale ; sensation téré-
brante, fulgurante, avec irradiations profondes vers les
reins, les lombes, les épaules, les fosses iliaques, suivant les irradiations mêmes des nerfs du plexus solaire
et des filets qui lui sont anastomosés, à une plus ou
moins grande distance.

Continue ou paroxystique, sourde ou aiguë, en élan-
cements répétés, elle passe par tous les degrés d'intensité, jusqu'à ployer le malade, le corps replié en deux,
fléchi en avant.

La dyspepsie, avec vomissements et nausées, n'a rien qui la différencie des autres dyspepsies et ne mérite pas le nom de *dyspepsie pancréatique*, qui semblerait lui accorder une valeur pathognomonique.

Le malade porteur d'insuffisance pancréatique peut avoir du dégoût et de l'inappétence pour certains aliments, les graisses et les albuminoïdes ; mais, le plus souvent, il mange beaucoup et digère mal, surtout les graisses et les albuminoïdes, tandis que les féculents et les hydrates de carbone sont mieux digérés.

Il peut présenter des vomissements. Ceux-ci ressemblent parfois à une régurgitation. Ils se produisent plusieurs heures après les repas, à la suite de malaises, de pesanteurs à l'épigastre, d'une agitation avec anxiété indéfinissable et constriction de la gorge.

Le liquide vomi est un liquide visqueux, filant et tenace, ne renfermant pas, au début du syndrome tout au moins, de matières alimentaires.

Plus tard, les graisses sont rejetées par les vomissements : mal émulsionnées, insuffisamment dédoublées, elles apparaissent dans les matières vomies, à côté de nombreux grains de fécule et de faisceaux musculaires entièrement intacts, lorsque l'alimentation a été trop riche en graisses, ou que, par un procédé de défense et de sélection, le malade ne rejette, parmi les aliments ingérés, que les matières grasses.

La diarrhée, séreuse, abondante, a été attribuée à une hypersécrétion : *diarrhée pancréatique*. C'est le flux cœliaque, la salivation abdominale.

Peut-être, s'agit-il simplement d'une excitation réflexe qui, partie du pancréas, retentit sur la cellule hépatique et suractive celle-ci : le foie sécrète en excès une bile âcre, irritante, abondante. L'intestin se défend vis-à-vis de la chasse biliaire par une sécrétion excessive, qui est la diarrhée (Cl. BERNARD).

La stéarrhée est la diarrhée graisseuse. Mieux, c'est la présence dans les selles de matières grasses. Il ne faut point confondre les graisses dans les selles avec le *mucus concrété*.

Les selles se font sous forme de boulettes blanchâtres, du volume d'une olive ou d'une noisette, onctueuses au toucher, et comme entourées de substances grasses.

D'autres fois, les selles sont évacuées sous forme de masses argileuses, grisâtres, mélangées à des matières semi-molles, quasi liquides, sur quoi surnagent des îlots huileux, qui parfois se figent sur les parois du vase, comparables à du suif ou à de la graisse, fondus et refroidis.

Parfois, elles enrobent d'une couche de suif blanchâtre des scybales dures et fétides.

Ces masses sont solubles dans l'éther et combustibles.

Il est bon de contrôler par le microscope et par l'examen chimique l'existence des graisses, rendue probable par l'examen à l'œil nu.

La traversée du tube digestif est accélérée.

La proportion d'eau des matières fécales est augmentée et le poids total des substances sèches est diminué.

Les selles sont très abondantes. Le volume total des fèces est élevé. La réaction des fèces est neutre, ou alcaline, par fermentations des albuminoïdes non digérés.

Le syndrome urinaire doit trouver place, à côté du syndrome fécal, encore que ce syndrome n'ait aucune valeur pathognomonique.

C'est ainsi qu'on a trouvé chez les malades porteurs d'insuffisance pancréatique une quantité plus ou moins grande de graisse dans l'urine, de pentose, de maltose, d'indican : mais les sources de ces corps pouvant être ailleurs que dans le pancréas insuffisant, la valeur séméiologique du syndrome urinaire est très secondaire.

Le sang contiendrait soit de la graisse, soit un excès de ferment lipasique.

Les phénomènes généraux sont l'amaigrissement et l'irrégularité thermique.

L'amaigrissement est un symptôme tardif, et en quelque sorte, terminal. La graisse fond, le tissu cellulaire sous-cutané s'affaisse et disparaît, la peau se sèche, se colore, se pigmente en gris ardoisé, se dessèche, s'écaille et s'amincit.

J'ai observé, dans mon service de l'Hôpital Général,

des malades, que l'autopsie a montré être porteurs de
pancréatites scléreuses, qui, ayant réalisé les symptômes que je viens d'énumérer, étaient devenus grabatai-
res, incapables de se mouvoir et de quitter leur lit, tris-
tes, véritables squelettes à peau noircie, effrayants à
voir, et qui mouraient, consumés, inertes à toute excitation.

La régulation thermique n'est plus équilibrée : tantôt
il y a hyperthermie, tantôt hypothermie, sans qu'il soit
possible actuellement d'en préciser la genèse.

Les épreuves de SAHLI et du salol nous fixent enfin
sur la séméiologie de l'insuffisance pancréatique.

Epreuve du salol. — On sait que l'acide salicylique
est facilement décelable dans l'urine. Or, le salol est
dédoublé, dans la digestion intestinale, en phénol et
en acide salicylique

Donnons à un malade, qui semble réaliser le syndrome d'insuffisance pancréatique, du salol, contenu
dans des pilules ou des capsules kératinisées, pour les
soustraire à la destruction exercée par le suc gastrique.

Si l'apparition de l'acide salicylique dans l'urine est
tardive ou manque, nous en conclurons à l'existence
d'un trouble de la digestion intestinale et peut-être à
l'existence de l'insuffisance pancréatique.

Epreuve de Sahli. — L'iodoforme est décomposé par
le suc pancréatique, absorbé par l'intestin, et il apparaît, sous forme d'iode, dans l'urine, six heures environ après son ingestion.

Avec Sahli, donnons à notre malade des capsules de gluten contenant de l'iodoforme. Examinons l'urine six heures après l'absorption. La réaction de l'iode apparaîtra si la digestion pancréatique est suffisante et l'absorption intestinale normale.

Dans le cas contraire, il n'y aura pas de réaction.

Tels sont les symptômes et les signes que l'expérimentation et la clinique permettent, en l'état actuel de nos connaisances, d'attribuer à la sécrétion externe insuffisante du pancréas.

Nul d'entre eux, pris à part, n'a de valeur absolue. Réunis, groupés, leur valeur séméiologique est plus considérable.

La notion capitale de suppléance fonctionnelle par les autres organes, et celle, non moins importante, du fonctionnement sécrétoire, simplement diminué, ou peut être même intégral et normal, de la glande, quand une partie, même minime de celle-ci, est conservée, expliquent très suffisamment la diversité des cas cliniques.

CHAPITRE DEUXIÈME

LES SYNDROMES PANCRÉATIQUES
PAR TROUBLES DES SÉCRÉTIONS INTERNES

La sécrétion interne existe très certainement.

L'expérience décisive qui serait la contre-partie de l'expérience fondamentale de von MÉRING et de MINKOWSKI n'a pu être faite.

J'ai indiqué les preuves expérimentales et cliniques qui doivent faire admettre l'existence d'un diabète pancréatique.

J'ajoute, qu'en clinique, le diabète coexiste fréquemment avec les lésions du pancréas.

Ces lésions sont, par ordre décroissant, l'atrophie simple, la carcinose, la lithiase, l'induration, le kyste, l'abcès, l'hémorragie...

Il est des lésions du pancréas, kystes et carcinomes, abcès, qui peuvent ne pas s'accompagner de diabète...

Faut-il expliquer ces faits par l'existence d'une sécrétion interne suffisante, malgré la réduction du champ glandulaire ?

Faut-il les expliquer par la persistance d'une sorte de réflexe nerveux, à point de départ pancréatique, passant par les centres bulbaires, à aboutissant hépatique, qui résiderait dans les cellules pancréatiques non atteintes par les processus destructeurs ?

On ne saurait répondre, en l'état actuel de la science.

ELÉMENTS SYMPTOMATIQUES

On paraît aujourd'hui abandonner la conception du diabète maigre, à marche rapide, à mort certaine, telle que LANCEREAUX l'avait individualisée, sous le nom de diabète pancréatique.

Les symptômes essentiels sont : la glycosurie, la polydipsie, la polyurie, la polyphagie et l'amaigrissement.

La glycosurie constitue la caractéristique du syndrome : il est classique de dire qu'elle apparaît dès que le sang renferme plus de 3 grammes d'urine pour 1.000 de sucre.

Dans ce cas, le rein élimine le sucre en excès : de là, la glycosurie.

La quantité de sucre rendue dans les vingt-quatre heures varie de quelques grammes à 600 ou 700 grammes.

Le sucre en excès dans le milieu intérieur détruit l'équilibre moléculaire de celui-ci, et les tensions du milieu humoral sont perturbées : de là, l'apparition de

symptômes de régulation et de défense, polyurie, poly
dipsie, polyphagie...

La polyurie (abondance de l'urine), encore qu'elle ne
soit pas absolument parallèle à la quantité de sucre
rejetée, semble suivre cependant dans une certaine
mesure les oscillations de la glycosurie. Elle atteint
en moyenne de 3 à 6 litres ; mais elle peut s'élever à
10 ou 15 litres.

La polydipsie (exagération de la soif) est la consé
quence obligée de la polyurie. Ces deux symptômes
sont entièrement liés l'un à l'autre et s'engendrent mu-
tuellement, l'ingestion de grandes quantités de liquide
entraînant par elle-même de la polyurie.

Le sucre ne peut être véhiculé dans le milieu intérieur et ne peut être éliminé qu'à la condition d'être dissous dans une certaine quantité d'eau : 1 gramme de
sucre nécessiterait 7 grammes d'eau (BOUCHARDAT).

Modifiant donc les conditions normales de l'osmose,
l'hyperglycémie attire dans le sang l'eau des tissus nécessaire à la solubilisation du sucre. Cette déshydratation produit la soif, la sécheresse de la gorge et de la
bouche, la diminution de l'exhalation pulmonaire et
cutanée et entre sans doute pour une large part dans
la production des troubles cutanés, musculaires et
nerveux. (DIEULAFOY.)

Tantôt, il n'y a qu'un état de sécheresse de la bouche
qui entraîne le besoin de se désaltérer fréquemment.
D'autres fois, c'est une soif inextinguible que rien ne
peut satisfaire.

La polyphagie, née de l'élimination excessive et des pertes considérables de l'économie en sucre, en sels, en phosphates, en acide phosphorique, peut n'être qu'une simple augmentation de l'appétit, ou un besoin très vif d'ingérer souvent et en fortes proportions des aliments normaux.

Comme résultat ultime des précédents symptômes, apparaît *l'amaigrissement*. Il ne manque jamais dans le diabète pancréatique, qui est le diabète cachectisant par excellence.

A côté des symptômes fondamentaux que nous venons d'étudier, il faut placer un certain nombre de symptômes accessoires.

La peau est sèche, écailleuse, grisâtre. Elle est le siège de démangeaisons fort pénibles et qui incitent le malade au grattage ; l'eczéma, le psoriasis, le zona, les furoncles, l'anthrax, sont fréquents.

Du côté du tube digestif, on observe souvent de la gingivite, du muguet ; la bouche est sèche, la langue épaisse, rouge, pileuse, crevassée. Les dents sont cariées, déchaussées et tombent avec facilité. L'acidité lactique, née du sucre transformé, cause ces accidents.

L'estomac est fatigué et dilaté par une alimentation excessive et l'ingestion de boissons abondantes.

L'intestin, irrité par des produits alimentaires insuffisamment élaborés, atteint dans ses sécrétions, se défend par la douleur et la diarrhée.

Le foie est gros et quelquefois douloureux.

Le diabète pancréatique est celui qui présente les complications les plus fréquentes du côté des voies respiratoires, et au premier rang de celles-ci, la tuberculose.

LANCEREAUX, sur 87 diabétiques gras, trouve seulement 15 tuberculeux, tandis que, sur 42 diabétiques maigres (diabète pancréatique, ou diabète nerveux), il en trouve 33.

Le pneumocoque s'y trouve aussi souvent que le bacille de Koch.

Et en fait, chez le diabétique maigre, tous les bacilles se symbiosent et souvent, donnent des lésions purulentes ou gangréneuses, soit que la purulence et la gangrène apparaissent spontanées et primitives, soit qu'elles soient réalisées, à titre de complications secondaires, d'une lésion jusque-là banale.

Par contre, l'appareil cardio-vasculaire, l'appareil génito-urinaire sont rarement touchés, ou, quand ils le sont, ils le sont très peu.

Les accidents nerveux prennent une allure assez spéciale. Le diabète pancréatique ne s'accompagne presque jamais de lésions matérielles, de désordres appréciables, soit des centres, soit des nerfs périphériques. Les syndromes nerveux se manifestent par une faiblesse musculaire excessive, qui va jusqu'à l'impossibilité de se mouvoir, par une profonde prostration, avec angoisse et douleur sternale, souvent aussi, par une dyspnée violente qui consiste dans une inspiration profonde, comme si le malade avait soif d'air, et par une expiration énergique, sans orthopnée et sans intermittences, semblables à celles de l'urémique.

A ces phénomènes, quelquefois précédés de vomissements bilieux ou d'une diarrhée cholériforme, s'ajoutent assez souvent une aphasie passagère, de l'excitation cérébrale, un délire d'action ou un profond coma, exceptionnellement, des convulsions ou des paralysies transitoires.

En même temps, il existe de la fréquence du pouls, de la sécheresse de la peau et de la membrane muqueuse buccale, de la diminution des urines et de la glycosurie, abondante ou non, tous phénomènes dont la réunion caractérise ce que l'on a désigné sous le nom d'acétonémie ou intoxication diabétique. (LANCEREAUX.)

CHAPITRE TROISIÈME

THÉRAPEUTIQUE GÉNÉRALE

A. INDICATIONS TIRÉES DES TROUBLES PHYSIOPATHOLOGIQUES DE LA SÉCRÉTION EXTERNE

Le régime alimentaire, première étape du traitement, s'inspirera des acquisitions récentes de la physiologie.

Les albuminoïdes seront prescrits. Mais il conviendra de prescrire en même temps de *l'entérokinase*, car sans entérokinase, le suc pancréatique n'aurait pas d'action sur les albuminoïdes (pancréato-kinase de HALLION).

CARNOT recommande l'usage de la caséine, qui est la partie la plus importante des matières albuminoïdes du lait. Elle est, en effet, dédoublée dans l'intestin, en dehors de toute intervention du suc pancréatique, grâce à l'érepsine intestinale, capable, à elle seule, d'attaquer la caséine et de la décomposer en sous-produits amidés.

La caséine du lait peut être absorbée avec le lait ou avec le petit-lait.

La caséine se trouve aussi dans le commerce sous forme de poudre blanchâtre, amorphe, qui, chauffée à 100°, ne perd pas ses qualités (caséine de HAMMARSTEN).

CARNOT conclut que la caséine pure, ingérée sous des formes diverses, est un excellent aliment.

Les autres albuminoïdes seront utilisés, à condition qu'ils soient facilement attaquables. On exclura donc le blanc d'œuf.

Les solutions contenant du chlorure de calcium et des sels de chaux seront données pour renforcer l'action du suc pancréatique sur les albuminoïdes.

Les *sucres* et les *hydrates de carbone* occuperont une large place dans la ration d'entretien de l'insuffisant pancréatique.

Les *graisses* ne seront prescrites que très émulsionnées. C'est pourquoi le lait offrira toujours un grand avantage, la graisse qu'il contient étant spontanément émulsionnée.

On pourrait rendre plus facile l'absorption des graisses en les additionnant de bile desséchée ou de savons. (CARNOT.)

On pourrait encore, la bile étant indispensable à l'absorption des corps gras, prescrire au malade l'opothérapie biliaire, soit sous forme de choléine Camus (capsules gélatinisées et dosées à 20 centigrammes, et inattaquables par le suc gastrique), soit sous forme de produits contenant la bile et les sels biliaires.

Tenant compte du mécanisme réflexe que nous avons exposé, on pourra conseiller l'absorption de solutions acides (limonade chlorhydrique, eau de Seltz, eaux minérales riches en CO_2, acide citrique, acide tartrique, enrobé dans du gluten (ENRIQUEZ), pour exciter la sécrétion du suc pancréatique.

Tenant compte du mécanisme humoral, on pourra administrer *la sécrétine*, artificiellement préparée, qui peut être absorbée par l'estomac et le rectum, et même en injections sous-cutanées.

Les segments intestinaux étant solidaires, et les sécrétions réciproques de chacun d'eux se commandant par actions véritablement automatiques, il importera de tenir compte du fonctionnement secrétoire normal de la salive, de l'estomac, du foie, de l'intestin.

Il faudra donc régulariser les digestions buccale, digestive, hépatique et intestinale, si elles sont viciées.

Digestion buccale. — L'asepsie des dents, des gencives, de la bouche, sera poursuivie par les gargarismes d'eau oxygénée (une cuillerée à café pour 150 cc. d'eau bouillie, quelques gouttes de lysol ou de phénosalyl dans un verre d'eau) ; par le brossage des dents et des gencives ; l'excellence des dents, qu'on soumettra à l'examen d'un dentiste.

Digestion gastrique. — S'il y a hyperchlorhydrie, on donnera les alcalins, bicarbonate de soude, et les alcalino-terreux (poudres neutralisantes) après les repas.

On prescrira une infusion chaude d'oranger, de tilleul, de sauge, à prendre par petites gorgées, après avoir dissous dans l'infusion une cuillerée à café de bicarbonate de soude seul, de bicarbonate de soude associé à la magnésie calcinée, ou on donnera de 4 à 6 des cachets suivants :

> Bicarbonate de soude,   ⎫
> Magnésie calcinée,   ⎬   ââ 15 centigr.
> Craie préparée,   ⎪
> Sous-nitrate de bismuth. ⎭
>
> Pour un cachet. N° 40.

S'il y a de l'hypochlorhydrie, on donnera les alcalins avant les repas.

On fera prendre un verre à bordeaux, tiède ou froid, d'eau de Vals, du Boulou, de Vichy, vingt minutes avant de manger.

Après les repas on aura recours à la médication acide.

S'il y a hypopepsie, prescrivez la pepsine, seule, ou associée à la médication chlorhydrique.

S'il y a hypopepsie et hypochlorhydrie, l'association est encore plus nécessaire.

> Acide chlorhydrique dilué......... ⎫
> Pepsine extractive............... ⎬ ââ 1 gr. 50
> Eau de menthe.................... 150 cc.
>
> Par cuillerée à bouche après et pendant les repas.

> Pepsine en paillettes (titre 100)...   5 gr.
> Glycérine pure.................... 80 gr.
> Eau de fleur d'oranger, q. s. pour.. 150 cc.
>
> Une cuillerée à chaque repas.

Digestion hépatique. — S'il y a insuffisance biliaire, on rétablira le cours de la bile par les lavements froids, par les cholagogues, par les alcalino-terreux, avant les repas (un verre à bordeaux de Vichy-Célestins, de Vals, du Boulou, tiédi au bain-marie avant les repas), par l'opothérapie hépatique et surtout biliaire.

Digestion intestinale. — La kinase est indispensable à l'activation du suc pancréatique ; il importe alors de faire absorber de la kinase, de l'entérokinase, des sucs entériques.

Il convient aussi de réduire au minimum les fermentations anormales intestinales : la lacto-bacilline, les lacto-zymases s'associeront à l'antisepsie intestinale par les cachets de salol, de benzonaphtol, de charbon, de soufre lavé.

La grande indication de l'insuffisance pancréatique, c'est de remplacer la sécrétion réduite ou absente par le pancréas lui-même.

C'est *l'opothérapie pancréatique.*

Celle-ci peut se réaliser par l'absorption de pancréas de porc frais, de bœuf, de mouton, frais, ou légèrement grillé, par la poudre de pancréas, par les pancréatines.

(Extraits et produits de Carrion et Hallion, Moncour, Grémy, Fournier).

Il faut se souvenir que le suc gastrique digère la pancréatine, et d'une façon générale détruit tous les ferments ; de là la nécessité de soustraire ces ferments à son action. On y arrive en les enrobant dans une enveloppe de gluten, ou mieux, de cire et de sucre, ou de kératine.

Cette médication par les ferments pancréatiques doit être longtemps continuée.

On se souviendra enfin qu'en raison de l'adaptation de la sécrétion à la nature des aliments ingérés, il ne convient pas de changer brusquement le mode alimentaire.

Telles sont les ressources actuelles qui nous permettent d'activer la sécrétion externe pancréatique.

Peut-être cependant ne faudrait-il pas abandonner sans appel les mercuriaux, et surtout le calomel, la pilocarpine, excellent moyen de salivation qui pourrait, en raison de l'analogie de structure des glandes salivaires et des glandes pancréatiques, exciter de même, la sécrétion du pancréas, les carbonates alcalins, le fer, le bismuth...

EICHORST injecte, tous les deux jours, jusqu'à un centigramme de chlorhydrate de pilocarpine (1/2 à 1 cc. d'une solution à 1 %).

B. INDICATIONS TIRÉES DES TROUBLES PHYSIOPATHOLOGIQUES DE LA SÉCRÉTION INTERNE

Les enseignements de l'expérimentation devaient conduire à la tentative de greffe pancréatique chez l'homme.

Or, la greffe sous-cutanée chez les diabétiques n'a pas donné de résultat positif.

De CÉRENVILLE rapporte que, dans le seul cas où la greffe pancréatique fut réalisée par ROUX, chez une enfant diabétique, cette greffe aurait amené la mort par péritonite aiguë, avec gangrène au niveau de la partie greffée.

L'opothérapie pancréatique a donné des résultats à GILBERT et CARNOT.

Ces résultats seraient certains dans cette forme de diabète que GILBERT appelle diabète par *hyperhépatie*.

Ils seraient incertains, et même nuls, dans l'autre forme de diabète, dite par GILBERT, diabète par *hypohépatie*. Ici, c'est l'opothérapie hépatique qui donnerait les meilleurs résultats thérapeutiques.

Toutes les tentatives, en pathologie animale ou humaine, sont dominées par ce fait que ce suc pancréatique, si actif qu'il suffit d'une parcelle de glande conservée pour assurer la fonction glycogénique, perd toutes ses propriétés quand on la transporte d'un animal à un autre animal, ou de l'animal à l'homme.

L'obscurité du mécanisme d'action, mécanisme humoral, mécanisme réflexe, mécanisme nerveux, rend l'application thérapeutique incertaine.

C. Indications tirées des symptomes
par troubles de la sécrétion pancréatique interne et externe

Douleurs, vomissements, diarrhée graisseuse, sont les symptômes cardinaux de la *dyspepsie dite pancréatique*.

La douleur est commune aux troubles de sécrétion interne et de sécrétion externe.

On essaiera de l'atteindre par la médication antispasmodique ou analgésique.

Localement, que son siège soit pylorique, en plein plexus solaire, dans la région épigastrique, au point dit pancréatique, on aura recours aux pulvérisations d'éther, de chlorure d'éthyle, de chlorure de méthyle, voire aux cataplasmes et aux emplâtres adhésifs.

Tout l'arsenal de la vieille méthode antiphlogistique et antifluxionnaire, avec ses deux procédés capitaux, la dérivation et la révulsion, est un arsenal bien vieilli et peu actif. Aussi bien, n'est-ce là qu'un souvenir des idées broussaisiennes.

Il est douteux que l'opium, le laudanum, l'aconit, la jusquiame et la belladone, la ciguë, appliqués en cataplasmes sur les régions de la peau correspondant aux parties douloureuses, soient absorbés en suffisante quantité pour être d'un effet utile.

L'emplâtre adhésif (parties égales de thériaque,
d'emplâtre adhésif avec un gramme d'extrait de belladone), les mouches de Milan, les ventouses sèches, les
moxas, les pointes de feu, complèteront l'intervention
locale.

La *méthode endermique et hypodermique* sera plus
sûre.

Placez une mouche de Milan, *loco dolenti*, et intro-
duisez de la morphine, de la poudre d'opium brut, sous
la cloche.

Injectez, sous la peau, un ou plusieurs centigrammes
de chlorhydrate de morphine ou de pantopon.

A l'intérieur, donnez à vos malades des opiacés, des
solaniques, des cicutiques, des cyaniques, du chloroforme et de l'éther.

Extrait de belladone..............	0 gr. 05
Sirop de codéine..................	40 gr.
Eau chloroformée saturée.........	100 gr.
Eau de fleur d'oranger...........	10 gr.

F. S. A. A prendre par cuillerée à soupe.

Extrait alcoolique de chanvre indien	5 à 10 centigr.
Eau de laurier-cerise..............	10 gr.
Eau chloroformée saturée.........	ââ 60 gr.
Eau de tilleul.....................	
Sirop de codéine..................	20 gr.

A prendre par cuillerée à soupe.

Prescrivez le laudanum de Rousseau, trois à quatre
gouttes au moment des repas ; les gouttes noires anglai-

ses (*black drops*), dont l'activité est double de celle du laudanum de Rousseau, quadruple de celle du laudanum de Sydenham. On en donnera dans un peu d'eau, ou sur un morceau de sucre, deux gouttes et jusqu'à 15 et 16 gouttes.

On donne le sirop de morphine du Codex (un centigramme de chlorhydrate de morphine pour 20 grammes de sirop).

Chlorhydrate de morphine.................	0 gr. 10
Eau de tilleul.....................	100 gr.
Sirop de fleur d'oranger..........	30 gr.

Une à deux cuillerées à café.

La quinine, sous forme de valérianate ou de sulfate de quinine, a une action remarquable.

« Je l'ai constatée, dit FONSSAGRIVES, maintes fois, dans des cas d'épigastralgie violente à paroxysmes et avec irradiations douloureuses très éloignées de ce point et affectant la forme névralgique, et que j'ai cru pouvoir rattacher à une névralgie du plexus solaire. »

Personnellement, le sulfate de quinine m'a rendu de signalés services dans un cas de douleur violente, quasi syncopale, que j'ai cru pouvoir rattacher à une névralgie du plexus solaire sous la dépendance d'une pancréatite chronique.

Dans le même ordre d'idées, les valérianates, le valériane d'ammoniaque de Pierlot, le valérodragines de Kügler (10 centigrammes de valérianate de quinine;

3 centigrammes de bromure de camphre ; 10 centigrammes d'extrait éthéré de racines fraîches de valériane) rendent des services.

Les antithermiques analgésiques, les bromures, l'antipyrine, associés aux alcalins, calmeront la douleur chez les diabétiques.

Le vomissement est, dans les syndromes que nous étudions, causé par des facteurs encore obscurs. De là un traitement qui n'est encore qu'un traitement purement symptomatique.

S'il relève d'un état gastrique, hyper ou hyposthénie simple, ou avec dilatations secondaires et fermentations anomales, c'est le traitement de ce syndrome qui s'imposera en premier lieu.

Dans la plupart des cas, il conviendra de calmer simplement l'excitabilité musculaire de l'estomac.

L'alcool, au dire de Fonssagrives, donne de bons effets dans les vomissements opiniâtres et incoercibles, quelle qu'en soit la cause.

L'alcool sera le plus souvent associé à l'acide carbonique, sous forme de champagne, de champagne alcoolisé ; on donnera aussi de l'eau de Seltz alcoolisée, des grogs fortement alcoolisés.

La traditionnelle potion de Rivière ne fait le plus souvent que du mal.

Je rappelle qu'elle comprend une solution n° 1 et une solution n° 2.

Nᵒ 1. *Etiquette bleue.*

Bicarbonate de potasse...........	2 gr
Eau	50 gr.
Sirop de sucre...................	15 gr.

Nᵒ 2. *Etiquette rouge.*

Acide citrique...................	2 gr.
Eau	50 gr.
Sirop de sucre...................	15 gr.

On donne alternativement une cuillerée de chaque flacon et on peut ajouter 30 grammes d'alcool à chaque potion.

Teinture de Colombo.............	4 gr.
Teinture de gentiane.............	3 gr.
Teinture de noix vomique.........	2 gr.

En gouttes.

(CHRESTIEN, de Montpellier.)

Créosote	III gouttes
Essence de citron................	II gouttes
Eau	120 gr.
Sirop de fleur d'oranger..........	30 gr.

(PÉCHOLIER, de Montpellier.)

Acide phénique pur déliquescent..	2 gr.
Gouttes noires anglaises..........	6 gr.

Mêlez et prenez, dans un peu d'eau, de 4 à 5 gouttes.

Lemoine dit s'être bien trouvé de l'oxalate de cérium :

Oxalate de cérium...............	} ââ 0 gr. 10
Lactucarium (suc épaissi de laitue)	

Pour une pilule. Faites 30 pilules semblables. De 3 à 4 pilules par jour.

Les polybromures peuvent calmer et arrêter les vomissements.

Le symptôme diarrhée a une valeur pronostique de premier ordre.

Sous forme de *lientérie*, constante ou chronique (rejet dans des matières diarrhéiques d'aliments à demi-digérés), elle indique que le pancréas ou l'intestin — ou les deux à la fois — sont gravement atteints au point de vue fonctionnel. Son pronostic est grave.

Sous forme de *lientérie*, mais accidentelle et passagère, elle indique que l'estomac a pu ne pas transformer de façon suffisante les aliments ingérés. Le pronostic est peu grave, les aliments trouvant dans les sucs intestinaux des agents de déshydratation, d'assimilation et de digestion.

Le symptôme diarrhée ressortit de trois facteurs : tantôt, elle est une indigestion duodéno-pancréatique par une insuffisante saponification des graisses ; tantôt, séreuse, fluxionnaire, elle est commandée par un réflexe nerveux ; tantôt enfin, elle est due à un excès de sécrétion biliaire.

De tous les liquides digestifs, le suc pancréatique est celui qui intervient le plus utilement dans le dédoublement des graisses neutres. Ces graisses paraissent devoir être d'autant plus facilement absorbées qu'elles sont en état d'émulsion plus parfaite.

Donnez donc à vos malades du suc pancréatique, des kinases, des ferments pancréatiques et intestinaux, mais donnez-leur des graisses émulsionnées, c'est-à-dire du lait et de la crème.

Aux ferments pancréatiques, ajoutons les sels biliaires, comme nous l'avons vu précédemment, et faisons absorber à ce moment des graisses à nos malades : leur émulsion, et par contre leur absorption, en sera facilitée.

Il conviendrait aussi de dresser une série de corps gras, en partant du point de fusibilité. L'absorption des graisses, fusibles à une température inférieure à celle du corps, se ferait, suivant l'enseignement expérimental, sans transformation préalable. Au contraire, l'absorption des graisses fusibles à une température supérieure à celle du corps ne se ferait pas sans une saponification préalable.

Il y aurait lieu de vérifier ce fait et d'insister alors sur les graisses à point de fusibilité très bas.

La diarrhée relève d'une influence nerveuse.

Il faut la combattre en calmant l'éréthisme nerveux local et général. Donnez les polybromures, les valérianates, les agents des médications analgésiques et anesthésiques, laudanum, opium, morphine, chloroforme.

La diarrhée relève d'un flux biliaire excessif. Il est permis de penser que, chez quelques malades, cette hypercholie est une vicariance défensive qui dépasse la limite.

On traitera cette variété de diarrhée, brûlante, âcre, sous forme de débâcles huileuses et noirâtres, surtout

prandiales, en calmant l'excitabilité réflexe pancréa-
tico-hépatique par la médication analgésique et anesthésique, et en régularisant et atténuant le flux biliaire.

On donnera, avant les repas, de l'opium et de la belladone : V à VI gouttes d'un mélange par parties égales
de teinture thébaïque et de teinture de belladone, dans
un quart ou un demi-verre d'eau de Vichy tiède.

Les alcalins à hautes doses, les astringents, le sous-
nitrate de bismuth, le tanin, le ratanhia, rendront quel
ques services.

Vomissements et diarrhée exigent que le malade garde
le repos, qu'il prenne de grands bains tièdes et de
grands lavements d'eau froide bouillie.

Le régime lacté est le seul qui conviendra, tant que
les symptômes persisteront.

L'amaigrissement indique les injections de cacodylate de soude, de glycérophosphate de chaux et de
soude ; l'affaiblissement général avec hyposthénie, les
injections d'huile camphrée, de caféine...

LIVRE TROISIÈME

LES MALADIES DU PANCRÉAS

Les toxi-infections pancréatiques

Les malformations, les altérations traumatiques (ruptures, plaies, pseudo-kystes traumatiques, hémorragies,
primitives et secondaires), légit:ment un traitement purement et exclusivement chirurgical.

Nous ne saurions leur consacrer une étude de clinique
thérapeutique spécialement médicale. Nous renvoyons
donc aux Traités de chirurgie générale et aux Traités
de chirurgie spéciale.

Nous exposerons plus en détail le traitement des
infections pancréatiques, et sous le nom de *toxi-infections pancréatiques,* nous confondrons les *infections
pancréatiques* et les *inflammations spécifiques, et non
spécifiques du pancréas,* que l'on a coutume de décrire
et d'étudier en des chapitres distincts.

L'infection conduit à l'inflammation et à la sclérose : pourquoi dès lors dissocier ces trois étapes d'un même trouble réactionnel ?

Les toxi-infections pancréatiques présentent, à considérer :

1° *Les agents d'infection et d'intoxication*, spécifiques et non spécifiques ;

2° *Les voies suivies* par ces agents ;

3° *Les réactions du pancréas* vis-à-vis d'eux : les *pancréatites*.

Les *pancréatites* sont aiguës ou chroniques. Elles sont spécifiques ou non spécifiques. C'est parmi les pancréatites spécifiques que sont les trois formes qui intéressent le plus en clinique, les pancréatites tuberculeuse, syphilitique et cancéreuse.

Nous donnerons par suite une certaine extension à l'exposé clinique et thérapeutique des pancréatites.

Eléments étiologiques

1° *Les agents d'infection et d'intoxication.* — L'agent d'infection est toujours *un microbe*. Ce microbe peut être banal ou spécifique. Il peut être aérobie ou anaérobie.

On trouve les microbes suivants : colibacille, streptocoque, staphylocoque, pneumocoque ; un organisme lactescent, fluorescent, liquéfiant la gélatine, ayant l'aspect d'un bâtonnet court, de taille moitié moindre que le bacille de Koch ; des bacilles très minces, très courts, non liquéfiants.

GILBERT et LEREBOULLET admettent que l'infection pancréatique relève de la *diathèse d'auto-infection*. Il est des individus qui sont prédisposés, personnellement et héréditairement, aux auto-infections digestives. Les microbes des voies biliaires, des voies pancréatiques, des voies digestives exaltent leur virulence pour des motifs fréquents. Il y a alors infection de toutes les voies indiquées.

Les agents microbiens peuvent *être spécifiques* : les pancréatites sont alors réalisées au cours des fièvres éruptives, de la fièvre typhoïde (infection à bacille d'Eberth), de la fièvre jaune (infection à bacille de Sanarelli), du choléra (infection à bacille virgule), de la bacillose (infection par le bacille de Koch), de la léprose (infection par le bacille de Hansen), de la syphilis (spirochète de Schaudinn), de l'impaludisme (hématozoaire de Laveran)... des oreillons surtout.

Les agents toxiques, mercure, morphine, phosphore, ont été incriminés, mais la pathologie expérimentale n'a pas encore parfaitement éclairé leur valeur exacte en pathologie humaine.

2° *Les voies de l'infection.*— Lorsqu'un organe voisin du pancréas, rein, rate, foie, mésentère, estomac, duodénum, présente des lésions suppuratives, l'agent de celles-ci peut, *par contiguïté*, gagner le pancréas: c'est l'exception.

Exceptionnelle et hypothétique est *la voie intestinale et transpéritonéale* que ERHARDT considère comme la voie à travers laquelle passeraient les bactéries.

Deux voies, en réalité, peuvent conduire les microbes au pancréas :

La voie sanguine, ou centrale ;
La voie canaliculaire ou externe.

La voie centrale, hématique, nécessite une bacillémie, une invasion générale et totale de l'organisme par les agents microbiens.

L'Ecole montpelliéraine a toujours considéré les infections comme des affections, c'est-à-dire des maladies générales, *totius substantiæ*, avec localisations plus ou moins variables et plus ou moins circonscrites. Ainsi, pour nos pères, l'infection au cours de laquelle se réalisait la pneumonie était une affection, une maladie générale, due à une cause distribuée initialement dans tout l'organisme, et avec localisations ultérieures, plus ou moins immédiates dans le temps, aux poumons, ou en d'autres viscères, méninges ou plèvres.

La bactériologie et l'expérimentation ont confirmé cette notion : la plupart des infections, sinon toutes, sont des infections généralisées, causées par un microbe qui est véhiculé dans le torrent circulatoire.

C'est donc par voie hématique, par bacillémie, que

s'expliquent les pancréatites, au cours de l'infection par le bacille d'Eberth, par les oreillons, par les fièvres éruptives, par l'impaludisme, la dysenterie, les pyohémies multiples.

La voie d'accession au pancréas peut être externe, ascendante.

Des saprophytes innombrables, aérobies et anaérobies, peuplent les canaux et canalicules voisins du pancréas et ceux du pancréas lui-même.

GILBERT et LIPPMANN ont montré que les canaux pancréatiques étaient aseptiques dans leur trajet intraglandulaire ; deux centimètres avant d'atteindre l'intestin, ils sont septiques, remplis d'agents microbiens, surtout d'anaérobies, plus importants, plus abondants que les aérobies.

GILBERT et LIPPMANN ont également montré que les conduits biliaires sont normalement le siège d'une flore microbienne variée et abondante, très riche en aérobies dans le tiers moyen, très riche en anaérobies dans le tiers supérieur, à peu près complètement stérile dans la partie intraparenchymateuse.

Les voies biliaires, l'intestin, le duodénum, constituent ainsi une source permanente d'agents infectieux.

Leur action est favorisée *par la disposition anatomique des voies pancréatiques.*

DESJARDINS, en effet, a établi que la circulation, dans le canal de Santorini, se fait de l'intestin vers la glande. Or, les microbes venant de l'intestin traversent le canal de Santorini, montent jusqu'au confluent de celui-ci avec le canal de Wirsung, et, de là, regagnent l'intestin par le canal de Wirsung. Si ce retour s'accomplit mal, ils stagnent, pullulent, se symbiosent, accroissent leur virulence.

Telles sont les voies que parcourt l'infection pour atteindre le pancréas. Il est souvent difficile de faire la part de chacune d'elles. Souvent même les deux voies peuvent être mises à contribution, dans la dothienentérie, par exemple, ou la colibacillose.

3° *Les réactions pancréatiques.* — Ces microbes, aérobies ou anaérobies, saprophytes ou pathogènes, d'origine hématique ou d'origine canaliculaire, banale ou spécifique, attaquent plus ou moins vivement le pancréas, directement, ou par leurs toxines.

Leur virulence est plus ou moins grande, et sans doute exaltée par leurs associations même.

La glande se défend contre l'infection et la toxiinfection par de multiples procédés.

Elle se défend en *sécrétant un suc pancréatique dont les propriétés bactéricides* sont très fortes et dont les *propriétés antitoxiques* sont certaines et non moins fortes.

Elle se défend *par la chasse mécanique* qu'est la sécrétion externe de son suc pancréatique.

Elle augmente sa défense par l'action de chasse et par *l'action antitoxique de la bile* ; nous savons que, au point de vue antitoxique et bactéricide, la bile active le suc pancréatique.

Mais ces défenses peuvent fléchir.

Causes qui diminuent les défenses pancréatiques. — *Les traumatismes du pancréas* (pouvant amener des contusions, des ruptures, des plaies), *sa compression par un organe du voisinage* (le foie hypertrophié, la vésicule biliaire calculeuse et dilatée, la lithiase biliaire), *le traumatisme interne*, causé par la pullulation des parasites, échinocoques, cysticerques, ascarides, sont des facteurs étiologiques occasionels de premier ordre, qui diminuent la résistance de la glande.

Plus douteuse serait, en son action pathogénique, la valeur des facteurs étiologiques tirés de *l'âge*, de *l'hygiène vicieuse*, des *perturbations humorales ou nerveuses*.

Lancereaux estime que la puberté et la menstruation, la grossesse et la ménopause, peuvent faciliter le développement des pancréatites.

Le jeune âge, en raison de la vascularisation plus grande qu'il entraîne, permettrait les congestions, les inflammations, les néoplasies conjonctivo-vasculaires.

La vieillesse, avec ses tendances à l'atrophie, conduirait à la dégénérescence graisseuse et aux végétations épithéliales.

L'abus de certains aliments, surtout des aliments gras et celui de certains médicaments constituent des facteurs hygiéniques.

Peu établi encore est le rôle des troubles dynamiques du système nerveux, désordres réflexes dont le point de départ central ou périphérique perturbe la fonction régulatrice et biochimique de la glande, au point de vue de ses deux sécrétions.

Les affections goutteuses, rhumatismales, arthritiques constituent-elles des prédispositions ? Rien n'est moins sûr.

Plus certain et plus clair est le fléchissement dans la défense, provoqué par la *suppression de la chasse pancréatique ;* par *la rétention et la stagnation du suc pancréatique dans les voies d'excrétion ; par la diffusion du suc pancréatique dans le pancréas lui-même,* diffusion produisant alors la nécrose du tissu glandulaire.

La défense fléchit encore par *suppression de la sécrétion et de la chasse biliaire* (obstruction des voies d'excrétion de la bile).

Cette suppression de la bile, qui se déverse dans le duodénum pour l'assainir, amène une exaltation marquée de la virulence de la flore intestinale.

Cette hypervirulence se transmet aux microbes des voies biliaires et des voies pancréatiques.

La défense fléchit toutes les fois que *s'oblitère l'orifice duodénal de l'ampoule de Vater,* réceptacle commun aux canaux biliaires et pancréatiques.

Elle fléchit par *exaltation de virulence microbienne,*

comparable à celle du vase clos, et parce que bile et suc pancréatique, ne pouvant trouver passage dans le duodénum, remontent et refluent par les canaux pancréatiques dans la glande même. Or, ce reflux est nocif, parce qu'il véhicule des germes pathogènes, le plus souvent virulents, et parce qu'il adultère les cellules glandulaires.

Rappelant les conditions de production du suc pancréatique, nous donnerons, enfin, comme causes du déficit de défense :

Le défaut d'acidité du suc gastrique ; une lésion de la muqueuse du duodénum, détruisant les glandes à prosécrétion ; un brusque changement de régime, avec prédominance de tel groupe d'aliments auxquels s'était adaptée la sécrétion pancréatique.

ÉLÉMENTS SYMPTOMATIQUES

Les pancréatites présentent les mêmes symptômes, qu'elles soient aiguës ou chroniques, banales ou spécifiques.

Ces symptômes, fonctionnels ou physiques, outre que nous les avons déjà énumérés, se répètent, toujours et partout les mêmes : il m'a dès lors paru qu'il n'était pas besoin de les dissocier en des descriptions cliniques, morcelées, fragmentaires, qui se reproduiraient les unes les autres.

J'étudierai les prodromes, la période d'état avec son syndrome nerveux, son syndrome digestif, son syndrome de compression, son syndrome général, la période de terminaison.

Prodromes. — Ils manquent dans la pancréatite aiguë.

Ils sont rarement absents dans la pancréatite chronique.

Phénomènes longtemps latents, de tenue irrégulière, ils se traduisent par des syndromes de digestion gastrique, duodénale ou intestinale, insuffisante ou pervertie ; par des syndromes biliaires, crises ictériques, par des douleurs vagues, fugitives, dans la région ombilicale ou susombilicale.

Sans continuité, d'apparition intermittente, ils peuvent conduire plus ou moins vite à la période d'état.

Période d'état. — Le début de cette période est *brusque, brutal, au cours des pancréatites aiguës* ; généralement, *moins bruyant,* et moins soudain, au cours des *pancréatites chroniques.*

A la période d'état, le malade atteint de pancréatite *aiguë,* éprouve une *douleur,* violente, aiguë, qui le fait rouler dans son lit, douleur qui siège tantôt au niveau de l'estomac, tantôt à l'angle droit du côlon, tantôt dans l'hypochondre gauche, *toujours sus ou para-ombilicale,* douleur qui s'accompagne de nausées, de vomissements brunâtres, de diarrhée fétide ou d'arrêt des matières, douleur, qui, avec de tels satellites, conduit rapidement le patient *au syndrome péritonitique*, avec un pouls, tantôt petit et fuyant, tantôt dur et concentré, une température hyperthermique ou hypothermique, avec un facies angoissé, cyanotique, avec du collapsus.

On trouve du météorisme localisé à la région épigastrique et paraombilicale, ou généralisé à tout le ventre.

La palpation, parfois horriblement pénible, permet de constater une vigoureuse défense musculaire et parfois l'existence d'une induration profonde ou d'une tumeur.

A la période d'état, le malade atteint *de pancréatite chronique*, présente, plus ou moins intriqués l'un dans l'autre, un syndrome nerveux, un syndrome digestif, un syndrome de compression à distance.

Syndrome nerveux.— La *douleur* en est le symptôme capital.

La douleur est spontanée ou provoquée : *spontanée* elle peut être sourde, profonde, donner la sensation de brûlure ; elle peut apparaître intermittente, sous forme de crises, de véritables coliques.

Provoquée, elle aurait un siège de grande valeur diagnostique. « Si l'on trace, dit DESJARDINS, une ligne qui réunit l'ombilic au sommet de l'aisselle, le bras étant pendant, le long du corps, on voit que la projec-

tion du point d'abouchement du canal de Wirsung
dans le duodénum se trouve sur cette ligne, à une
distance qui varie entre 5, 6 et 7 centimètres au-dessus
de l'ombilic... Ce point est d'ordinaire très nettement
localisé, dans la pancréatite chronique, à l'encontre de
ce qu'on observe dans la pancréatite aiguë, où la
douleur est beaucoup plus étendue, à tout l'étage supérieur de l'abdomen. »

CHAUFFARD recherche la douleur dans la zone pancréatico-cholédocienne. « Prenons l'ombilic comme point de
repère, et, de ce point, menons une verticale et une
horizontale formant un angle droit dont le sommet
correspond à l'ombilic, puis traçons la bissectrice de
cet angle. La zone pancréatico-cholédocienne est com-
prise entre la ligne verticale et la bissectrice de l'angle
sans dépasser, par en haut, une hauteur de 5 centim.
sur la bissectrice, sans atteindre, en bas, tout à fait
jusqu'à l'ombilic. »

Syndrome digestif. — Nausées, vomissements, syndrome de dyspepsie hypersthénique ou hyposthénique,
avec fermentations secondaires et sténose fonctionnelle
du pylore, dyspepsie duodénale et intestinale avec rejet
de débris alimentaires indigérés, rejet de graisse, rejet
de bile : tels sont les éléments de ce syndrome.

Syndrome de compression. — A distance, les pancréatites s'accompagnent surtout d'un *syndrome hépatique.*

Les troubles biliaires font partie intégrante du syndrome pancréatique, avec *l'ictère* très accusé, la *vési-cule biliaire dilatée*, les *selles décolorées*, constamment ou par intermittence ; un *amaigrissement* rapide avec *prurit intense* ; une hyperglobulie avec hémolyse et *hémorragies* fréquentes et répétées (mélæna, hématé-mèse, épistaxis, purpura).

La glycosurie peut compléter ces syndromes, glyco-surie transitoire, intermittente, survenant après une crise douloureuse pancréatique, ou glycosurie perma-nente, constante, véritable diabète maigre avec poly-urie, polydipsie, amaigrissement et cachexie.

L'état général est rarement maintenu bon : il peut se produire des trêves, des temps d'arrêt et l'évolution des pancréatites, comme leur terminaison, ne présente aucune fixité.

Il n'est pas douteux que *des insuffisances pancréa-tiques latentes*, marquées par une symptomatologie in-termittente, intestinale, dyspeptique, glycosurique, ou biliaire, n'aient été observées et ne se soient terminées par la guérison.

Les pancréatites aiguës, sauf intervention chirurgi-cale, sont presque toujours mortelles.

Il en est de même *des pancréatites chroniques*, sauf peut-être de celles qui relèvent de la syphilis ou de la lithiase pancréatique biliaire, qui peuvent guérir par le traitement antisyphilitique et l'intervention chirurgi-cale.

Signes physiques et éléments anatomiques

Signes physiques. — La tumeur sera recherchée dans la zone pancréatico-cholédocienne de Chauffard.

On la différenciera d'avec les *abcès sous-phréniques* (ulcus gastrique perforé avec périgastrite, abcès biliaires et hépatiques) et le *pyopneumothorax enkysté sus-diaphragmatique* ; d'avec les *péritonites enkystées*, les *gros reins, les grosses rates* (hydronéphrose, pyonéphrose)...

On observe tous les intermédiaires, depuis la tumeur proéminente, perceptible, arrondie ou allongée, lisse, élastique, immobile, siégeant à droite de la région médiane, le plus souvent un peu à gauche, avec une matité positive ou masquée par la sonorité gastrique ou côlique, jusqu'à la tumeur nette, précise, que l'amaigrissement permet de plus en plus de limiter, « dure comme le fer, grosse comme le poing ou comme une petite pomme ».

Les éléments anatomiques se sont longtemps divisés en éléments épithéliaux et éléments conjonctifs, et Lancereaux décrit des pancréatites épithéliales (toxiques et infectieuses), des pancréatites conjonctives (suppuratives et à prolifération scléreuse).

Les néoplasies épithéliales comprennent les adénomes kystiques et les épithéliomes, et les néoplasies conjonctives comprennent le lymphome et le fibrome.

Pareille, démarcation anatomo-pathologique n'est pas toujours retrouvée en clinique, et CARNOT décrit des *pancréatites aiguës suppurées et gangréneuses* avec des formes à gros abcès kystique, à petits abcès multiples, à suppuration diffuse, à forme angiectasique (nécrose et stéatonécrose) ; des *pancréatites aiguës inflammatoires*.

Au chapitre des pancréatites chroniques, nous trouvons la *sclérose du pancréas*, la *lithiase pancréatique*, la *lipomatose pancréatique*, la *tuberculose du pancréas*, avec forme granulique, avec tubercules, avec abcès tuberculeux, avec forme scléreuse, scléro-caséeuse, forme infiltrée, pseudo-néoplasique, la *syphilis du pancréas*, avec ses formes gommeuse, scléreuse et scléro-gommeuse.

Les tumeurs solides comprennent les *kystes*, les *kystes glandulaires*, les *adénomes et le cancer.*

J'étudierai à part le *Cancer du pancréas*, en raison de son importance, pour compléter l'étude clinique des pancréatites.

Les Cancers du Pancréas

Les néoplasies malignes du pancréas sont le *sarcome et l'épithéliome.*

Le sarcome est primitif ou secondaire.

Primitif, il est exceptionnel.

Secondaire, succédant à des sarcomes de siège divers, il est rare.

Les manifestations cliniques sont presque toujours insuffisantes pour permetre un diagnostic précis du vivant du malade. Il est le plus souvent confondu avec les tumeurs du rein.

L'épithéliome est infiniment plus fréquent.

Son syndrome clinique est toujours plus marqué et d'intérêt diagnostique de premier ordre.

Il est classique de distinguer deux variétés de cancer du pancréas, suivant le siège de la tumeur.

Le cancer peut siéger dans la région de l'ampoule de Vater : *c'est le cancer wirsungien ou vatérién.*

Il peut siéger dans le corps du pancréas : c'est le *cancer du pancréas proprement dit.*

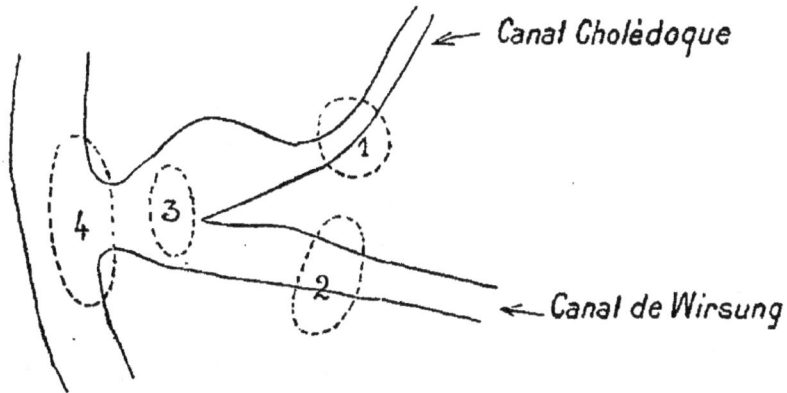

Siège des cancers pancréatico-duodénaux

1. Cancer cholédocien (voies biliaires et foie).
2. Cancer Wirsungien (voies pancréatiques et pancréas).
3. Cancer ampullaire (vatérien, ampoule de Vater).
4. Cancer intestinal (duodénum).

A. Cancer wirsungien et de l'ampoule de Vater

Dans l'ampoule de Vater, s'ouvrent : le *canal cholédoque*, venant du foie, le *canal de Wirsung*, venant du pancréas.

L'un et l'autre de ces canaux peuvent être le point de départ d'une tumeur cancéreuse, *cancer cholédocien*, *cancer wirsungien ;* ce dernier pouvant siéger dans l'ampoule elle-même, *cancer ampullaire ;* la tumeur cancéreuse peut enfin se situer sur l'ouverture intestinale de l'ampoule, *cancer intestinal.*

Seul, le *cancer wirsungien* appartient à notre étude.

Éléments symptomatiques

Souvent précédé des troubles traducteurs de la dyspepsie gastrique et de la dyspepsie intestinale, il s'annonce par des douleurs épigastriques.

Ces *douleurs* sont d'intensité et de siège variables, capables de simuler les douleurs des coliques hépatiques.

Ce qui augmente la difficulté, c'est l'apparition de *l'ictère*, ictère continu, progressif, sans trêves ni arrêts.

Objectivement, on observe, en même temps que l'ictère progressif, la décoloration des matières fécales, une *cholurie intense.*

Le foie est volumineux. La vésicule biliaire faìt une saillie énorme (signe de Courvoisier-Terrier).

L'amaigrissement très rapide et sans trêve conduit le malade à la mort en un temps, qui varie de 2 à 6 mois.

B. Cancer du pancréas

Le cancer du pancréas est primitif ou secondaire.

Secondaire, il succède, par continuité et par contiguïté de tissus et de réseaux lymphatiques superficiels ou profonds, par embolies et greffes propagées par voie sanguine à grande distance, aux cancers de l'estomac, du foie, du rein et des voies biliaires ; ou aux cancers d'autres organes, très lointains, thyroïde, seins.

Cette forme métastatique ne saurait nous arrêter : elle se perd, en effet, quant à son extériorisation anatomo-clinique, dans les symptômes de l'anatomie pathologique de la tumeur initiale, de laquelle a essaimé la cellule cancéreuse.

Primitif, le cancer du pancréas peut se présenter avec un syndrome assez personnel, que guident et marquent les localisations anatomiques de la tumeur, plus particulièrement les symptômes causés par la compression exercée par la tumeur sur les organes voisins et les voies biliaires.

Éléments symptomatiques

En clinique, on distingue le *cancer de la tête du pancréas*, dont la symptomatologie est toujours présente ; le *cancer du corps et de la queue*, dont la symptomatologie, parfois absente, parfois fruste, ne permet pas de diagnostic et qui reste souvent *latent ou méconnu.*

1. *Cancer de la tête du pancréas.* — *Il débute* tantôt par le syndrome digestif, tantôt par le syndrome solaire douloureux, tantôt par un ictère insidieux, continu et progressivement lent, ou coupé d'étapes et de temps d'arrêt

A la période d'état, troubles digestifs, douleurs nerveuses, ictère, constituent, avec les phénomènes généraux, les symptômes capitaux.

Les troubles digestifs s'expliquent par la compression des canaux de Wirsung et des canaux biliaires, qui, plus ou moins oblitérés par le cancer, ne peuvent laisser pénétrer et passer dans l'intestin les sécrétions biliaires et pancréatiques

La faim peut être augmentée ou diminuée ; le plus souvent, elle est diminuée. et l'est surtout pour les viandes.

Les digestions gastriques sont lentes, pénibles, s'accompagnent de régurgitation et de pyrosis, parfois de vomissements acides, l'acidité étant provoquée par les fermentations secondaires, qu'aggrave la sténose pylorique fonctionnelle, ou la sténose pylorique par compression exercée sur le pylore par la tumeur pancréatique.

Les digestions intestinales sont troublées. La diarrhée, simple ou lientérique, fétide le plus souvent. alterne avec la constipation. Les graisses passent sans être digérées ; de même les fibres musculaires.

Les albuminoïdes non attaquées se putréfient et les selles répandent une odeur repoussante.

Décolorées, argileuses, blanchâtres, elles sont onctueuses et grasses, tachent le papier à cigarette comme d'une tache de graisse.

Les troubles nerveux se traduisent par *des douleurs* qui deviennent d'autant plus vives, d'autant plus intenses, d'autant plus atroces et plus persistantes, que le néoplasme aura atteint et envahi les filets nerveux émanés du plexus cæliaque.

Spontanées ou provoquées par la palpation, la marche, le repos ; d'abord passagères et intermittentes. paroxystiques, elles deviennent bientôt continues et constantes.

Elles occupent toute la région épigastrique, profondes, térébrantes, déchirantes, elles semblent partir de la dernière vertèbre dorsale, ou des premières lombaires, pour irradier en haut vers les phréniques, le diaphragme et l'estomac (accès cardialgique, angor pectoris réflexe, vomissements) ; en bas, vers les fosses iliaques et les membres inférieurs ; sur les côtés, dans les nerfs lombaires et intercostaux.

Plié en deux, le poing enfoncé dans l'épigastre, ou couché sur le tapis, plié en chien de fusil, le malade souffre atrocement.

Aucune tumeur abdominale ne donnerait lieu à des sensations douloureuses aussi aiguës. (CASTAIGNE.)

L'ictère est le plus souvent continu, chronique et progressif. Il peut cependant rester léger, manquer, n'apparaître que très tardivement ou par poussées intermittentes.

Tout dépend de l'état du canal cholédoque et de sa perméabilité.

Peu accentué, d'abord, jaune clair, puis, plus foncé, vert, olivâtre, brun, poussant même jusqu'au bronzé et au noir, il s'étend des conjonctives aux muqueuses, à la paume des mains, au reste du tégument.

La face présente une coloration maximum qui peut être une coloration bronzée.

Les urines peuvent être abondantes, fréquentes et glycosuriques : elles sont pauvres en urée, albumineuses, peptonuriques, graisseuses.

Tels sont les symptômes cardinaux.

Ils se précisent par *les constatations physiques* qui portent sur :

a) La tumeur pancréatique elle-même ;

b) Sur l'appareil hépato-biliaire ;

c) Sur les adénopathies.

a) *La tumeur pancréatique* se constate dans un tiers des cas.

Dure, peu mobile, transversale, profonde, recouverte

par les anses intestinales sonores, la tumeur est difficile à déceler, à limiter, à préciser par la palpation.

b) *La tumeur hépatique* est nette au début dans quelques cas. Elle est dure, déborde les fausses côtes, avec un bord arrondi; mousse, plongeant bas dans la fosse iliaque droite.

Puis, plus tard, le foie se rétrécit, s'atrophie.

Pour BARD et PIC, il serait toujours petit, ou tout au moins très peu hypertrophié.

La vésicule biliaire, *distendue par la bile*, qui ne peut plus passer dans le duodénum, comprimée qu'elle est par la tête du pancréas cancéreux, forme une tuméfaction lisse, rénitente, tendue.

COURVOISIER et TERRIER ont montré que, dans la plupart des cas, les calculs du cholédoque s'accompagnent d'atrophie de la vésicule. Au contraire, pour toute autre cause, la vésicule est dilatée.

Le grand caractère, dans le cancer du pancréas, c'est donc la dilatation de la vésicule, qu'une malaxation profonde de l'abdomen peut permettre de déceler.

c) *Les adénopathies* sont sus-claviculaires, axillaires inguinales, mésentériques.

SYMPTÔMES GÉNÉRAUX ET RETENTISSEMENTS LOCAUX

L'amaigrissement est rapide, excessif. C'est une fonte des masses musculaires, avec perte des forces, cachexie rapide.

Inanitié, d'une maigreur squelettique, sujet à de fréquentes syncopes, le cancéreux pancréatique présente encore de l'hypothermie réelle et subjective, et des hémorragies secondaires plus ou moins abondantes.

La compression de l'aorte détermine des troubles de la circulation artérielle dans les membres inférieurs ; celle de *la veine porte* conduit à l'ascite ; celle de la *veine cave* aux œdèmes des membres inférieurs, et celle *des mésaraïques* aux hémorroïdes ; celle *du rein* et de *l'uretère* à des hydronéphroses ; celle du *pylore* et du *duodénum* au syndrome de la sténose gastrique.

Dans un cas personnel, la malade, âgée de 56 ans, d'une effroyable maigreur, avec teinte bronzée de la peau, présentait *un œdème* occupant toute la région abdominale, de l'ombilic aux épines iliaques et à la symphyse pubienne et descendant jusqu'aux genoux.

A la période terminale, la vésicule biliaire forme une tumeur énorme ; le teint est noir, l'ictère étant au maximum ; la peau devient sèche ; elle est le siège de prurit, d'insupportables démangeaisons.

Des métastases se produisent ; des ganglions se montrent aux aines, aux aisselles, aux creux sus-claviculaires ; *les hémorragies intestinales ou bucco-gingivales* s'aggravent, et la malade *meurt*, cachectique ou victime d'une infection intestinale suraiguë, entre 6 et 20 mois.

2. *Cancer du corps.* — Symptomatiquement, c'est le syndrome nerveux, le syndrome douloureux qui le ca-

ractériserait et qu'expliqueraient la compression et la destruction du plexus cæliaque, la cachexie bronzée et les syncopes fréquentes.

3. *Cancer de la queue*. — Il est très rarement reconnu en clinique, son syndrome étant peu marqué.

Traitement des Maladies du Pancréas

Indications tirées des éléments étiologiques

A) Nous avons vu que *les microbes aérobies et anaérobies*, spécifiques et quelconques, constituent le groupe capital des agents étiologiques des pancréatites.

L'indication tirée de l'élément infectieux comportera la médication antiinfectieuse.

Celle-ci sera *générale ou spécifique.*

Générale, elle s'adressera aux médications qui rechercheront l'évacuation des microbes et de leurs toxines (médication vomitive, médication purgative, médication diurétique) et la neutralisation des ferments diastasiques toxiniques qui pullulent dans l'organisme malade (médication antiseptique, médication diurétique).

La médication vomitive conviendra aux cas où les syndromes pancréatiques seraient accompagnés de syndromes gastriques, d'embarras gastrique, de dyspepsies hyper ou hyposthéniques, avec dilatation de l'estomac et syndrome d'insuffisance pylorique, fonctionnel ou organique.

Le lavage de l'estomac peut rentrer dans cette médication.

La médication purgative utilisera de préférence les purgatifs salins et laxatifs, et les cholagogues, en raison de l'action adjuvante de la bile sur l'asepsie de l'intestin.

La médication diurétique utilisera les diurétiques directs et les diurétiques indirects, c'est-à-dire la théobromine, la scille et les lavages intestinaux fréquents, avec de l'eau bouillie à peine tiède.

L'antisepsie interne, quelle que soit la tendance actuelle à en nier la valeur, sera tentée, le plus souvent avec succès : par le benzonaphtol, le charbon, le naphtol, le salicylate de bismuth.

La bactériothérapie intestinale, telle que METCHNIKOFF l'a scientifiquement établie, sera d'un très efficace concours.

Nous la verrons bientôt, plus utile encore, quand nous indiquerons les moyens d'atténuer la pullulation bactérienne intestinale anormalement développée dans les canaux.

Spécifique, la médication deviendra nettement neutralisatrice du poison par la sérothérapie.

Si les pancréatites surgissent au cours d'une *affection spécifique*, c'est le traitement de celle-ci qui domine tout, et la thérapeutique mettra en activité les traitements spécifiques par les sérothérapies et les bactériothérapies, par les sérums *antityphoïdes, anticholériques, antibacillaires* de Marmoreck, ou les médications que l'empirisme a montré efficaces, comme le mercure et l'iode, contre le spirochète de Schaudinn, la quinine, le quinquina, contre l'hématozoaire de Laveran.

LANCEREAUX préconise le traitement spécifique par le mercure et l'iodure, employés isolément ou simultanément dans le traitement de *la pancréatite syphilitique*. Il reste fidèle à la méthode ancienne des frictions, qui serait l'une des meilleures, si l'on a soin de surveiller la bouche.

Les injections de sels solubles de mercure seront cependant préférables. Elles permettent d'agir vite, d'agir sûrement, elles mettent à l'abri de toute tentative nocive sur le tube digestif. On se servira de l'énesol, de l'hermophényl, du biiodure d'hydrargyre, de l'hectine et de l'hectargyre, du bibromure de mercure...

Les pancréatites paludéennes relèvent du quinquina et de ses alcaloïdes et aussi des arsenicaux. Mais LANCEREAUX fait justement observer qu'il ne faut pas attendre de résultats immédiats et définitifs.

La pancréatite paludéenne, en effet, se marque par un syndrome de sclérose chronique, et ce désordre anatomique paraît être bientôt émancipé de son facteur causal, l'hématozoaire de Laveran.

Il faudra, dès lors, s'adresser *aux neutralisants des*

diathèses, à la médication résolutive, et à son agent le plus actif, l'iode et les iodures.

L'iodure de potassium, dit LANCEREAUX, peut modifier les formations conjonctives produites par le paludisme, lorsqu'elles ne sont pas parvenues à une organisation définitive. Notre expérience ne laisse aucun doute à cet égard, et, bien des fois, il nous est arrivé d'administrer avec avantage ce médicament à la dose quotidienne de 2 à 3 grammes, pendant plusieurs mois, voire même une année ou plus.

La notion étiologique cancéreuse ne peut, à elle seule, en l'état actuel de la science, déterminer une indication.

Nous ne savons rien de l'étiologie du cancer et de la spécificité, parasitaire ou non, des éléments cancéreux. D'évolution pathologique variable, jamais identique à elle-même, le cancer a cependant son autonomie qui le met davantage hors de la portée de nos modificateurs thérapeutiques.

L'indication majeure est de détruire ou d'enlever le produit cancéreux aussitôt qu'il se forme et avant sa généralisation, si tant est que celle-ci ne soit pas faite d'emblée. Et c'est l'affaire *du traitement chirurgical*.

Rayons de Röntgen, radiumthérapie, n'ont rien donné de précis.

En clinique, la localisation du cancer au pancréas mettra en première ligne l'indication, qui a pour objet *de redresser les troubles fonctionnels* de l'organe envahi, et en particulier, l'atténuation des phénomènes douloureux et fluxionnaires dont il peut être le siège.

Nous retrouverons bientôt ces indications.

B) J'ai dit quelle place, encore peu précise en leur pathogénie, occupent *les pancréatites toxiques*.

On s'adressera *aux antidotes* et surtout à la médication *éliminatrice et diurétique*.

On y joindra la *médication altérante*, qui sera suivie ou accompagnée de l'usage des toniques, et de tous les agents capables de relever l'activité nutritive.

C) *Les parasites* du pancréas sont rares. L'indication majeure est l'extirpation du kyste : elle est subordonnée à un diagnostic très difficile et rentre dans l'ordre des indications chirurgicales.

INDICATIONS TIRÉES DES ÉLÉMENTS PATHOGÉNIQUES

Les indications tirées des éléments pathogéniques se peuvent comprendre dans cette double réalisation que poursuivra le thérapeute : *abaisser et supprimer la virulence des microbes et de leurs produits solubles; relever et exalter au maximum les défenses de l'organisme.*

Pour remplir la première indication, on s'adressera à *la médication antiinfectieuse*, à la médication *antiseptique*, à la *médication diurétique*, dont déjà j'ai dit quelle était l'importance.

Au cours des grandes pyrexies et des grandes infec-tions, la thérapeutique commande qu'on mette le ma-lade lui-même à l'abri de sa propre infection. De là l'utilité qu'il y a à le tenir propre, à lui enlever tous ses produits d'excrétion, à le laver, intus et extra, ne fût-ce que pour éviter les fermentations et les résorp-tions septiques, et pour prévenir les effets d'une sorte d'autoinfection.

La présence constante, chez les sujets sains, de mi-croorganismes peuplant l'intestin et les canaux d'excré-tion des glandes qui s'y déversent, microorganismes dont la virulence peut d'un moment à l'autre s'exalter, comportera les antiseptiques intestinaux, les lavages intestinaux, les purgatifs fréquents, l'excitation renou-velée, surtout après les gros repas et les surmenages gastriques ou stomacaux, des sécrétions biliaires et intestinales, l'ensemencement du tractus digestif par les bacilles lactiques, en comprimés ou en bouillons.

Les défenses de l'organisme, qui lutte contre l'infec-tion, seront exaltées par excitation des *éléments phago-cytaires*, par provocation *de réactions humorales*, sem-blables à celles que la nature, spontanément, réalise sous forme de crises, par *action sur le système ner-veux*, dont l'intégrité est indispensable pour soutenir la lutte.

Les éléments phagocytaires seront accrus par les in-jections de métaux colloïdaux, électrargol, argyrol, par les injections de sérums d'animaux préparés ou immuni-

sés (sérum de sang de lapin frais, sérum antidiphtérique), par la création de foyers purulents localisés (abcès de fixation), par l'application de vésicatoires et de
révulsifs.

Les réactions humorales, semblables aux crises, seront créées par injections intraveineuses ou sous-cutanées de solutions physiologiques de sel marin, avec, ou
sans addition de caféine, par injections sous-cutanées
ou intraveineuses de métaux colloïdaux, de sérums glu-
cosés.

Le système nerveux sera tenu en activité constante
par l'alcool, les injections de caféine, d'huile camphrée,
les agents de la médication stimulante.

Et c'est surtout dans les cas *de bacillémie*, quand
l'apport microbien se fera au pancréas par la voie
sanguine, que ces agents seront indiqués.

Si *l'apport est ascendant, intestinal*, la médication
purgative, la médication antiseptique, la médication
diurétique, tout ce qui agira pour rétablir et exalter
au maximum les sécrétions biliaires (cholagogues), les
sécrétions intestinales, pancréatiques, sera mis en œuvre.

*La notion que les canaux biliaires et pancréatiques
sont remplis d'agents microbiens* conduira non seulement aux médications exonératrices par les purgatifs,
aux médications antiseptiques par le salol, le benzonaphtol, le charbon, mais encore à la bactériothéra-

pie intestinale : en ce cas, en effet, le biolactyl, les lacto-bacillines, les bouillons contenant les bacilles lactiques régulariseront les fermentations intestinales, permettront le développement prépondérant d'espèces microbiennes favorisantes de la digestion.

L'insuffisance sécrétoire de la bile, du suc pancréatique, des kinases intestinales, sera atténuée et suppléée par l'opothérapie : les sels biliaires, la choléine, les extraits de foie, les extraits de pancréas, les pancréatines, les entérokinases, seront avantageusement prescrits, et prescrits en associations constantes, pour exalter leurs propriétés.

Les indications tirées des éléments anatomiques sont d'ordre surtout chirurgical.

La clinique médicale actuelle ne dresse pas contre l'inflammation et la dégénérescence, la stéatose et la sclérose, la tumeur bénigne ou maligne, l'arsenal compliqué, mais le plus souvent inopérant, de la clinique de nos pères.

La médication antiphlogistique, avec ses moyens jadis réputés héroïques, aujourd'hui considérés comme impuissants ou nuisibles, les saignées générales et locales, les topiques émollients, narcotiques ou astringents, n'est guère qu'une médication symptomatique.

Retenons les émollients appliqués à la peau en lotions, en bains généraux ou locaux, en cataplasmes, en onctions, en frictions, en vessies remplies de glace et placées à demeure sur la région douloureuse ; retenons les narcotiques, surtout utiles dans les cas où la douleur est très vive.

La médication révulsive était une sorte de médication antiphlogistique indirecte.

Je n'ai pas à rappeler que l'Ecole de Montpellier, héritière des lois fondamentales de la thérapeutique instaurées par Barthez, n'a jamais confondu la révulsion et la dérivation.

La *révulsion* a lieu par un point situé loin du siège de la fluxion ; la *dérivation,* par un point peu éloigné.

On comprend que, dans les syndromes anatomo-cliniques que sont les maladies du pancréas, les moyens dérivatifs n'aient guère de valeur.

Mais on fera appel à la dérivation en irritant la peau voisine de la tumeur par la vésication, la rubéfaction ou la pustulation par les pointes de feu.

INDICATIONS TIRÉES DES ÉLÉMENTS SYMPTOMATIQUES

A la période prodromique, le diagnostic de pancréatite ne sera jamais porté de façon ferme. Mais, en présence de troubles fonctionnels gastro-intestinaux, on s'efforcera d'instituer des médications appropriées, qui seront celles des dyspepsies hypo ou hyperthéniques, des dyspepsies duodénales et intestinales.

A la période d'état, feront indication *le syndrome douloureux, le syndrome digestif, le syndrome hépatique, le syndrome tiré de l'état des forces, le syndrome glycosurique.*

Contre les phénomènes douloureux on dressera la *médication anesthésique.*

Celle-ci sera locale, et utilisera la voie digestive et la voie hypodermique.

Locale, elle mettra en œuvre le *froid.* Le froid intense appliqué sur une partie douloureuse atténue la douleur. Il s'obtient par divers procédés. Le plus simple consiste à faire un mélange réfrigérant (2 parties de glace, 1 partie de sel marin) qu'on applique sur la surface à insensibiliser, mais en protégeant contre la gelure cette surface, à l'aide d'une flanelle interposée entre la glace et la peau.

On peut pulvériser l'éther, le chloroforme, le chlorure d'éthyle.

En frictions, on utilisera les pommades contenant la morphine, le baume tranquille, l'opium.

Par la voie digestive, la médication stupéfiante fera appel au chanvre indien, à l'extrait de belladone, à l'extrait de jusquiame, à la morphine, à l'eau chloroformée, à l'hydrate de chloral... Etendant l'action, on fera appel aux polybromures, au camphre, au musc, au castoréum, à la valériane.

Par cette médication, l'élément nerveux périphérique et central deviendra inapte à subir l'impression douloureuse, à la transmettre et à la réfléchir.

La voie hypodermique servira pour les injections de morphine et de pantopon.

Le syndrome digestif et le syndrome hépatique relè-

vent des médications que j'ai déjà exposées à la Thérapeutique générale et auxquelles je ne puis que ren-
voyer.

Le syndrome tiré de l'état général des forces, celles-
ci étant asthénisées, comprendra la *médication stimulante et tonique, reconstituante,* par les arsenicaux, les
ferrugineux, les eupeptiques, les phosphates et les gly-
cérophosphates.

La voie sous-cutanée sera surtout employée. Ici, comme partout, il importe en effet de mettre au repos l'organe malade.

L'hémolyse facile conduisant aux hémorragies indiquera le chlorure de calcium, les injections sous-cutanées de sérum gélatiné, de sérum frais de sang de
lapin, de sérum antidiphtérique.

Le syndrome glycosurique, dont la pathogénie obs-
cure ne permet pas d'indications thérapeutiques certaines, comportera la médication narcotique et antispasmodique, la médication alcaline, l'opothérapie pancréatique.

L'opium, la valériane, le camphre, les infusions
amères de quassia, l'antipyrine, le bicarbonate de soude
en seront les agents.

Quand le malade est arrivé à *la période cachectique,*
il faut s'armer des reconstituants, l'huile de foie de
morue, les ferrugineux, les vins tanniques (vins de Bor-

deaux) ; les injections de cacodylate de soude, tels sont les agents à mettre en avant.

J'ai dit comment il convenait de comprendre l'hygiène alimentaire.

Les massages, les douches, l'hydrothérapie avec les bains fréquents rendent les plus grands services.

LIVRE QUATRIÈME

Les Solénites

Après l'étude physiologique et pathologique de la glande pancréatique, il convient de faire une place à la même étude des voies pancréatiques.

L'étude pathologique spéciale de ces canaux comprend celle des phlegmasies et des oblitérations calculeuses.

Les inflammations des canaux pancréatiques portent, pour Lancereaux, le nom de *solénites*.

Les solénites sont suppuratives, prolifératives ou scléreuses.

Symptomatiquement, les syndromes douloureux et digestifs que nous avons trouvés au cours des pancréatites sont, avec un syndrome infectieux, le propre des solénites suppuratives.

Le syndrome infectieux se traduit par des frissons, de la fièvre, de l'adynamie.

Quand il y a solénite par sclérose oblitérante ou

proliférative, les symptômes sont plus étendus : il y a d'abord le syndrome complet de l'insuffisance ou de l'arrêt de la sécrétion pancréatique, syndrome surtout digestif.

Mais rapidement apparaissent la polydipsie, la polyurie, l'azoturie, un amaigrissement prompt et progressif. Affaiblis, en état de dénutrition formidable, les malades s'acheminent rapidement vers la tuberculose ou l'intoxication diabétique.

Les solénites suppuratives relèvent, en tant qu'infection, des purgatifs doux, des lavements émollients, de l'antisepsie intestinale par le charbon, le naphtol, le soufre, le benzonaphtol, les bains tièdes.

La douleur et les troubles digestifs seront traités comme nous l'avons indiqué dans la Thérapeutique générale et dans le traitement des pancréatites.

La suppuration commande l'intervention chirurgicale.

A la solénite scléreuse, on opposera l'iodure de potassium et les préparations mercurielles. Mais, dit LANCEREAUX, aux difficultés thérapeutiques inhérentes à sa nature, la solénite scléreuse ajoute encore celle de la quasi impossibilité d'un diagnostic certain.

Quand les parois canaliculaires sont adhérentes, il ne reste plus qu'à s'opposer à l'atrophie de la glande, à stimuler la sécrétion des organes supplémentaires et à pratiquer des injections de suc pancréatique ou à

faire ingérer des pancréas frais. Le régime azoté devra
être préféré. On y joindra le lait, s'il est bien supporté, en raison de ses propriétés alimentaires et de
ses vertus diurétiques. (LANCEREAUX.)

La Lithiase pancréatique

ÉLÉMENTS SYMPTOMATIQUES

Objectivement, les signes de la lithiase pancréatique
sont peu précis. Seul, a quelque valeur le rejet par les
selles d'un ou de plusieurs calculs, qu'un tamisage bien
fait parvient quelquefois à retrouver. Ces calculs sont
blanchâtres, de faible volume, presque exclusivement
composés de phosphate et de carbonate de chaux.

Subjectif, le grand symptôme de la lithiase pancréatique, c'est la *colique pancréatique*, paroxystique
et intermittente, dont chaque retour peut amener l'apparition du sucre dans les urines et de la graisse dans
les selles.

Ce symptôme fait cortège au syndrome d'insuffisance
de sécrétion interne et externe, provoqué par l'adulté-
ration des éléments glandulaires.

La colique pancréatique est causée par la mobilisa-
tion du calcul pancréatique dans le canal de Wirsung.

La douleur qu'elle produit siège vaguement entre
l'ombilic et l'épigastre, souvent au niveau du rebord

costal gauche, irradie le long des arcs costaux jusqu'à la colonne vertébrale et l'omoplate, ou encore dans la région du dos et des reins.

Elle se produit peu de temps après les repas, ou un peu avant les repas, quand le malade se met à table.

Elle se manifeste sous forme d'*accès*, plus ou moins rapprochés, avec des malaises, des frissons, des sueurs froides, des nausées pénibles, des vomissements alimentaires ou bilieux.

Au cours de la crise, les selles sont graisseuses et l'on observe la polydipsie, la polyurie, la polyphagie.

Les matières fécales seront décolorées ou argileuses, comme dans la lithiase du foie ; mais solides ou liquides, elles seront entourées, au moment de la défécation, d'une couche de graisse liquide, qui bientôt se solidifie et forme, à leur surface, ou à la surface de l'urine du vase qui les contient, des yeux comme ceux du bouillon gras.

Il est à remarquer que la stéarrhée, faisant l'effet d'un lavement de glycérine, irrite la sensibilité du rectum et provoque des besoins fréquents de défécation.

Le syndrome d'insuffisance pancréatique se peut présenter bientôt avec les modalités que nous avons décrites.

Lipurie, hémorragies intestinales, ictère, diabète maigre, presque toujours suivi de bacillose de Koch, pulmonaire ou intestinale, ou de coma diabétique : tels sont les autres symptômes.

Si le calcul passe dans l'intestin, tout va bien.

Si le calcul perfore le pancréas et tombe dans la cavité abdominale, il peut se faire des hémorragies et des péritonites mortelles.

Si le calcul s'arrête et s'immobilise, c'est la rétention du suc pancréatique, dont l'action destructive conduit à la sclérose et à l'atrophie, et c'est la mort prochaine avec le syndrome du diabète maigre.

INDICATIONS ÉTIOLOGIQUES ET PATHOGÉNIQUES

Comme pour toutes les lithiases, il faut deux éléments qui se prêtent un mutuel consentement : un terrain, un agent d'infection.

Le terrain, c'est celui qui sert de sous-sol à l'athérome artériel, aux autres lithiases, lithiase hépatique, rénale, vésicale, intestinale, au rhumatisme chronique, que rendent plus favorable à l'infection, l'encombrement, la sédentarité, l'alimentation excessive.

L'infection est l'autre élément essentiel.

Il ne se forme pas de calculs dans le suc pancréatique normal et s'écoulant normalement. Il ne s'en forme pas non plus dans le suc pancréatique non infecté, même quand il s'écoule difficilement.

Le calcul ne se forme que par précipitation pure et simple de carbonate et de phosphate de chaux, que le suc pancréatique ne contient pas. Il faut donc que ce suc ait subi une viciation préalable.

Celle-ci serait produite par les microbes ascendants, de virulence exaltée, et capables d'entraîner le catarrhe des voies pancréatiques.

Elle pourrait reconnaître encore pour cause le reflux de la bile dans les voies pancréatiques.

La lithiase trouverait des causes occasionnelles dans le rétrécissement du canal de Wirsung par une tumeur de voisinage ou par un calcul biliaire.

ELÉMENTS ANATOMIQUES

Les calculs pancréatiques sont uniques ou multiples. Ils siègent surtout à la tête du pancréas. Ils se moulent sur leur contenant. Leur volume varie du volume d'une tête d'épingle, d'un pois, d'une lentille, à celui d'une noisette. Composés de carbonate de chaux, surtout de phosphate de chaux et de matières organiques, ils provoquent des réactions des canaux et de la glande. Les canaux se dilatent, s'épaississent, se sclérosent, se ramifient en kystes. La glande s'épaissit, se sclérose, s'atrophie, disparaît.

INDICATIONS TIRÉES DES ÉLÉMENTS SYMPTOMATIQUES

La colique pancréatique sera traitée pendant l'accès et en dehors de l'accès.

Pendant l'accès, qu'elle soit produite par la réaction défensive du plexus solaire, ou par la dilatation aiguë des voies pancréatiques sous l'effort du suc pancréatique retenu par le calcul, on s'adressera à la médication antispasmodique et analgésique, dont les bromures, l'hydrate de chloral, le chloroforme, l'opium et surtout la morphine seront les agents actifs.

Cette médication s'impose, immédiate et complète. Calmer la douleur, c'est, en effet, contribuer à l'élimination du calcul, que ne retient plus enclavé un spasme réflexe.

Calmer la douleur et éteindre toute souffrance, c'est empêcher la production du syndrome glycosurique, qui apparaît souvent après l'accès.

On procédera donc à une injection sous-cutanée de chlorhydrate de morphine de 1, 2, 3 centigrammes, et si la souffrance persiste, on renouvellera l'injection deux, trois, quatre fois, de trente minutes en trente minutes, jusqu'à sédation complète.

Une solution de 3 centigrammes de chlorhydrate de morphine à l'intérieur, dans 120 cc. de julep gommeux, remplacera l'injection hypodermique, quand le médecin ne pourra se rendre immédiatement auprès du malade.

En même temps, donnez de la glace à l'intérieur.

Si le malade est un cardiaque, surtout un aortique ou un myocardique, si c'est un vieillard, ordonnez le repos au lit, et faites suivre vos injections de morphine, d'injections d'éther, d'huile camphrée, de caféine.

Comme moyens adjuvants, ordonnez les bains tièdes,

les lavements, les cataplasmes, les compresses froides recouvertes d'un taffetas gommé.

Mais le calcul reste enclavé. Que faire ?

Réveillez la douleur à l'aide de l'ingestion d'huile d'olive, d'huile de ricin ou par l'administration d'autres purgatifs, de bicarbonate et de salicylate de soude, et revenez aux piqûres de morphine et de pilocarpine.

L'accès fini, purgez votre malade.

La lithiase s'accompagne de tuberculose, de diabète, de cachexie... Remontez le malade par un régime azoté, par les injections de cacodylate de soude ; suppléez à l'insuffisance pancréatique par l'opothérapie pancréatique (pancréas frais) ; prévenez l'intoxication diabétique par les purgatifs, les diurétiques, les stimulants cutanés, le repos du corps et de l'esprit.

INDICATIONS TIRÉES DES ÉLÉMENTS ÉTIOLOGIQUES ET PATHOGÉNIQUES

Elles seront de deux ordres, puisqu'elles s'adresseront au terrain et à l'infection ; au terrain, qu'il faut modifier par le régime, l'alimentation soignée et éclectique, l'exercice modéré, l'hydrothérapie ; à l'infection, qu'on réduira au minimum par les purgations fréquentes, par la médication antiseptique intestinale, par la bactériothérapie, par l'ingestion de ferments (kinases) et de produits opothérapiques.

Les éléments anatomiques entraînent l'intervention chirurgicale.

RÉGIME ALIMENTAIRE

Le régime alimentaire s'inspirera de la notion éclectique, aujourd'hui classique. Il ne faut pas conseiller aux malades des régimes exclusifs, tantôt végétarien, tantôt carné, tantôt lacté. Il faut utiliser toutes les variétés d'aliments. LAZARUS prescrit un régime mixte composé de 200 grammes d'albumine, 100 grammes de graisse et 300 grammes d'hydrate de carbone.

Dans le diabète, on s'efforcera : d'éloigner tout aliment qui puisse fournir du glucose ; de remédier à l'exagération des pertes azotées par un régime animal approprié.

L'indication sera remplie par la suppression du sucre de canne, de la glycose ; par la réduction des féculents ordinaires ; par la suralimentation en viande proportionnelle à la désassimilation azotée ; par le remplacement à l'aide des corps gras des aliments amylacés habituels.

On prescrira donc de la lévulose, qui ne passe pas dans les urines ; on prescrira les topinambours, les artichauts, les cressons, les scorsonères, les salsifis, les haricots verts, la chicorée, la laitue, le cardon, les oignons, les poireaux, beaucoup de champignons.

On permettra l'usage modéré des asperges, des radis, du cresson, des raves, des navets, du raifort, des épinards, des oseilles, des concombres, des choucroûtes, des pêches, abricots, framboises, groseilles, amandes, noix, olives.

Tous ces aliments, après cuisson, sont bien tolérés.

Le pain n'est pas bon. Il renferme 45 % d'amidon. On le remplacera par la pomme de terre, suivant le procédé de Mossé (de Toulouse), par les pains à l'inuline, aux amandes, à l'aleuronat, mêlé de farine, dit pain d'Estein, au gluten mêlé de poudres de légumes.

Les amandes seront largement utilisées, car elles ne contiennent presque pas d'amidon.

Les hydrates de carbone ordinaires devraient être en principe remplacés par les corps gras. Mais les malades porteurs de syndromes pancréatiques utilisent mal les graisses : cependant ils tolèrent le beurre frais, les graisses de diffusion facile, l'huile d'olive, surtout la crème de lait, le kéfir.

MAIGNON et ARLOING ont de nouveau attiré l'attention sur l'utilité qu'il y a à faire prendre des graisses aux diabétiques, ce que von NOORDEN, BOUCHARDAT, Armand GAUTIER avaient déjà établi.

MAIGNON utilise les corps gras saponifiés, suivant une formule spéciale, et donne à sa préparation le nom de glycoléane. Ces corps gras saponifiés doivent être pris 2 ou 3 heures après le repas, en commençant par de petites doses (une à deux cuillerées à bouche trois fois par jour). Prendre en outre du bicarbonate de soude.

M. Labbé donne les formules suivantes :

Huile d'olive......................	100 gr.
Eau	100 gr.
Gomme arabique.......	6 gr.
Gomme adragante...............	2 gr.
Jaune d'œufs.....................	N° 2
Rhum	15 gr.
Teinture de cannelle.............	XXX gouttes

Agiter longuement pour bien émulsionner.

Marchais a préconisé l'émulsion suivante :

Savon médicinal fraîchement préparé	2 gr.
Eau de laurier-cerise..............	20 gr.
Eau de fleur d'oranger...........	80 gr.
Saccharine	0 gr. 20
Huile d'olive ou de sésame, q. s. p. 200 cent. cubes.	

Aromatiser avec :

Essence de menthe................	VI gouttes
Essence de citron.................	VI gouttes

Les aliments azotés seront empruntés aux viandes, aux poissons, aux crustacés, mollusques, fumaisons et salaisons, œufs, fromages.

Le café et le thé seront permis : on les édulcorera avec de la saccharine ou de la dulcine.

Les vins généraux de Bordeaux et de Bourgogne, du Midi, et même le cognac, sont permis.

Défendus : féculents et farines, de céréales et de

légumineuses, riz, tapioca, pain ordinaire, dont on ne dépassera pas 80 grammes par jour.

Défendus : pois, carottes, betteraves, tous les fruits doux, le lait pur, le sucre de canne, le miel, les vins doux, le chocolat, la bière, les liqueurs sucrées.

La bile associée aux corps gras permet l'absorption de ceux-ci.

Marcel LABBÉ (*Régimes alimentaires*) écrit que, dans le diabète avec dénutrition, et le diabète pancréatique est du nombre, les effets du régime lacté doivent être surveillés de très près.

C'est la recherche de l'acidose qui fournit des indications précises.

S'il ne se produit point d'acidose, ou si l'acide diacétique ne passe qu'en proportion minime dans l'urine (réaction de Gerhardt), on donne peu d'hydrates de carbone, mais des albuminoïdes et des graisses.

Si l'urine contient des corps acétoniques en excès, s'il y a menace d'acidose, on fait *la cure de farine d'avoine* de von Noorden.

Von NOORDEN prescrit 200 à 250 grammes de farine d'avoine par jour sous forme de trois bouillies, contenant chacune 50 grammes de farine, 40 grammes de beurre et un à deux œufs. On permet au malade un peu de café clair ou de café non sucré.

Dans ces mêmes cas de corps acétoniques urinaires, on peut instituer le régime lacté, qui a donné de bons résultats à LANDOUZY et à COTTET, ou faire tous les six jours *un jour de jeûne* (Cantani), ou *un jour de légumes* (von Noorden). Pendant 24 heures le malade ne prendra que des légumes verts et des soupes de légumes assaisonnées de graisses.

La médication alcaline par ingestion de bicarbonate de soude à la dose de 5 à 20 grammes par jour, et l'ingestion de citrons, accompagneront ce régime.

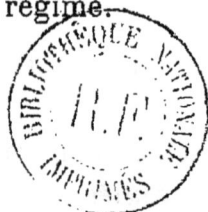

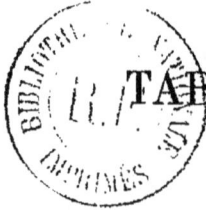

TABLE DES MATIÈRES

TRAITEMENT DES MALADIES DU FOIE

LIVRE PREMIER

Physiopathologie et Thérapeutique générales de la cellule hépatique

LIVRE DEUXIÈME

Pathologie spéciale des syndromes hépato-biliaires

CHAPITRE PREMIER

Les syndromes circulatoires

CHAPITRE DEUXIÈME

Les hépatites dites cirrhoses hépatobiliaires

TRAITEMENT DES HÉPATITES OU CIRRHOSES SANGUINES VEINEUSES TYPE CIRRHOSE DE LAËNNEC

TRAITEMENT DES CIRRHOSES VEINEUSES

TRAITEMENT DES HÉPATITES OU CIRRHOSES BILIAIRES. TYPE MALADIE DE HANOT

TRAITEMENT DES CIRRHOSES BILIAIRES

CHAPITRE TROISIÈME

Les syndromes lithiasiques hépatobiliaires

CHAPITRE QUATRIÈME

Les syndromes ictériques hépatobiliaires

LIVRE TROISIÈME

Traitement des hépatopathies spécifiques

CHAPITRE QUATRIÈME

Hépatopathies tuberculeuses

CHAPITRE CINQUIÈME

Hépatopathies néoplasiques

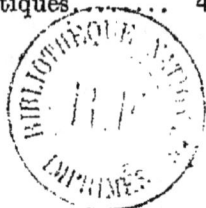

TRAITEMENT DES MALADIES DU PANCRÉAS

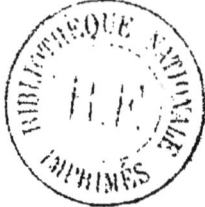

LIVRE PREMIER

Physiologie normale du pancréas

LIVRE DEUXIÈME

Pathologie et thérapeutique générales

CHAPITRE PREMIER

Les syndromes pancréatiques par troubles des sécrétions externes

CHAPITRE DEUXIÈME

Les syndromes pancréatiques par troubles des sécrétions internes

CHAPITRE TROISIÈME

Thérapeutique générale

LIVRE TROISIÈME

Les maladies du pancréas

TRAITEMENT DES MALADIES DU PANCRÉAS

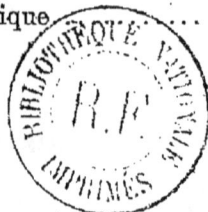

MONTPELLIER. — IMPRIMERIE GÉNÉRALE DU MIDI

www.ingramcontent.com/pod-product-compliance
Lightning Source LLC
Chambersburg PA
CBHW060907220326
41599CB00020B/2879